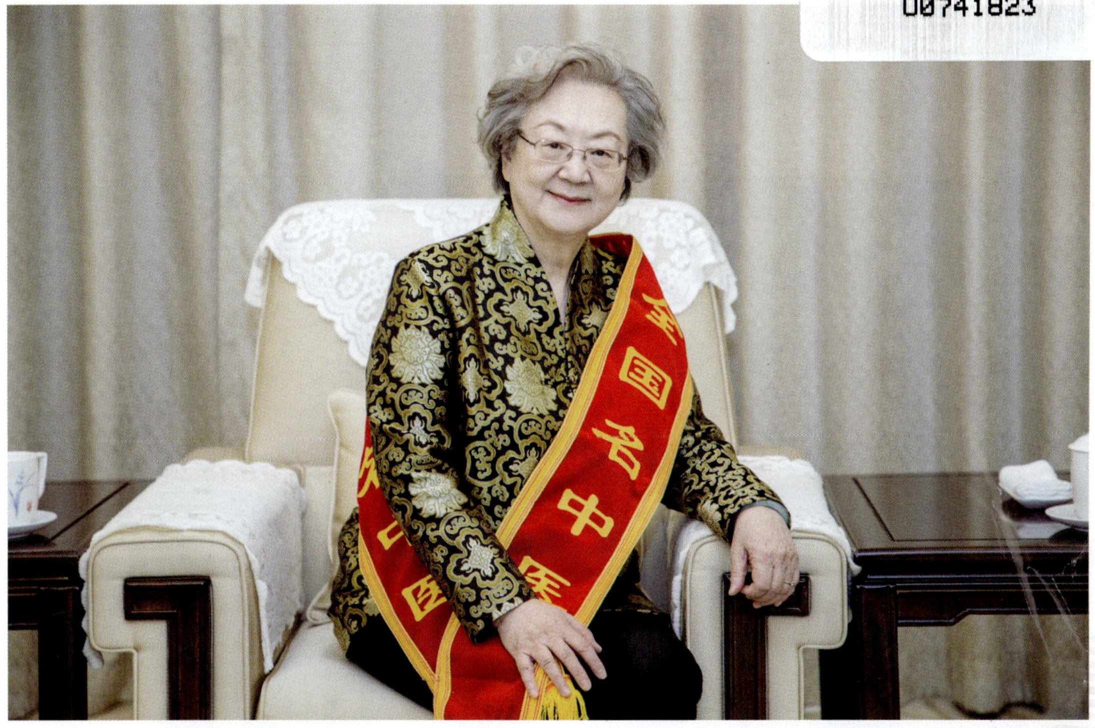

2022年何嘉琳教授荣膺“全国名中医”称号

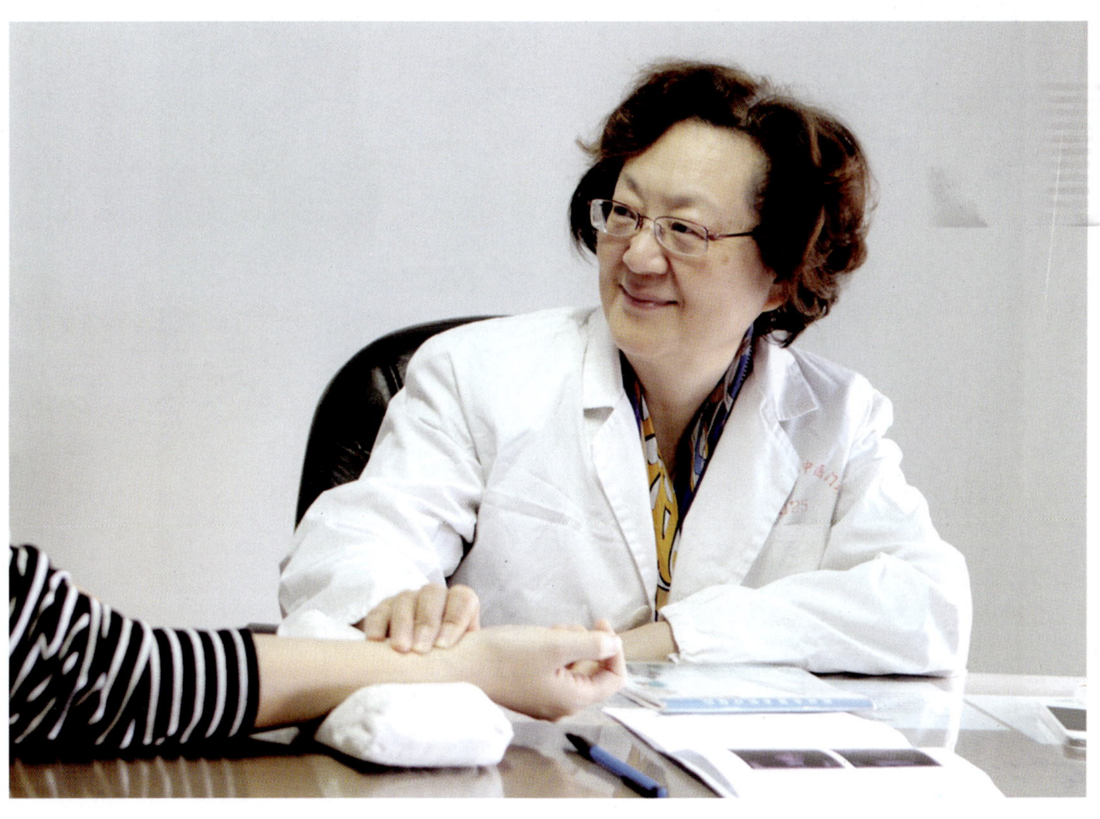

何嘉琳教授工作照

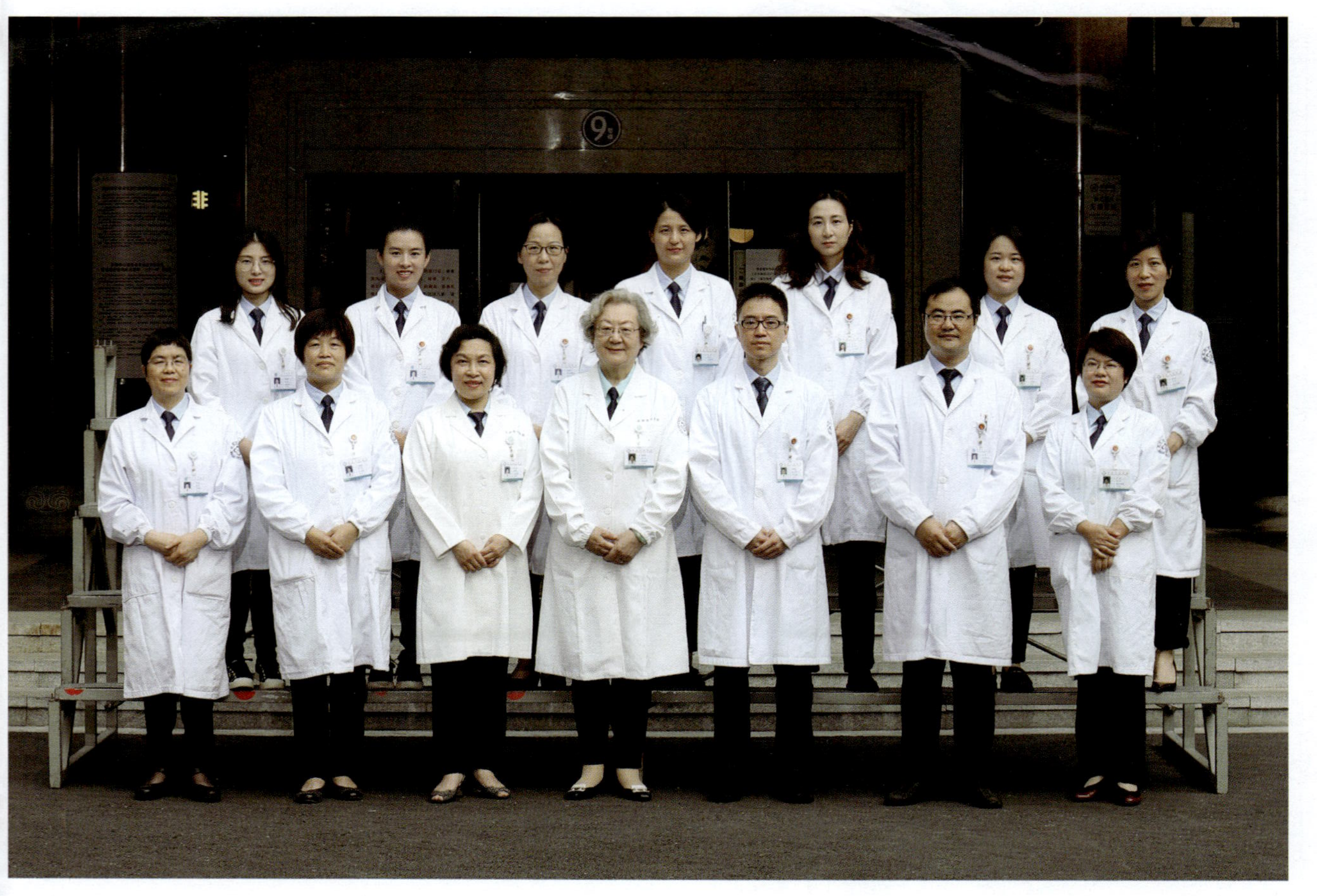

何嘉琳全国名中医工作室团队合照

何氏妇科流派丛书

何嘉琳诊治妊娠病经验

主审◎何嘉琳　章　勤
主编◎马　景　赵宏利

CHMG
中国健康传媒集团
中国医药科技出版社

内 容 提 要

本书系统介绍了全国名中医何嘉琳教授中医药诊治妊娠病的临证经验。全书分为上、中、下三篇。上篇介绍何嘉琳教授从医历程，作为浙江何氏妇科第四代代表性传承人，从总角之年立志入杏林，经家传与科班联合培养，由临证治病到传道授业，全面展现全国名中医成长之路；中篇阐述何嘉琳教授诊治妊娠病特色，包括“衷中通西，病证结合”“以肾为本，五脏同调”“安胎八法，推陈出新”“妙用理气，动静相宜”“药分等级，配伍精当”；下篇分别从解剖学异常、内分泌异常、感染、血栓前状态等分类论述妊娠病的西医进展、诊治思路与特色，以及验案。本书首次对何嘉琳教授诊治妊娠病经验做了系统总结和阐述，全面展示了何嘉琳教授诊治思路与特色，并以翔实的案例佐证。可供中医临床工作者、中医药院校师生以及中医爱好者参考使用。

图书在版编目(CIP)数据

何嘉琳诊治妊娠病经验 / 马景，赵宏利主编. 北京：中国医药科技出版社，2025. 5. --(何氏妇科流派丛书). -- ISBN 978-7-5214-4909-9

Ⅰ. R271.41

中国国家版本馆CIP数据核字第2024NU5595号

美术编辑 陈君杞
版式设计 友全图文

出版 **中国健康传媒集团** | 中国医药科技出版社
地址 北京市海淀区文慧园北路甲22号
邮编 100082
电话 发行：010-62227427 邮购：010-62236938
网址 www.cmstp.com
规格 787×1092mm 1/16
印张 16 1/2
字数 354千字
版次 2025年5月第1版
印次 2025年5月第1次印刷
印刷 大厂回族自治县彩虹印刷有限公司
经销 全国各地新华书店
书号 ISBN 978-7-5214-4909-9
定价 68.00元

获取新书信息、投稿、为图书纠错，请扫码联系我们。

编委会

刘序

浙江何氏妇科流派自何九香先生悬壶杭城，至今已有170年矣！何氏薪火，六代相传，流派根深叶茂，源远流长，誉满全国，仁名远及海外。医者之本，在于术。术精，则业旺。何氏妇科将“至诚至善之心，至精至良之术”代代相传，随着传承者的妙手惠及四方百姓。师古不泥古，传承中创新，既是流派传承之楷模，更是当代中医妇科发展之幸！

何氏妇科作为当今中国中医妇科重要流派之一，以独特的用药经验和卓越的临床疗效而闻名全国。吾与何氏妇科素有学术交往，尤感动于全国名中医何嘉琳教授数次热情邀请，2021年10月，为吾在杭州市中医院设立了“传承工作室”，此举为浙江唯一！本不敢当，继而思之，可为学术交流、人才培养、中医药现代化研究搭建宽广的平台，更是加深了吾与何氏妇科之间的情谊，故尔欣然应诺，当为传承工作室的构建尽力而为之。

《何氏妇科流派丛书》包含何氏妇科在不孕症、妊娠病、产后病、膏方应用等多方面的学术经验与特色，全面展示了何氏妇科精髓所在，吾有幸先睹为快！此系列丛书的付梓将有助于促进我国中医妇科临床诊治水平和理论的提高。值得各位中医临床人士深入探析、学习借鉴，特此推荐于广大读者。

浙江何氏妇科第三代门人何子淮、何少山是我敬重的前辈，第四代传人何嘉琳、何嘉琅是我的忘年挚友，不愧是何氏妇科的后代精英。还有章勤、赵宏利、马景等是何氏妇科第四、第五代优秀继承者，马一铭是何氏妇科第六代嫡传后继人，我为何氏妇科薪火相传，后继有人，甚感欣慰！能为本书作序，甚感荣幸！

成都中医药大学 刘敏如

2023年3月

何序

吾出生于中医妇科世家，受祖业熏陶，自小就立志投身中医药事业。在父亲何少山、伯父何子淮精心栽培下，以仁心施仁术，传承何氏妇科精华。栉风沐雨六十载，朝乾夕惕一甲子。壬寅之年荣获“全国名中医”称号，是吾之荣幸，亦是何氏妇科之幸事。

何氏妇科自鼻祖何九香先生悬壶杭城起就专攻妇人病，尤擅妊娠诸疾。诊治妊娠病，既关乎妇人之疾，又需顾及胎儿安全，诊治务必精准，用药务必慎之又慎。医道之事至精至微，“博极医源，精勤不倦”是吾等行医准则。吾虽已年过古稀，但老骥伏枥，志在千里。愿以孱弱之躯，为何氏妇科之传承、创新略尽绵薄之力。

妊娠之病，首见于《金匮要略》，为妇人疾病之首，包含胎漏、小产、滑胎、胎萎不长、胎死不下等诸多疾病。本书结合西医学进展，以西医辨病为纲，中医辨证为目，中西汇通，病证合参，方能快速、精准地明辨病名、病证、病位；治疗时，注重以肾为本，五脏同调，气血同治；用药轻灵，动静相宜，方能达到“治病求本”“护母安胎”之目的。本书所选案例，为吾多年诊治之精粹，与同道分享。

章勤为吾父亲弟子，何氏妇科第五代代表性传承人，术精业勤，在妊娠病诊治上多有体悟，与吾同为主审。赵宏利、马景为吾全国名老中医药学术经验继承人，亦为本书主编。二人天资聪颖，秉性醇厚，刻苦钻研，与编委会成员收集、撰写医案，总结、归纳经验，斟字酌句，呕心沥血，方将吾六十余年来诊治妊娠病之微薄经验示于众人。

国医大师刘敏如教授为当今中医妇科之泰斗，承蒙亲自作序，不胜感激。

何嘉琳

2025年1月

前言

浙江何氏妇科流派起源于晚清绍兴，发扬光大于杭城，至今传承六代，已有170余载。流派以杭州市中医院为传承基地，辐射江浙沪，不断传播至全国各地乃至海外，是浙江省非物质文化遗产，也是国家中医药管理局第一、第二批全国中医药学术流派传承工作室之一。

何嘉琳教授深受家学熏陶，总角之年立志从医。作为何氏妇科第四代代表性传人，她在父亲何少山、大伯何子淮的指导下，中医底蕴深厚，并通过科班学习培养了缜密的西医诊疗思维。在中西医结合的道路上，何嘉琳教授提出“衷中通西，能中不西”的诊治原则，各取所长，互补互用，追求临床实效。2022年，何嘉琳教授更是荣膺“全国名中医”称号，堪称中医界翘楚。

何嘉琳教授尤其擅长诊治妊娠病。在何氏妇科经验基础上，融入西医学诊治进展，重视整体观念，强调“中西汇通，病证结合”，调治妊娠病“以肾为本，五脏同调”“药分等级，配伍精当”“妙用理气，动静相宜”，总结何少山“安胎八法”并推陈出新。何嘉琳教授诊治妊娠病的经验丰富了当代中国中医妇科理论，促进了江浙地区中医药事业的繁荣发展。

笔者联合同门，整理了何嘉琳教授诊治妊娠病验案，并以西医疾病名为纲目，挖掘何嘉琳教授诊治思路和用药特色，期望以真实鲜活的案例，展示何嘉琳教授诊治妊娠病的精髓所在，亦为各位医界同仁临证提供参考。

仁心擎日月，妙手济苍生。何嘉琳教授传承何氏妇科精华，不断开拓创新，将何氏妇科发扬光大的同时，不拘于姓氏之见，广收外姓弟子，将毕生之学倾囊相授。吾等作为何嘉琳教授弟子，深受恩泽。传承流派精华，发扬何氏医术当为吾等之己任。

《何氏妇科流派丛书——何嘉琳诊治妊娠病经验》能够付梓，真诚感谢编委会各位成员所付出的聪明才智和辛勤汗水。

由于水平有限，本书难免存有疏漏和不足之处，敬请有识之士多多指正。

马 景 赵宏利

2025年1月

目录

上篇 何嘉琳行医小传

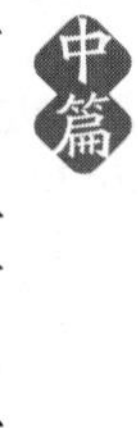

中篇 何嘉琳诊治妊娠病特色

下篇 何嘉琳诊治妊娠病验案

上篇

何嘉琳行医小传

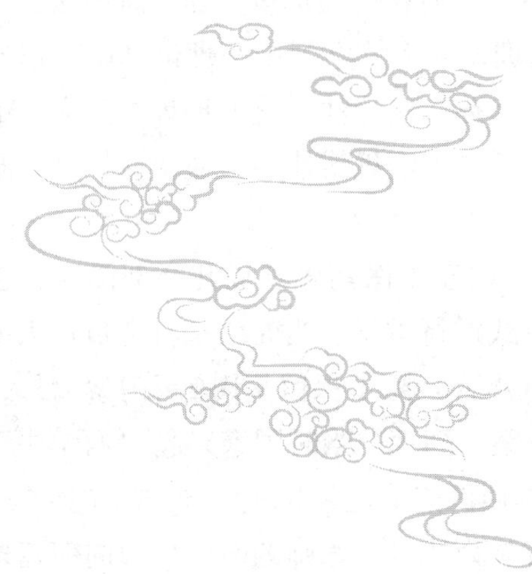

一、初心矢志入杏林

1944年7月，何嘉琳出生于杭州石牌楼的何家祖宅（现位于杭州市上城区建国中路40号），作为何氏妇科第三代传人何少山先生的第一个孩子，何嘉琳被全家视为掌上明珠。胆大、聪颖的何嘉琳幼年时期最喜欢听爷爷何稚香讲故事。从太爷爷何九香“程门立雪、拜师学艺”的故事中了解学医之路的艰辛与不易，从“浙江抚台之女经闭腹膨医案”中惊叹太爷爷的高超医术，从爷爷何稚香“反抗国民党政府废止中医案”中学习到了中医人的职责与担当……一个个家族故事不但在何嘉琳幼小的心里埋下了一颗名叫“中医”的种子，还将何氏妇科“德术并重”“仁者爱人、仁者爱医、仁者爱国”的信念烙印在何嘉琳的骨髓里。

何嘉琳在总角之年就开始读五经、识文字。父亲何少山看到她天资聪颖、沉静好学，便有意让她继承祖业，走行医之路。于是，豆蔻之年的她就在父亲的引导下阅读、背诵《黄帝内经》《伤寒论》《金匮要略》《汤头歌诀》《药性赋》……中医古文晦涩难懂，但是性格坚毅的何嘉琳硬是咬着牙坚持啃了下来，为今后的行医生涯打下了扎实的基础。

1962年，何嘉琳沿着父亲的足迹进入杭州市中医院工作。在医院，父女俩是上下级关系，何嘉琳上午跟着父亲门诊抄方“打下手”，学习临床疾病诊疗，下午独自坐诊看病，检验所学所得；在家里，父女俩是师徒关系，何嘉琳把门诊遇到的疑难病例整理好，虚心向父亲请教。有一次，何嘉琳碰到一个痛经的15岁小姑娘，嫌中药味道苦不肯吃，好不容易被爸妈逼着喝了几天中药，虽有起色，但仍未根治。无奈的她只能向父亲请教。父亲说，“小姑娘初潮1年余，面色不荣，形瘦，畏寒，肢冷，属于血虚寒凝于内的痛经。如果嫌中药味苦难喝，不妨给她试试《金匮要略》的当归生姜羊肉汤，温中补虚，祛寒止痛。既是药，又是菜，正适合这个小姑娘。”听了父亲的一席话，何嘉琳茅塞顿开，临床应用之后果然药到病除。就这样，何嘉琳在父亲的精心栽培下，临证能力突飞猛进。为了系统提高临床诊疗能力，1986年，何嘉琳经选拔参加上海中医药大学“全国高等医药院校师资进修班”研修学习。培训期间系统学习中医理论基础，以及西医生理、病理、免疫、遗传等最新进展，还有朱南孙、庞泮池、沈仲理等中医大家的指导，半年时间，何嘉琳不但拓展了学术视野、增长了中医思辨能力，还快速提升了临床诊疗水平，成为何氏妇科第一个科班出身的中医。

1991年，人力资源和社会保障部、卫生部、国家中医药管理局几个部门联合在全国范围内遴选名老中医药专家以“师带徒”的方式进行教学。当时已是科室负责人的何嘉琳毅然辞去职务，全职做伯父何子淮的学术继承人。除了保留每周2天门诊以外，何嘉琳上午跟随伯父门诊抄方，下午与伯父探讨医案、药理。当时国家兴起“西学中”风潮，浙江大学医学院附属妇产科医院王曼等几位西医专家也跟随何子淮先生门诊学习。这几位主任都是浙江大学医学院教授，与何嘉琳颇为投缘，跟师的时候一边向何嘉琳学习中医诊治之道，一边给何嘉琳开小灶，讲解各种妇科疾病的病理机制、西医治疗方案等内容。虚心好学的何嘉琳在原有中医知识的基础上迅速建立起了完整的西医理论框架。

三年时间，何嘉琳与何子淮同进同出，整日相伴，伯父对这个侄女既喜爱又自豪，将自己的临证经验倾囊相授。已经工作多年的何嘉琳在这三年里“回炉重造”，医术被打磨得更加精湛。她系统整理、撰写了伯父何子淮的治崩经验、调冲十法等内容，集结成书，何子淮欣然命名为《医灯增焰在薪传》。

凭借得天独厚的家学渊源以及自身的刻苦努力，何嘉琳尽得何氏妇科第三代代表性传人——何子淮、何少山二老的真传。既继承了伯父何子淮辨证细腻准确，用药胆大灵活的特色，又继承了父亲何少山温通疏补法治疗流产后继发不孕、温阳法治疗崩漏等学术经验，集何氏妇科之大成。

二、砥砺奋进耀岐黄

何嘉琳擅长中医治疗不孕症、复发性流产、卵巢早衰等妇科疑难病，以其卓越的临床疗效而闻名全国中医妇科领域，2022年获得“全国名中医”称号可谓实至名归。在何嘉琳的带领下，何氏妇科不断发展，现已成为浙江省非物质文化遗产，第一、第二批全国中医学术流派建设项目，跻身全国十大妇科流派之列。

1988年，与全国其他医院一样，当时的杭州市中医院中医妇科与西医妇科联合在一起，统称“妇产科”。依托于西医妇产科的中医妇科床位仅有9张，规模小，没有发展的空间。何嘉琳以其过人的魄力和对中医的自信，勇挑重担，成立了中医妇科病房，可以说是当时全国第一个纯中医妇科病房。当时葛琳仪教授（现国医大师）的一个朋友多年不孕，遍访江浙沪中西医名家未果，经她介绍于何嘉琳处医治，半年后竟然一举得子，夙愿终获圆满。葛琳仪的一个亲戚在妊娠晚期得了荨麻疹，浑身瘙痒难耐，不敢用西药，又是经何嘉琳诊治，中药一帖而愈。葛琳仪教授称赞：“何氏妇科临床疗效如此卓绝，值得重点发展与挖掘！”何嘉琳带领科室成员，在有24张床位的病房，用中药口服、灌肠、耳穴贴敷等中医十八般武艺，治好了一个又一个慢性盆腔炎、复发性流产、输卵管炎性不孕……将杭州市中医院中医妇科的招牌在杭城打响了。

作为一个优秀的科室，需要临床、教学、科研齐头并进。新成立的中医妇科一没经验，二没资源，何嘉琳硬是带领着科室成员做临床、搞科研、带学生，成功申报浙江省重点专科后更是不断总结经验，开拓中医优势病种、诊疗方案、中医外治方法等内容。

何嘉琳创立“能中不西，衷中参西”的科训，强调中医妇科应该“中医有传承，保持优势不褪色；西医跟得上，走在前列不落后”。2007年她就派科室成员到北京协和医院学习绒毛染色体检查技术，学成后立即在临床开展，是当时浙江省第一家开展该技术的单位。在她的带领下，杭州市中医院中医妇科从无到有，从弱到强，不断发展。不孕症、复发性流产的检查、诊断和治疗都达到全国一流水平。何嘉琳作为学术带头人，为科室发展殚精竭虑，以实际行动诠释中医辨证论治的内涵，发扬国医之精粹，经不断努力引领学科快速发展，从最初的24张床位扩展到现在的生殖医学中心1个，病区4个，床位145余张，年门诊量22万人次，年出院6千人次，区域外患者超过30%。她带领团队，积极探索中医妇科优势病种，学科综合实力处于全国前列，现为国家临床重点专科（中医），国家中医药管理局重点学科，国家中医药管理局“十五”至“十二五”重点专科，国家中医药管理局“十四五”中医药特色高水平学科建设单位，国家中医优势专科，国家GCP中药临床试验基地，浙江省中医药重点学科，“十三五”浙江省中医药（中西医结合）重点学科，浙江省重大疾病（不孕不育）中医药防治中心，浙江省中医妇科诊疗中心，浙江省中医妇科专科联盟牵头单位，长三角妇科流派联盟牵头单位，杭州市一级医学重点（高峰）学科，连续5年荣获艾力彼中国中医医院最佳临床型专科，2021年、2023年均排名中华中医药学会联合中国中医科学院发布的全国中医医院学科（专科）前十（浙江省内唯一）。

此外，何嘉琳还带领何氏妇科流派在温州、安徽、香港、意大利等地开设二级工作站，成功申报浙江省非物质文化遗产。先后撰写《妇科外用新药——妇洁净洗剂》《清湿安胎法治愈ABO血型不合71例》等多篇论文，出版《重订何子淮女科》《孕期营养食谱》等多本著作。科研方面更是硕果累累：1995年主持“妇洁净洗剂治疗阴道炎的实验和临床研究”，获得浙江省科学技术进步奖三等奖；2008年主持“育麟颗粒对排卵障碍大鼠下丘脑神经元ERmRNA表达的影响”，获得浙江省中医药科学技术奖三等奖；2009年主持“何氏妇科学术流派”，获得杭州市科技进步奖三等奖；2016年主持“育麟方加减对卵巢储备降低患者卵巢颗粒细胞分泌功能的影响”，获得浙江省科学技术进步奖二等奖；2017年主持“育麟方加减对卵巢储备功能的临床及作用机制研究”，获得浙江省科学技术进步奖二等奖。

栉风沐雨六十载，朝乾夕惕一甲子。何嘉琳传承何氏妇科精华，不断开拓创新，将何氏妇科发扬光大，造福一方百姓健康。1998年和2000年两次被评为杭州市三八红旗手，2013年荣获中华中医药学会第二届“全国中医妇科名师”称号，2017年荣获中华中医药学会首届“最美中医”称号、浙江省中医药管理局“年度最具网络人气的十大名中医”称号，2018年中共杭州市委、市卫生健康委授予首届“杭州市优秀医生”称号，2019年杭州市委、市政府授予“最美杭州人”称号,2020年杭州市政府授予“杭州工匠”称号，并获杭州市五一劳动奖章，何嘉琳还是第三、四、六、七批全国老中医药专家学术经验继承工作指导老师，2022年获得”全国名中医“称号。

三、仁心仁术济苍生

从医60年来，何嘉琳以其精湛的医术服务广大女性患者，充分发挥中医药在妇科调经、助孕、安胎等方面的特色和优势，大量妇科疑难杂症在她这里峰回路转，妙手回春。卓著的临床疗效让患者趋之若鹜，门诊“一号难求”，被公认为浙江中医妇科最紧俏和稀缺的资源。2011年，何嘉琳随时任浙江省省委书记赵洪祝带队的文化代表团去台湾地区作两岸中医文化交流，被誉为“浙江骄傲”。为了满足病患的需求，她每天7点就开始门诊，并坚持参加妇科病房疑难病的会诊查房，几十年如一日，风雨无阻。

一位许姓患者结婚10年未孕，看遍了中西医，做遍了各项检查，即使做试管婴儿，也是屡做屡败。取卵12次，移植失败10次，一次次的失败经历让她身心疲惫。抱着最后一丝希望，其来到何嘉琳门诊寻求帮助。何嘉琳仔细询问病史，翻阅了患者厚厚三叠化验单，在西医学血清激素检验、超声检查等基础上，结合中医学望闻问切，仔细辨证，认为患者为卵巢储备功能下降导致的女性不孕症。肾藏精，主生殖，患者肾虚精亏，冲任失养导致卵子发育困难，故以补肾填精的育麟方为基础，辅以四物汤健脾胃，酸枣仁宁心安神、交通心肾，郁金、桑叶、白芍疏肝柔肝，四脏通补，气血俱养。用药三月，患者竟意外怀孕。之后，何嘉琳以何氏妇科名方——安胎饮保胎治疗，最终患者足月分娩，多年困扰一朝得解。其在感谢信中这样写道：“何嘉琳教授医术高超，她是我家的送子观音。她不但医术好，医德更好，能够在何嘉琳教授这里看病，心里满满的都是安全感，看病变成了一种享受，她不愧是当代最美医生。”

这样的奇迹在何嘉琳这里屡见不鲜，她工作以来收到的感谢信数不胜数，墙上的锦旗换了一批又一批。一个个被笼罩在不孕不育阴霾下的家庭在何嘉琳的精心诊治下收获圆满和喜悦，她凭借高尚的医德和精湛的医术深得患者好评和信任，也因此被患者们亲切地称为“送子娘娘”。

四、授业传道育后人

何氏妇科薪火相传一百七十余年，何嘉琳作为何氏妇科第四代代表性传人，深知中医药传承、创新、发展的重要性，她说：“中医药事业要发展，就要传承，而这不仅需要传承医术之‘精’，更需要传承医道之‘诚’。”

何嘉琳不仅自己严谨治学、求真务实，而且始终以学术思想和临证经验的传承、中医人才队伍的建设为己任，怀仁心、传医术，栽桃育李。她作为杭州市中医院终身学术导师，依托全国名老中医药专家学术经验传承工作室和国家流派传承工作室，毫不保留地将何氏妇科的精髓传授给学生。在教授学生时，何嘉琳常引伯父何子淮先生训言：“学问无止境，实践方能不断开辟，此认识真理之道路也。在医学上也是如此。不积跬步，无以至千里；不积小流，无以成江海。做学问，当忌‘乱’贵‘专’，所谓‘教之道，贵以专’也。又学贵‘博’且‘专’，未有不博而能专者也。博览群书，熟读精思，才能获得广博精深的知识。博必须与专结合，博而不专，一事无成。做学问还得忌‘浮’贵‘深’。浮皮潦草，浮光掠影，一目十行，不求甚解，必浅。浮读只能形成初步概念；反之，深思熟虑，深入钻研，锱铢必较，分毫必争，锲而不舍，金石可镂，方能获得精良的成就。必须入其圜中，方能超乎象外；不入其门，只能终身是门外汉。还要从诸家入，而复从诸家出，取其精华，融一炉冶。更要‘不相菲薄不相师，不薄今人厚古人'。"

润泽青苗六十载，桃李芬芳满天下。在何嘉琳的悉心培养下，一大批学生和弟子成长为全国各地各级名中医及骨干人才。培养全国老中医药专家学术经验继承工作指导老师3人：陈颖异、章勤（杭州市中医院）、叶一平（丽水市人民医院）；培养浙江省名中医4人：陈颖异、章勤、叶一平、江伟华（丽水市中医院）；培养浙江省青年名中医1人：汪慧敏（香港中医药学会会长）；培养杭州市名中医2人：崔林、赵宏利（杭州市中医院）；培养温州市名中医1人：陈浩波（温州市中西医结合医院）；培养杭州市青年名中医3人：高涛、方晓红、马景（杭州市中医院）；培养天台县名中医1人：崔火仙（杭州市中医院）。另培养第三、四、六、七批全国老中医药专家学术经验继承人7人，全国优秀中医临床人才15人，浙江省中青年临床名中医培养对象12人，浙江省基层名中医培养对象9人，并培养硕、博士研究生18人，全国各地进修生近800人。

在她的构思和培养下，搭建了一支结构合理、业务过硬的流派工作室团队，传道解惑，毫无保留，确保中医学术特色永不褪色、中医队伍后继有人、流派精髓薪火相传。团队现拥有全国老中医药专家学术经验继承工作指导老师4人，浙江省名中医3人，杭州市名中医1人，全国优秀中医临床人才3人，浙江省中青年名中医培养对象2人，杭州市青年名中医4人，各类国家、省、市级学会主任委员、副主任委员、常委10余人。何氏妇科给杭州市中医院中医妇科带来了深厚的中医底蕴和人才储备，是科室不断发展、学科综合实力走在全国前列的内在基础和先天优势。

"何氏妇科是中医药文化的一笔宝贵财富，它属于国家，更属于人民。无论是什么流派，中医药事业历经千载而不衰，延绵百世而不坠，究其根本，在于传承。"虽已是耄耋之年，何嘉琳仍旧身体力行，奋战在临床、教学的第一线。以其对病人细致入微的仁心仁术，对学术传承毫无保留的大家风范，坚守在她热爱的、为之澎湃的中医事业中。

中篇

何嘉琳诊治妊娠病特色

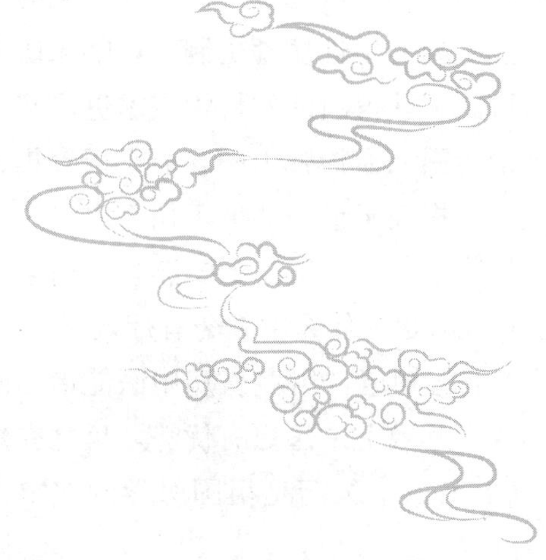

一、衷中通西，病证结合

作为何氏妇科第一个科班出身的中医，何嘉琳不囿于门户之见，既注重何氏流派的中医传承与创新，又注重中西汇通，取彼之长，补己之短，不断吸纳新知，学习西医生理病理知识、诊断方法、治疗措施等内容。力求辨证与辨病结合，分期与分型结合，中医病因病机与西医生理病理变化结合，中药传统疗效与现代实验研究结合。针对妊娠病的诊治，何嘉琳提出“衷中通西，能中不西；病证结合，精准诊治”的观点。

（一）衷中通西，能中不西

作为何氏妇科第四代代表性传人，何嘉琳在父亲何少山、大伯何子淮的影响下，中医底蕴深厚，精于中医妇科理法方药，并通过科班学习培养了缜密的西医诊疗思维。在中西医结合的道路上，何嘉琳提出“衷中通西，能中不西”的诊治原则，各取所长，互补互用，追求临床实效。

“衷中通西”首先是要“衷中”。《说文解字》：“衷，里亵衣。”本义是指贴身的内衣，引申指“内心”。何嘉琳强调，“作为中医师，要发自内心地热爱中医，相信中医，才能学好中医，用好中医。”何氏妇科传承六代，经历一百七十余年，以卓越的临床疗效闻名于世，何氏传人自幼随诊堂前，目睹药到病除的案例不胜枚举，由此建立起中医自信之心，热爱之情。何嘉琳谨遵何氏家训，学习中医先以《内经》《金匮要略》等四大经典奠定基石，树立正确的中医理论体系，继而博采众长，学习李东垣的脾胃论、朱丹溪的滋阴降火论、张景岳的温阳益肾论等诸家理论，后则认真研读《傅青主女科》《女科秘旨》等妇科典籍，融会贯通，为临床所用。即使年过古稀，何嘉琳床头仍摆放《妇人大全良方》等书籍，时时翻阅，思考不倦。这种爱中医、信中医、不断学中医的精神实乃后辈楷模。

“通西”中的“通”在《说文解字》中释为：“通，达也。”“通”本意为到达，又有“精通”之意。何嘉琳指出，医学发展日新月异，我们应该学习现代诊疗技术，借以提高中医临床疗效的同时，进一步阐明中医药作用机制，这也是中医药现代化的重要方法。何嘉琳用现代科学方法系统研究了卵巢功能下降的生理病理机制，用临床研究和动物实验阐明何氏妇科名方——育麟方的疗效与机制，获得浙江省科学技术进步奖二等奖。古稀之年，她还认真学习复发性流产西医理论，引入血栓弹力图、血小板聚集、子宫动脉血流、抗心磷脂抗体等西医检测方法，进一步提高了诊断能力。何嘉琳时时告诫学生：“中医与西医，各有所长，现代中医不但要学好中医知识，更要熟悉、精通西医理论和最新进展，这样才能用好中医来治病，才能讲清楚为什么中医药有疗效。”

所谓“能中不西”，是在“衷中通西”的基础上，知道“哪些疾病中医能治、西医不能治；哪些疾病中西医都可治，但在时效、近效、远效上中医更有优势。反之亦然”，从而真正做到“能用中药就不用西药”。何嘉琳指出，中医药是祖国医学的瑰宝，以

"简便廉验"著称，临床上可以用中医解决的问题，大可用中医来解决。比如，复发性流产妊娠合并血栓前状态，西医以低分子肝素、阿司匹林肠溶片等药物治疗，这些药物一则属于妊娠期C类药物，不但有导致胎儿畸形的风险，还有导致母体肝功能损伤、诱发皮肤过敏反应等风险；二则部分西药价格高昂，比如低分子肝素1针价格在35～120元之间，若全孕程治疗，经济支出巨大。中医学认为，血液需充足、畅通方能濡养周身。《素问·调经论》曰："血气不和，百病乃变化而生。"而妇女以血为主，上为乳汁，下行月经，孕期聚于胞宫以养胎。或气虚鼓动乏力，或气滞血行不畅，或寒邪凝滞血脉，或热邪煎灼津血，均可致血行不畅而成瘀。血瘀内结，则新血难生，冲任虚损，则胎气不固而成堕坠之势。清代医家王清任在《医林改错》中对瘀血导致滑胎（数堕胎）的病机进行了详细论述："常有连伤数胎者……不知子宫内先有瘀血占其地，胎至三月再长，其内无容身之地，胎病靠挤，血不能入胎胞……血既不入胎胞，胎无血养，故小产。"除了上述经典医籍外，其他中医古籍如《千金方》《女科证治准绳》《女科要旨》等也有关于调经、种子、安胎的论述，其中不乏补肾活血法的思想。这些古籍的论述共同构成了中医"补肾活血"治疗数堕胎（复发性流产）的丰富理论体系。

何嘉琳由此提出，以前我们一贯认为安胎之法或补肾、或健脾、或止血，看到西医用低分子肝素、阿司匹林肠溶片保胎，要么全盘否定，要么就盲目跟风，却不知老祖宗早就有先见之明。王清任在《医林改错》中以少腹逐瘀汤来保胎，就是活血安胎法的最早应用。何嘉琳在此基础上提出补肾活血法治疗肾虚血瘀型胎漏、胎动不安，临床疗效卓越。这也体现了她在诊治疾病中充分运用中西医结合的优势，参照西医诊断和治疗机制，结合中医辨证论治以达到提高临床疗效的目的，

"能中不西"非"只中不西"。何嘉琳认为，面对某一疾病，若时下中医不行西医行，西药或者手术当用就用，但要注意"用中医思维在临床实践中对西医治疗方法进行思考和研究"。比如，宫腔粘连又称为Asherman综合征，是指分娩后、流产后、子宫肌瘤或子宫纵隔手术等引起子宫内膜基底层损伤和粘连，从而导致宫腔、宫颈内口、宫颈管或上述多处部位或全部阻塞，引起子宫内膜不应性或阻塞性月经过少或闭经，甚至导致不孕或复发性流产。何嘉琳指出，宫腔粘连患者妊娠后流产风险显著高于正常患者，备孕前要预先通过治疗改善宫腔环境，方能事半功倍。对于轻度宫腔粘连患者，可以通过中药补肾活血治疗，但中重度宫腔粘连患者如果死守中药治疗，往往效果欠佳。宫腔镜对于宫腔粘连的诊断准确率高达99%，可以精准明确病变部位，且宫腔检查与粘连分离治疗同步进行，是目前临床常规诊疗手段。那么，针对中重度宫腔粘连，中药是否毫无用武之地呢？并不是！何嘉琳比喻，宫腔镜下使用微型剪刀分离宫腔粘连，相当于在贫瘠的山丘地带开垦荒地，术后应当立即撒种以养地，促进生机恢复，若非如此，术后宫腔复粘的概率极高。手术创伤，一则导致血运紊乱，瘀血留聚，胞宫留瘀或者胞脉、胞宫瘀浊内阻，冲任气血运行不畅，影响胞宫修复，阻碍精卵在生殖道内的运行和摄纳，导致不孕、流产、异位妊娠等疾病；二则损及冲任，冲为血海，任主胞胎，术后患

者不但气血虚损，还会由于胞宫与冲、任、督脉直接连属，通过经脉与肝、肾、脾等脏腑间接属络而影响经络、脏腑的气血运行，导致阴阳平衡失调，干扰正常生殖功能。因此，何嘉琳主张宫腔镜术后以龟鹿二仙汤为底配伍成补肾活血中药口服，配合妇外Ⅳ号直肠灌注预防宫腔粘连复发，尽早促孕。龟鹿二仙汤以龟甲、鹿角片、紫河车等血肉有情之品填补奇经，仙茅、巴戟天、续断等补肾温阳，当归、赤芍、熟地黄等养血活血，全方旨在补肾振督，暖宫调冲，以冀春回大地，内膜生长，月经量增，育麟有望。妇外Ⅳ号为中药活血化瘀、清热解毒之剂。其中当归、川芎、丹参、乳香、没药等活血化瘀，蒲公英、败酱草、大血藤等清热解毒，三棱、莪术、皂角刺等消瘀破癥，诸药合用，活血化瘀兼清热解毒而不伤正。此外，将中药注入直肠，通过肠黏膜、淋巴及静脉丛吸收，直接作用于盆腔，可以改善盆腔的血液循环，提高机体免疫能力，消除盆腔内瘀血，抑制粘连复发，实乃见效快、操作简便、胃肠刺激小、成本低廉的好方法。

（二）病证结合，精准诊疗

《素问·阴阳应象大论》云："治病必求于本。"张景岳亦主张："万事皆有本，而治病之法，尤推求本为首务。""治病求本"是几千年来中医临床辨证论治一直遵循的基本准则。医者在错综复杂的临床表现中，探求疾病的根本原因，从而制定正确的治本方法，是获得临床实效的唯一出路。何嘉琳指出，临床诊疗时，患者的情况常常是复杂的，有一证多病，也有多病一证，甚至一症多机，既有异病同证同治，又有同病异证异治。如何在短时间内快速抓住疾病本质，从而立法处方？核心点在于辨病明确，从病求证，根据核心病机以及疾病所在阶段，突出病的特异性，加强治疗的针对性。

辨病论治早在中医学理论体系构建之初尚无"证"的概念时就已存在。如：《黄帝内经》十三方、"风论""疟论""咳论""痹论""痿论"，《伤寒论》中"辨某某病脉证并治"，温病学的"春温""湿温""暑温"等，都是以病作为辨析对象。尤其是方书之祖《金匮要略》就有按病用药，专病、专方、专药的特点。例如，产后抽风用竹叶汤，妊娠呕吐不止用干姜人参半夏丸，妊娠小便难用当归贝母苦参丸。但是，传统中医学"病"的概念仍略为模糊。比如，胎动不安是指怀孕后腰酸腹痛或痛而胀坠，并伴有阴道少量出血者。导致胎动不安的病因有很多，包括遗传因素、内分泌因素、感染因素、血栓前状态、自身免疫病、宫腔微环境等，而每个因素又可以落实到确切的疾病名称，如内分泌因素包括黄体功能不全、甲状腺功能减退、甲状腺功能亢进、胰岛素抵抗，等等。何嘉琳认为，随着医学的发展和中西医结合的深入，"辨病"有了更广泛的概念，既指辨中医学的病或症状，又包括辨西医学的疾病或体征。中西医结合下的"辨病"，能较为快速、准确地反映疾病的病因、病位及病变器官的病理变化等内容。

辨证论治又叫辨证施治，是在中医学整体观念的指导下，将望闻问切所收集的症状和体征资料，通过分析、综合，辨清疾病的发生原因、性质、部位以及邪正关系，概括、判断为某种性质的证，从而针对性地确定治疗原则和方法。辨证论治是中医诊断、治疗疾病的基本原则，也是中医学的基本特点之一。

何嘉琳强调，以辨病为纲，辨证为目，中西汇通，病证合参，提纲挈领，能够精准地诊断疾病、概括病因病机，从而指导用药，达到"治病求本"的目的。

比如，中医学的"滑胎"对应的是西医学的"习惯性流产"。中医学将滑胎分为肾虚证、脾虚证、血热证、血瘀证、气血亏虚证等对应治疗。有效果吗？有！但是疗效高吗？治疗时长如何？《景岳全书·妇人规》谓："凡妊娠胎气不安者，证本非一，治亦不同。胎气不安，必有所因，或虚或实，或寒或热，皆能为胎气之病，去其所病，便是安胎之法。故安胎之方不可执，亦不可泥其月数，但当随证、随经，因其病而药之，乃为至善。"何嘉琳教授认为，"治病安胎，各有所主"，妊娠合并宫腔积血患者多伴基础疾病，如多囊卵巢综合征、子宫内膜异位症、输卵管炎、血栓前状态、卵巢储备功能下降、封闭抗体缺乏等，病因复杂多样，需提纲挈领，快速找准病因病机，精准治疗，方是上上之选。

何嘉琳将西医辨病和中医辨证结合，快速地提高了临床疗效。她在中医学望闻问切四诊合参的基础上，结合实验室检查、超声等内容，迅速地将习惯性流产病因相关疾病名称归纳到遗传因素（罗伯逊易位、平衡易位等）、宫腔内环境（宫腔粘连、子宫内膜炎、纵隔子宫等）、内分泌因素（多囊卵巢综合征、卵巢早衰、甲状腺功能亢进、甲状腺功能减退、高泌乳素血症等）、血栓前状态、自身免疫病（抗磷脂综合征、结缔组织病等）中。明确妊娠相关疾病后，再进一步细分中西医治则。比如，罗伯逊易位、平衡易位多主张胚胎植入前遗传学诊断/筛查。宫腔重度粘连、纵隔子宫多主张先手术、后中药治疗。术后根据中医辨证分为湿热内蕴、肾虚血热、气虚血瘀等对证治疗。卵巢早衰以中药治疗为主，在肾虚证、脾虚证、气血虚弱证、血热证的基础上，根据经前期、行经期、经后期的不同，分阶段用药。

何氏妇科发展到今天，西医学中的妇产科学知识更多地融入中医临床诊治中，在何嘉琳"衷中通西，能中不西"的诊治理念指导下，今天的何氏妇科传人在望闻问切基础上，不断借鉴西医实验室检测、超声等技术手段，进一步提高诊断的准确性。在辨病与辨证相结合的基础上选方用药，最大程度地发挥中医治疗的灵活性与准确性。

二、以肾为本，五脏同调

妊娠病的发病原因，不外乎外感、情志内伤、劳逸过度、房事不节、跌仆闪挫等。何嘉琳在诊治妊娠病时，首先强调辨明母病、子病。若胎元异常，比如胎儿基因异常或染色体异常，无脑儿、脊柱裂、重度脑积水等胎儿严重畸形，胎殒难留或胎死不下，则安胎无益，宜从速下胎以益母。若胎元正常，则强调治病与安胎并举。因母病而致胎不安者，当重在治母病，病去则胎自安；若因胎不安而致母病者，应重在安胎，胎安则母病自愈。

人体是以脏腑为中心的有机整体，心肺为阳在天，肝、脾、肾为阴在地，五脏安和，各司其职，气血顺达，方能养胎无虞。若先天禀赋不足或者久病及肾，肾虚于内，不但系胎无力，导致屡孕屡堕，而且化气行水失职，导致子肿、子满；若脾虚不能行运化之职，气血生化乏源，胎失所养，可导致胎漏、胎动不安、胎萎不长等；若肝血不足，妊娠后阴血下注冲任以养胎，阴血聚于下，阳气浮于上，甚者气机逆乱，阳气偏亢，易致妊娠恶阻、子晕、子痫……可以说，脏腑生理功能紊乱和气血阴阳失调，是导致妊娠病发生的主要机制。何嘉琳临床诊治妊娠病常常以脏腑辨证为基础，强调“以肾为本，五脏同调”。

（一）肾为先天，固系胞胎

“肾-天癸-冲任-胞宫轴”是女子生长发育的调节系统，肾为该轴的主导，起着决定性作用。胞脉者，系于肾。肾为水脏，主藏精而关乎生殖，为气血之始，藏真阴而寓元阳，有主蛰、封藏的功能。肾气为生育的动力，肾精乃生殖的物质基础。《傅青主女科》指出：“夫胎也者，本精与血之相结而成，逐月养胎，古人每分经络，其实均不离肾水之养，故肾水足而胎安，肾水亏而胎动。”《血证论》云：“精者，与血混合之名也，既成胎后，肾中之阳气，则化水以养胎，胃中之水谷，取汁化血，从冲任两脉，下注胞中以养胎，胎中水足，则血不燥，胎中血足，制气不亢，水血调和，则胎孕无病。”肾中精水充足，肾气旺盛，命门之火温煦，系胞有根，胎儿得固。若禀赋素弱，先天不足，肾虚于内，固胎无权，就会引起胎漏下血、胎动不安，甚或屡孕屡堕。

何嘉琳教授在治疗妊娠病时，常以补肾安胎为要。温补肾阳常用巴戟天、肉苁蓉、菟丝子、鹿角片、紫河车等“益火之源，以消阴翳”；滋肾填精常用枸杞子、熟地黄、黄精、女贞子、桑椹、龟甲等“壮水之主，以制阳光”。何嘉琳强调，肾为水火之脏，调补之时要注意“阴阳互济”，滋阴不忘阳，补阳不忘阴，分清寒热虚实的主次关系而调治。

此外，何嘉琳教授结合西医学妊娠合并血栓前状态研究进展，提出“补肾活血以安胎”的诊治新思路。何嘉琳教授认为，肾为妊娠之本，肾气亏虚则无以滋养胚胎精血，而血瘀作为病理产物，一旦瘀阻胞宫，经脉运行不畅，则胞胎滋养乏源，易致堕胎、小产或胎萎不长等。何嘉琳教授在精准辨证的前提下擅长于补肾基础上结合养血活血安胎。用药配伍上提出“动静相宜”的用法：“动”是指当归、赤芍、川芎、丹参等理气活血温通之品，除瘀血，通经脉，冲血海，养胞宫，但此类药物用量不宜过大，以防妊娠期出血；“静”是指在活血的基础上不忘滋补阴液，选方上常用芍药甘草汤等养血敛阴，亦可加入石斛、麦冬、黄芩等滋补阴液，动静相宜，以达到有故无殒之效。另外，妊娠期血瘀产生原因众多，治疗各异：气虚推动无力或气机阻滞日久而致瘀者，可在使用太子参、黄芪等益气之余，加入枳壳、佛手、川芎、丹参等理气行气；肾阳亏虚或寒气凝集胞宫而致瘀者，可用党参、桑寄生、巴戟天等温补肾阳，并加入赤芍、当归、枳壳等活血行气；热灼津血而致瘀者，可在石斛、麦冬、黄芩等滋阴凉血之余，加入牡丹皮、当归等清热凉血，活血散瘀；跌扑损伤致瘀者，可在寿胎丸基础上加入三七、丹参等活血化瘀。如此分证而治，疗效显著。

（二）健脾调肝，以血养胎

《血证论》云："妇人以血养胎，血或不足，或不和，于是有胎气诸证。"胎元全赖母体气血以滋养，母体气血的充盈或亏损时时影响胎元的发育。母体之气血调摄，多赖脾肝。

脾为后天之本，气血生化之源；居于中州，为气机升降之枢纽；主中气而统血。脾失健运，气血生化不足，胎失所养，则导致胎萎不长、妊娠贫血等。正如《济阴纲目·论胎前脾胃气血为要》所云："食气于母，所以养其形，食味于母，所以养其精，形精为滋育，气味为本。故天之五气，地之五味，母食之而子又食之，外则充乎形质，内则滋乎胎气。""凡孕妇脾胃旺而血气充，则胎安而正，产子精神而寿。"（《胎产指南》）脾气虚弱，中气不足，统摄无权而致胎漏。正如《傅青主女科·妊娠》所云："脾胃之气虚，则胞胎无力，必有崩坠之虞。"何嘉琳教授常用黄芪、太子参、党参、白术、藕节炭、仙鹤草等补气摄血以固胞胎；黄芪、熟地黄、当归、枸杞子、白芍等健脾养血以滋化源。若脾阳不振，水湿停聚，机括不利，或流于四末，泛于肌肤，发为子肿，或聚湿成痰，痰饮射肺，发为子咳。何嘉琳教授常用党参、茯苓、白术、陈皮、泽泻、砂仁等健脾除湿以治之。脾虚日久，必累及肾，又"胎窃其气以拥护，肾间之阳不能上蒸脾土"，故诊治妊娠病时常以健脾药与补肾填精之品相配伍，益脾补肾，先后天同补，以达到安胎、养胎的目的。

肝藏血而主升发，司一身气机的调节，若肝藏血不足，则冲任亏虚，生发之气不振，易致胎元不长，常用枸杞子、桑椹、女贞子、熟地黄等养血柔肝；若肝失濡养，肝阳偏亢，肝气夹冲气上逆，胃失和降，则见妊娠恶阻、子晕、子痫，常用白芍、佛手、砂仁、石决明、绿萼梅等疏肝解郁。尤其对于妊娠恶阻的患者，常采用何氏祖传定呕饮，方中取石决明禀水中之阴气而生，性降属阴，专入肝经，重镇降逆，平肝潜阳；当归身、白芍补血敛阴，柔养肝体，以治其本；桑叶、黄芩助其凉肝平肝。古称黄芩、白术为安胎圣药，以黄芩能清胎火，白术能健脾运中之故。何嘉琳教授在临床应用时，根据患者的体质、病症而调整剂量，脾虚为主则白术剂量大于黄芩，肝热、肝阳偏亢则黄芩用量大于白术。方中同时配伍多味理气之品，砂仁带壳能消胸膈之气，斡旋枢机，紫苏梗、陈皮、绿萼梅理气和中，且能止呕。

（三）宁心安神，调摄情志

心主神明，胞脉者属心而络于胞中。心主情志，胞宫上通心、下系肾。心肝母子互及，心脾互资，思虑过旺，易致心肝火旺、心肾不交、心脾两虚，进一步损伤冲任胞宫。若心血不足，心神失养，则妊娠后失眠多梦；心火偏旺，上炎清窍则口舌生疮，下移膀胱则妊娠小便淋痛；忧愁思虑，积累在心，心肾不交，胞脉闭阻，则胎气不固而胎漏、胎动不安、妊娠腹痛，继而导致堕胎。何嘉琳教授常用当归、熟地黄、阿胶、白芍等养心血；酸枣仁、柏子仁、远志、合欢皮等安心神；莲子心、百合等清心火。

《千金方·养胎》曰："居处简静，割不正不食，席不正不坐；弹琴瑟，调心神，和性情，节嗜欲。庶事清静，生子皆良，长寿忠孝，仁义聪慧，无疾。"强调妊娠期间，孕妇除了本身要注意起居饮食外，还应保持心情舒畅。何嘉琳教授亦指出，孕妇体质的强弱、气血的盈亏、神志的喜怒、禀赋的勇怯等都能影响胎儿发育。常叮嘱孕妇畅情志、节饮食、适运动、调作息，勿乱服药，勿过饮酒，勿妄针灸，勿举重登高涉险，勿恣欲行房。

妊娠作为女性特殊的生理阶段，生理的变化会影响女性的心理。尤其是具有不孕病史、不良妊娠病史的患者，妊娠后容易出现焦虑、抑郁等情绪。若不及时疏导，易出现暴怒后坠胎，骤惊后漏红，过喜胎动不安，久虑胎萎等现象。现代研究发现，异常心理变化不但会导致妊娠期高血压、流产、早产、胎儿生长受限等不良妊娠结局，还会影响子代情绪、行为、学习和记忆等多方面。故《妇人秘科·养胎》中记载："受胎之后，喜怒哀乐，莫敢不甚，盖过喜则伤心而气散，怒则伤肝而气上，思则伤脾而气郁，忧则伤肺而气结，恐则伤肾而气下，母气即伤，子气应之，未有不伤者也。"何嘉琳教授由此提出情志疗法用于妊娠病患者。

情志疗法包括"情志相胜法""以疑释疑""转移注意法"等。胎漏、胎动不安孕妇的异常情志以忧、思、恐为主。"忧伤肺，喜胜忧；喜伤心，恐胜喜；思伤脾，怒胜思；恐伤肾，思胜恐；怒伤肝，悲胜怒"，故根据情志相胜法，针对孕妇异常的情志以情胜情、以情制情。有习惯性流产史的患者往往对于妊娠后性激素指标、超声检查等特别关注，疑问越多，担心越多。以疑释疑就是向患者说明可能导致流产的原因，解答患者的各种疑问，告知妊娠期饮食和药物禁忌，以及正确的治疗方法，从而去除患者的思想包袱，利于安胎、养胎。《素问·移精变气论》指出："古之治病，惟其移精变气。"也就是说，通过转移注意力，调和气血，以改变与调整患者的气机，从而减轻病变。因此，何嘉琳教授常常鼓励孕妇适当工作、劳动以缓解焦虑、抑郁的心情，家人、朋友如能提供积极的情志暗示，更有助于养胎。

三、安胎八法，推陈出新

妊娠作为一个复杂的生理过程，需要夫妻双方肾气充盛，精血旺盛，适时媾精，阳施阴化，方能成胎。妊娠后全赖先天肾气以系胎，后天脾胃生化水谷精微以养胎，随着胎儿逐日长大，母体环境处在不断变化之中，若不能适应这种变化，加之七情内伤、六淫外侵，就会产生各种病变，影响母体的健康和胎儿的正常生长发育。何嘉琳教授作为第二批全国老中医药专家何子淮先生学术继承人，总结归纳了"安胎八法"以治疗妊娠诸疾。

（一）平肝镇逆法

适应证为妊娠四五十天，出现头晕、胸闷胁胀，纳谷不思，呕恶泛酸苦水，甚或稍食即吐，粒米不进，吐出黄水或血丝，大便干，舌红，脉弦滑。甚者因呕吐剧烈而致气液两伤，不得已而终止妊娠。本证的辨证要点为呕泛酸水、苦水，脉弦滑。

方药：何氏祖传定呕饮。药用煅石决明、桑叶、黄芩、焦白术、砂仁、紫苏梗、陈皮、绿萼梅、当归身、杭白芍。

加减：便秘加瓜蒌子、无花果；挟痰加清炙枇杷叶；腰酸加川续断、桑寄生。

（二）健脾安胎法

适应证为脾胃素虚，妊后纳食不香，稍食腹胀，大便溏软，阴滞下坠，甚则胎萎不长，或有腰酸漏红，舌胖，脉细滑。见于妊娠泄泻、胎萎不长及某些胎漏患者。辨证要点为食后腹胀，便溏。

方药：傅青主援土固胎汤加减。药用炒党参、炙黄芪、焦白术、怀山药、炒白扁豆、肉桂、红枣、炙甘草。

加减：漏红党参用量加倍，可用至30g，再加藕节炭、狗脊炭；恶心呕吐加姜半夏，吐止即去；浮肿用全生白术散调治；平日以莲子炖红枣饮食调补。

（三）益肾固胎法

适应证为禀赋素虚，妊娠之后，腰痛下坠，腰酸漏红，有流产史，甚或屡孕屡坠，每孕至上次胎坠的月份会突然自坠，舌淡红，脉沉细滑。属中医学“胎漏”“胎动不安”“滑胎”范畴。辨证要点为腰酸漏红，滑胎患者亦大多属此型。

方药：寿胎丸加味。药用党参、炙黄芪、桑寄生、川续断、菟丝子、狗脊炭、阿胶、苎麻根炭、炒白芍、炙甘草。

加减：漏红、腰酸如脱去党参改别直参6g，另配另煎；便溏去阿胶加怀山药、焦白术；滑胎者加老南瓜蒂1～2个，箬壳蒂7～10枚；卧床休息，切忌房事。

（四）清湿安胎法

适应证为母儿血型不合者，尤其是Rh（D）阴性者妊娠之后血型抗体滴度偏高，或有妊后皮肤瘙痒发疹，查胆汁酸偏高，或有妊娠合并肝炎，出现纳呆、苔腻者。

方药：茵陈蒿汤合寿胎丸加减。药用绵茵陈、焦栀子、制军、桑寄生、阿胶珠、杜仲、子芩、川续断、甘草。

加减：便溏制军改炭，加砂仁、茯苓、党参；皮肤瘙痒明显加地肤子、防风。

（五）凉肝护胎法

适应证为胎漏、胎动不安，血下鲜红，口干咽燥，便结腹痛，舌红少苔或苔薄黄，脉滑稍数或细数。辨证要点为血下鲜红，口干咽燥。

方药：西洋参、桑叶、竹茹、生地黄炭、墨旱莲、生白芍、黄芩炭、仙鹤草、苎麻根等。

加减：腰酸明显加桑寄生、狗脊炭；大便秘结加瓜蒌子、玉蝴蝶；潮热、颧红加北沙参、炙白薇。

（六）息风止痉法

适应证为妊娠中、后期，头目眩晕，胸闷呕恶，可突然发病，跌仆抽搐，昏不知人，血压偏高，尿量减少，浮肿或见蛋白尿。属“子痫”。

方药：羚角钩藤汤加减。药用羚羊角、生地黄、生石决明、龙齿、紫贝齿、钩藤、桑叶、石菖蒲、甘菊、天麻、僵蚕。

加减：痰火扰心之昏迷抽搐，发作时吐白沫，有痰声，脉弦滑紧促有力，舌质红，似卷缩状，加竹沥、珍珠粉、天竺黄、川贝母。

（七）润肺清火法

适应证为怀孕后三四个月或五六个月，咽干唇燥，干咳频频，少痰，咳甚引动胎气，可致胎动不安，舌红少津，脉细滑稍数。以干咳少痰、舌红少津为临床证侯特点。

方药：百合固金汤加减。药用北沙参、百合、麦冬、玄参、川石斛、炙款冬花、桑叶、子芩、桑寄生、炙甘草。另用雪梨膏含喉。

加减：腰酸加川续断；便秘加瓜蒌子、无花果。

（八）祛邪安胎法

适应证为妊娠期感受外邪，或畏寒发热，或尿频急刺痛，症状因病而异，常可伴腰酸痛，病势重者或治疗不当可致漏红、流产。

下面列举妊娠感冒、子淋及妊娠阑尾炎的常用方药。

1.妊娠感冒 主证为妊娠后染及外邪，恶寒发热，咽干鼻塞或鼻流清涕，稍咳痰白，舌尖红、苔薄白，脉浮滑。

方药：何氏疏表安胎方。药用炒荆芥、防风、甘菊、紫苏梗、冬桑叶、子芩、淡竹茹、清炙枇杷叶、桑寄生、生甘草等。

加减：乳蛾咽痛加玄参、板蓝根；咳甚加炙款冬花、炙紫菀。

2.子淋（实热证） 主证为妊娠期尿频急涩痛灼热，下腹胀急不舒，腰酸，舌红苔黄，脉滑数。

方药：导赤散出入。药用生地黄、淡竹叶、生甘草、子芩、川黄柏、白茅根、通天草、桑寄生、苎麻根。

加减：热盛加金银花、焦栀子；便秘加瓜蒌子。

3.妊娠阑尾炎 主证为妊娠期转移性右下腹疼痛，起病较急，开始满腹疼痛或痛在胃脘，恶心呕吐，继而疼痛转移至右少腹，固定而痛，按之痛甚，局部紧张，便秘或便溏不爽，身热，舌红、苔黄燥或黄腻，脉滑数或弦滑，常伴有明显的腰酸，甚或漏红。

方药：加减大黄牡丹汤。药用制军、牡丹皮、大血藤、蒲公英、黄芩、金银花、苎麻根、炒白芍、甘草。

加减：大便秘结难下加瓜蒌子、知母；大便溏软，制军改炭，加玫瑰花、砂仁；腹胀加广木香；腰酸加桑寄生、狗脊；漏红牡丹皮、黄芩改炭，加墨旱莲、仙鹤草。

四、妙用理气，动静相宜

胎既成于气，亦摄于气，气旺则胎元牢固，气衰则致胎堕。理气类药物辛温香燥，易耗气伤阴，若行气力强则易伤胎气，故多数医家少用于妊娠病中。殊不知妊娠胎气不安者，证各有不同，治亦有别，去其所病，便是安胎之法，而非拘泥于黄芩、白术之属。何嘉琳教授认为，安胎之法以补脾肾、养气血为多，药物易滋腻碍脾，若无理气类药物从中斡旋，补药反而滞留中州，碍腻脾胃。

（一）理气药与补气药合用

男精壮而女经调，在氤氲之时，两神相搏，阴阳和合而成胎孕。“两神相搏，阴阳和合”是指精子与卵子在输卵管壶腹部结合为受精卵。其后孕卵一边分裂，一边向宫腔移行，直到受精后第4日进入宫腔。在此过程中，若女子脾肾气虚，气机推动乏力，则不能及时将孕卵送达子宫，若少腹宿有瘀滞，冲任胞脉、胞络不畅，运送孕卵受阻，亦无法移行至子宫，导致孕卵种植在输卵管内或宫角而成为异位妊娠，进而孕卵胀破脉络，血溢少腹，可迅速发展为阴血暴亡、气随血脱的厥脱证。倘若在孕早期借助超声检查，尽早了解孕卵位置，借助理气药与补气药，如以黄芪、党参、太子参健脾补中、益气升阳，加强温煦推动之力，枳壳、陈皮加强理气运行之力，川芎行血中之气，一行一补，推动孕卵向胞宫运行，可转危为安。枳壳性较枳实更为缓和，既可泻脾气之壅滞、调中焦之运化，又有上行胸膈、破气推动之功。

妊娠第 3 个月胎盘逐渐形成，若患者形体消瘦，脾肾气虚，不足以载胎，易致胎盘位置偏低，稍有不慎，轻则出血，重则胎动；有数堕胎或宫腔手术史者，可因胎盘植入而致胎漏不止。此时安胎之法唯有重用党参、黄芪，或配以高丽参、西洋参或野山参，大补元气，益气健脾升提，同时以升麻、紫苏梗、川芎、橘皮、橘络等调理气机，一升一动，胎自可安。

（二）理气药与滋阴药合用

妊娠恶阻者，虽有脾胃虚弱、肝胃不和、痰湿壅滞、气阴两虚之分，病机始终为冲气上逆，胃失和降。治疗之法，或补益脾胃，或养血清肝，或化痰消滞，但终究不可缺“理气”二字，用药不外乎陈皮、绿萼梅、川芎、紫苏梗、竹茹之类。若久吐不治或治疗不当，脾胃俱伤，水谷精微难以输布，气机逆乱，气随阴耗，进而气阴两亏，而见神疲乏力，形体消瘦，肌肤不泽，目眶凹陷，口渴尿少，舌红少津、苔光剥，脉细数无力，当急投以石斛、麦冬、生地黄、玉竹、芦根等滋养阴液，并以白术、紫苏梗、陈皮健运中州，助运消痞，绿萼梅疏肝和胃，调畅气机，砂仁行气和中，止呕安胎。如此，滋阴药得理气药推动帮助，则阴液复，气机调，恶阻止。

（三）理气药与温阳药合用

随着人类辅助生殖技术的深入开展，卵巢过度刺激综合征（ovarian hyperstimulation syndrome，OHSS）的发生率逐年上升。因其胸水、腹水、全身水肿、卵巢增大等特征，而归属于中医学“子肿”“水肿”“积聚”等病证范畴。OHSS往往是在肾虚的基础上湿邪为患，水饮停滞，或累及脾、心诸脏，或气滞血瘀而发展成为积聚。湿属阴邪，其性重浊黏腻，最易阻碍气机，而气滞不行，又使湿邪不得运化，故治疗常以温阳药配伍理气药，以求气行则湿行，气化则湿化。如何氏二陈五皮饮，以二陈汤化痰浊，又利水湿，更有五味异功散健脾运中，杜绝生痰之源；寿胎丸温肾填精，充养血海；尤其陈皮、茯苓本归脾经，其功用皆能行中带补，匡正除邪。

五、药分等级，配伍精当

中药是中医治病救人的利器。何嘉琳教授常云：“用药如用兵。医者需熟知各味药物药性、功效，临证时方能用兵如神，出奇制胜。”妊娠期作为一个特殊的生理阶段，需要治病与安胎并举，既要求疗效，又要顾及药物对胎儿的影响。因此，何嘉琳教授提出妊娠期中药分级使用，力保胎儿和母体安全，同时应用中药药对加强疗效。

（一）中药分级，精准使用

中医药治疗妊娠病历史悠久且疗效显著。临床调查发现，我国妊娠期妇女中药使用率在40%以上。《神农本草经》将中药分为上、中、下三品，妊娠期既关乎母体健康，又影响胎儿发育，妊娠期哪些中药可用，哪些中药不可用呢？何嘉琳教授在研究中医古籍、文献资料中药物性味、功效、毒性等的基础上，结合西医学研究中药物生殖毒性、一般毒性、遗传毒性、致癌性等资料，提出将妊娠期中药分为常用、慎用、禁用三个级别。

常用者多为无毒中药。如太子参、黄芪、白术、山药、甘草、大枣等补气药，鹿角、紫河车、巴戟天、杜仲、续断、肉苁蓉等补阳药，当归、熟地黄、白芍、阿胶、龙眼肉等补血药，百合、麦冬、天冬、石斛、党参、玉竹、黄精、枸杞子、桑椹等补阴药。此外，麦冬、枇杷叶等一些呼吸道疾病药物，只要辨证准确，配伍得当，均可在妊娠期使用。

慎用者多为具有活血化瘀、行气导滞和攻下等作用的中药。如桃仁、红花、牛膝、大黄、枳实、肉桂等。比如大黄，性味苦寒，具有泻热毒，破积滞，行瘀血的作用。但是大黄反复蒸制后成为制军，峻下力道减缓，起到润肠通便作用的同时，还具有清热解毒的功效。《何少山医论医案经验集》中指出，制军具有治疗反复妊娠漏红、预防宫内感染等作用。对于慎用药物，何嘉琳教授提出临证时既不可滥用，又不可过于忌讳而不用。谨守“有故无殒，亦无殒也”大法方为上策。

禁用者大多为毒性药品或药性峻猛、堕胎作用较强的中药。2020年版《中华人民共和国药典》(简称《中国药典》)收录的中药材及饮片中具有整体毒性者有84种，具有生殖毒性者有95种。具有整体毒性的药材主要包括：①大毒：川乌、马钱子、马钱子粉、天仙子、巴豆、巴豆霜、红粉、闹羊花、草乌、斑蝥；②有毒：干漆、土荆皮、山豆根、千金子、千金子霜、制川乌、天南星、制天南星、木鳖子、甘遂、仙茅、白附子、白果、半夏、朱砂、华山参、全蝎、芫花、苍耳子、两头尖、附子、苦楝皮、金钱白花蛇、京大戟、制草乌、牵牛子、轻粉、香加皮、洋金花、常山、商陆、硫黄、雄黄、蓖麻子、蜈蚣、罂粟壳、蕲蛇、蟾酥、三颗针、白屈菜、红粉、臭灵丹草、狼毒；③有小毒：丁公藤、九里香、土鳖虫、川楝子、小叶莲、水蛭、北豆根、地枫皮、红大戟、两面针、吴茱萸、苦木、苦杏仁、草乌叶、南鹤虱、鸦胆子、重楼、急性子、蛇床子、猪牙皂、绵马贯众、绵马贯众炭、蒺藜、鹤虱、大皂角、飞扬草、金铁锁、紫萁贯众、榼藤子、翼首草。具有生殖毒性的中药包括：土鳖虫、黑种草子、干漆、三棱、水蛭、莪术、斑蝥、阿魏、闹羊花、丁公藤、川乌、草乌、全蝎、蜈蚣、罂粟壳、洋金花、巴豆、天山雪莲、大皂角、天仙子、麝香、猪牙皂、甘遂、京大戟、芫花、牵牛子、商陆、巴豆霜、千金子、千金子霜、朱砂、马钱子、马钱子粉、雄黄、轻粉、红粉、两头尖等。

何嘉琳教授指出，中医也要与时俱进，既要学习现代医学的新技术、新方法，提高疗效，又要有鉴别真伪的能力，不能人云亦云。在总结前人经验的基础上，结合高质量的循证医学证据，摸索出现代中医妊娠期安全用药的经验。

(二)药对配伍，提升疗效

药对是指两味或两味以上的中药在阴阳、七情等中医学理论的指导下，通过升降相因、寒热平调、散中寓收、补泻兼施等配伍方法，充分利用相须、相使等协同增效配伍，以提高疗效；对有毒副作用的药物，利用相制配伍以抑制毒性、扬长避短。药对是中药和方剂的连接纽带，何嘉琳教授认为，妊娠期用药越少越好，越精越好，因此常用药对配伍以达到相须、相使的目的。常用药对如下。

1.红参－西洋参 红参味甘、微苦，性温。归脾、肺、心、肾经。以优质鲜人参为原料，两次蒸制加工而成。具有大补元气，复脉固脱，益气摄血的作用。西洋参性味甘凉，具有益肺阴、清虚火、生津止渴的功效。《医学衷中参西录》记载：“西洋参，性凉而补，凡欲用人参而不受人参之温补者，皆可以此代之。”二者合用，一温一凉，互佐互补，益气升提疗效显著。常用于胎盘低置状态，以孕中期疗效更佳。常用剂量：红参6～10g，西洋参6～10g。

2.三七粉－白及粉 三七粉味甘、微苦，性温，归肝、胃经，具有散瘀止血，消肿定痛的功效。用于咯血，吐血，衄血，便血，崩漏，外伤出血，胸腹刺痛，跌扑肿痛。《本草新编》记载："三七根，止血之神药也。无论上、中、下之血，凡有外越者，一味独用亦效，加入补血、补气药则更神。盖此药得补而无沸腾之患，补药得此而有安静之体也。"《本草纲目》赞曰："此药气味温甘微苦，乃阳明、厥阴血分之药，故能治一切血病。"白及味苦、辛，气平、微寒，阳中之阴也，入肺经，功专收敛，亦能止血。白及磨粉后质黏而涩，收敛止血力彰。二者合用，散收并进，止血而无留瘀之弊，可迅速消散宫内积血。尤其适用于5cm及以上妊娠宫腔大量积血者。常用剂量：三七粉3～6g，白及粉3～6g。

3.当归–白芍 当归味甘、辛，性温，无毒，归心、肝、肺三经。当归头止血而上行，当归身养血而中守，当归梢破血而下流，全当归活血而不走。妊娠安胎多用当归头或当归身。《长沙药解》记载："当归滋润滑泽，最能息风而养血，而辛温之性，又与木气相宜。酸则郁而辛则达，寒则凝而温则畅，自然之理也。血畅而脉充，故可以回逆冷而起细微。木达而土苏，故可以缓急痛而安胎产。诸凡木郁风动之证，无不宜之。但颇助土湿，败脾胃而滑大便，故仲景用之，多土木兼医。"白芍味苦、酸，性微寒，归肝、脾经，具有平肝止痛、养血调经、敛阴止汗的功效。当归甘温而润，补血养血，辛香性开，走而不守；白芍性凉而滋，补血敛阴，酸收性合，守而不走。二者合用，辛而不过散，酸而不过收，一开一合，动静相宜，其养血补血、和血敛阴之功为佳，此药对见于四物汤、归芍地黄汤等经典方剂，用于治疗气血亏虚之胎漏、妊娠腹痛等疾病。常用剂量：当归10～30g，白芍10～30g。

4.鹿角片–炙龟甲 鹿角片味咸，性温，归肝、肾经，具有温肾阳，强筋骨，行血消肿的功效。《本草纲目》赞其："生用则散热行血，消肿辟邪；熟用益肾补虚，强精活血；炼霜熬膏，则专于滋补矣。"龟甲味甘、咸，性平，归肝、肾经，具有滋阴通任，益肾健骨的功效。《本草蒙筌》赞其："专补阴衰，善滋肾损。"两药皆为血肉有情之品，培补先天之力远胜草木无情之品。两药合用，阴阳俱补，填精血，养任督，大补精髓。适用于肾虚精亏之胎萎不长、胎动不安等。常用剂量：鹿角片6～10g，龟甲6～12g。

5.黄精–枸杞子 黄精性平，味甘，归脾、肺、肾经，具有补气养阴，健脾润肺益肾的功效。《日华子本草》言其："补五劳七伤，助筋骨，止饥，耐寒暑，益脾胃，润心肺。"枸杞子性平，味甘，归肝、肾经，具有滋补肝肾，益精明目的功效。《药性论》记载："（枸杞子）能补益精诸不足，易颜色，变白，明目，安神。"两者合用，脾、肺、肝、肾同补，适用于脾胃虚弱，肝肾亏虚，精血不足所致妊娠头晕等。常用剂量：黄精9～15g，枸杞子10～20g。

6.续断–杜仲 续断味苦、辛，性微温，归肝、肾经，具有补肝肾，续筋骨，调血脉的功效。《本草汇言》记载："续断，补续血脉之药也。大抵所断之血脉非此不续，所伤之筋骨非此不养，所滞之关节非此不利，所损之胎孕非此不安，久服常服，能益气力，有补伤生血之效，补而不滞，行而不泄，故女科、外科取用恒多也。"杜仲味甘，性温，归肝、肾经，具有补肝肾，强筋骨，安胎的功效。《本草经疏》记载："杜仲，按《本经》所主腰脊痛，益精气，坚筋骨，脚中酸痛，不欲践地者，盖腰为肾之府。《经》曰：转摇不能，肾将惫矣。又肾藏精而主骨，肝藏血而主筋，二经虚，则腰脊痛而精气乏，筋骨软而脚不能践地也。"二药均入肝、肾经，补肝肾，强筋骨，止血，安胎，用于治疗肝肾亏虚之胎动不安、妊娠腹痛等。常用剂量：二药均为10～15g。

7. 当归－川芎 冲为血海，任为阴脉之海。经脉气血通畅，周而复始，营运不休，气血溢于胞宫使胎孕牢固。故调补冲任应重视使冲任二脉气机舒畅，气血调和。当归善于养血和血，调理冲任二脉。《日华子本草》载："（当归）治一切风，一切血，补一切劳，破恶血，养新血，主癥癖。"川芎为"血中气药"，能行血中之气。陈士铎曾言："血大动则走而不能生，血不动则止而不能生矣！川芎之生血，妙在于动也。单用一味，或恐过动而生变。"当归与川芎配伍，补血养血活血，补中有散，无瘀血之忧，又有生血之益，常用于胎动不安等。常用剂量：当归12～15g；川芎6～10g。

8. 紫苏梗－陈皮 冲脉和足阳明胃经"合于宗筋，会于气街"，二者在腹部并行而上。任脉与脾、胃两经相会于中极、关元、下脘、中脘、上脘、承浆、承泣等腧穴。因此，冲任二脉间接与脾、胃相通。冲脉之气随胃气和降下行，血随气行，下聚胞宫以养胎。《临证指南医案》载："冲脉上冲，犯胃为呕。"紫苏梗性微温，能升能降，能使郁滞上下宣行。其性气与味俱薄，病之虚者，紫苏梗疏气而不迅下，顺气养阴而安胎。陈皮能行滞气、下逆气、疏肝气。两者配伍，辛散苦泄，宽中行滞，常用于治疗妊娠剧吐。常用剂量：紫苏梗3～6g，陈皮3～6g。

下篇

何嘉琳诊治妊娠病验案

第一章　解剖学异常与妊娠

第一节　先天子宫畸形

一、西医概述

先天子宫畸形是女性生殖系统发育异常中最常见的一种，是胚胎在6～18周时双侧副中肾管发育、融合和（或）吸收异常所致。子宫畸形可导致生育能力受损，妊娠时易出现不良妊娠结局，包括不孕、流产、早产、妊娠过程延长等。

（一）病因病机

先天子宫畸形发生的原因主要是由于副中肾管在胚胎发育过程中受各种因素的影响，发育停滞在不同阶段。研究表明，妊娠早期乙烯雌酚暴露等环境致畸因素影响基因变异是重要原因。另外子宫畸形还可能是多基因表达异常的结果，有研究显示，*HOXA*、*PBXI*、*WNT*等基因与米勒管发育异常有关。

（二）西医诊断

子宫畸形的分型主要有两种：一种是应用比较广泛的美国生殖学会（American Fertility Society，AFS）于1988年提出的AFS分型，另一种是由欧洲人类生殖及胚胎协会（European Society of Human Reproduction and Embryology，ESHRE）联合欧洲妇科内镜协会（European Society for Gynecological Endoscopy，ESGE）在2013年提出ESHRE-ESGE分型。AFS分型将子宫畸形分为7大类：第Ⅰ类为米勒管发育不全，包括阴道、宫颈、宫底、输卵管发育不全以及多种畸形同时存在；第Ⅱ类为单角子宫，包含伴有发育不良的残角子宫；第Ⅲ类为双子宫，两个子宫都发育比较好；第Ⅳ类为双角子宫，包括完全性和部分性双角子宫；第Ⅴ类为纵隔子宫，也包括完全性和部分性；第Ⅵ类为弓形子宫；第Ⅶ类为“T”字型子宫，此类为乙底酚药物相关的畸形。ESHRE-ESGE新近提出的分型则以胚胎起源及解剖为基础，根据子宫异常的严重程度分为7个主型，从U0到U6，严重程度逐渐增加，各个主型又细分为不同的亚型。具体如下：U0为正常子宫；U1为轻度畸形的子宫，包括T型子宫、幼稚型子宫和其他类型异形子宫；U2为纵隔子宫；U3为双角子宫；U4为单角子宫；U5为发育不全的子宫；U6为未分类子宫。

1.临床表现 青春期月经受阻、经量减少、阴道分泌物异常、性交痛、不孕不育和流产等，与正常女性相比，自然流产和早产的发生率在轻微融合缺陷患者中增加，且在较大融合缺陷患者中进一步增加。但许多子宫畸形患者可无明显的临床症状和体征，甚至可能终身未被发现，所以单凭临床表现很容易漏诊和误诊。

2.影像学检查 影像学检查可为子宫畸形的诊断提供客观依据。目前常用的检查方法主要有腹腔镜、宫腔镜、子宫输卵管造影（hysterosalpingography，HSG）、经阴道超声（transvaginal ultrasonography，TVUS）和磁共振成像（magnetic resonance imaging，MRI）检查等。

腹腔镜、宫腔镜可以直观地观察子宫的外部和内部情况，不仅能对子宫畸形进行准确的诊断，还能在诊断的同时进行相应治疗和处理，临床上被当作子宫畸形诊断的金标准，但二者均为侵入性检查，故不作为首选筛查方法，而是作为一种确诊方式和治疗方案。

HSG是子宫畸形的传统检查方法，简单实用、图像清晰，可利用对比剂的不同分布来间接显示宫腔和两侧输卵管，缺点是需要应用碘油等对比剂，且无法判断子宫肌层及外部畸形情况。

超声检查是目前临床中最常用的检查方法，操作简单，价格便宜，可用于子宫畸形的初步筛查。三维超声能较好地显示子宫内部情况，对宫底外部轮廓和周围组织的关系进行分辨，可以很好地进行畸形分型，但易受操作者经验的影响，图像分辨率不高，难以发现微小病变。

MRI检查无痛苦、无辐射，可以多方位成像，清楚地显示子宫，并具有良好的软组织对比度，不仅能准确分辨子宫畸形类型，还能了解子宫肌层信息，为判断妊娠结局提供帮助。

临床上需根据实际情况有针对性地选择检查方法。妊娠期拟诊者，主要通过经阴道超声检查进行筛查，MRI 检查进行确诊，腹腔镜、宫腔镜检查必要时可以用于在确诊的同时行相应治疗。

（三）西医治疗

先天性子宫畸形仅用药物治疗大多数是无法改变结局的，必须联合手术矫治。手术矫治方案及治疗时机的选择应依据个体化病情及发育异常类型决定。

纵隔子宫并无临床症状，但纵隔处内膜发育是不完善的，该部位的内膜对雌、孕激素的反应能力差，受精卵若着床于此处，常因胚胎血供不足或子宫不协调收缩而导致流产。如有因此造成流产者，为减少再次流产概率，建议再次怀孕前即采取手术矫治。宫腔镜下子宫纵隔切除术（transcervical resection of septum，TCRS）是目前治疗纵隔子宫的最佳方法。

残角子宫一旦妊娠，发生破裂的风险极大，一经确诊，可考虑尽早手术切除。国外有文献报道残角子宫妊娠至32周未发生破裂的个案报道，但是也有孕期发生残角子宫扭转的案例报道。

双角子宫如对妊娠未造成影响，可不予处理。但完全双角子宫对生育能力及妊娠结局是有影响的，如宫腔异常形态及子宫肌层体积缩小，会导致自然流产和早产发生率增高。对于复发性流产或妊娠结局不佳的双角子宫患者给予手术干预是必要的。双角子宫的矫形手术可以使宫腔容积增大，从而有效预防流产的发生。

弓形子宫若不影响生育，可不予处理，如有因此造成不良孕产史者，再次妊娠前应手术矫治。

双子宫畸形的双侧子宫均拥有各自的输卵管及卵巢，可以自然怀孕，但两侧子宫都不具备正常的子宫形态及功能。比如双侧子宫各自的宫腔容积小、血供不足，可致蜕膜形成不良；双子宫宫颈肌肉、结缔组织比例异常，在孕中期时抵抗宫腔压力及不协调子宫收缩的能力差，易导致反复流产。双子宫与其他子宫畸形相比具有较高的受孕率，通常不需要特殊手术治疗。

幼稚子宫、始基子宫多合并先天阴道发育异常，行阴道成形术时可根据患者情况予以保留或切除。

二、何嘉琳诊治思路与特色

（一）中医病因病机

先天性子宫畸形属于中医学“五不女”范畴。“五不女”即“螺”“纹”“鼓”“角”“脉”。“脉”是指女性内生殖器官异常，包括先天性无子宫或子宫发育不良，以及各类子宫畸形。中医病机乃受孕之时父精不充或母血不足，先天之本亏虚，或父母近亲婚配，先天肾气不盛，天癸匮乏，胞宫、胞脉、胞络失于滋养和温煦所致。

（二）诊治心得

1.补肾填精，通调冲任 何嘉琳教授认为，先天性子宫畸形责之于先天不足。肾为先天之本，肾藏精，主生殖，系胞胎。肾藏精气不足，胞宫、胞脉、胞络失于滋养、温煦而见闭经、不孕、滑胎等。肾气的盛衰与天癸的至与竭，直接关系到妊娠，先天肾气不足，冲任血海匮乏，可发生闭经、不孕等。肾气虚致血行无力，停滞而瘀留于胞宫、胞脉、胞络，肾气虚系胎无力，胎元不固，故孕后阴道流血、腰酸，甚至滑胎。本病病位在胞宫、胞脉、胞络，病本为肾虚。故对于该类患者，主张孕前、孕后都应补肾填精，通调冲任。

2.固护脾胃，重视后天 健脾气、护胃气是何氏妇科学术思想中一个极重要的组成部分。脾主运化，为气血生化之源，后天之本。先天肾气、天癸均需后天脾胃所化生之水谷精气充养，若后天脾胃虚弱，或营养不良，或久病不愈，亦可致肾虚，阴阳均不足，精血亏虚，冲任气血衰少而致生殖器官发育异常。故何嘉琳教授方中常用术、参、芪，健脾益气，固护后天之本。

3.病证结合，中西汇通 不同类型的子宫畸形，对妇女孕期以及对新生儿产生的影响有所不同。所以，临床中不同类型的子宫畸形需要区别对待并处理。单纯使用药物无法对子宫畸形进行矫正治疗，必要时应在孕前通过外科手术纠正，同时权衡手术治疗的利弊，中医辨证结合西医手术治疗，以损伤最小的方法达到改善生殖功能的目的。

三、医案实录

验案一 不全纵隔子宫

李某某，女，27岁。

初诊：2023年2月24日

主诉：未避孕未孕1年余。

现病史：患者平素月经周期规律，28天一行，末次月经2023年2月6日，量中，色鲜红，无明显腹痛，7天干净。患者自诉有不全纵隔子宫，2022年备孕至今1年余未受孕。

症见：偶有小腹及腰骶部冷感，胃脘偶有隐痛，夜寐、胃纳尚可，二便无殊。舌淡红、苔薄白，脉细。

体格检查：体温37℃，脉搏72次/分，呼吸18次/分，血压110/76mmHg。妇科检查：外阴正常，阴道畅，宫颈光，子宫前位，大小正常，活动性可，压痛(-)，双侧附件区压痛(-)。

辅助检查：2023年1月15日超声提示：不全纵隔子宫。

中医诊断：不孕症(脾肾亏虚证)。

西医诊断：①女性不孕症；②不全纵隔子宫；③子宫内膜异位症。

治法：补肾健脾，养血活血。

处方：

黄芪15g	党参15g	焦白术10g	五味子6g
菟丝子15g	覆盆子12g	炒白芍12g	熟地黄炭12g
山萸肉10g	枸杞子15g	郁金10g	当归10g
佛手5g	乌梅6g	小茴香5g	艾叶5g
大血藤30g	蒲公英30g	砂仁(后下)5g	

10剂，水煎服，日1剂。

二诊： 2023年3月13日

患者诉感神疲乏力，易倦怠，舌淡红、苔薄，脉细。末次月经3月7日，量色如常。2023年3月9日查AMH 5.06ng/ml，E_2 21.41pg/ml，FSH 8.21IU/L，LH 4.96IU/L，RSA 52.48ng/ml，P 2.17nmol/L，T 1.02nmol/L。

处方： 上方去五味子，加淫羊藿15g，熟地黄炭改熟地黄。14剂，水煎服，日1剂。

三诊： 2023年3月27日

患者月经将至，诉情志不畅，心烦，腰骶部酸痛，纳寐尚可，二便无殊，舌淡红、苔薄白，脉细。

处方一：

黄芪15g	党参15g	焦白术10g	砂仁后下5g
菟丝子15g	覆盆子12g	炒白芍12g	熟地黄12g
山萸肉10g	枸杞子15g	郁金10g	当归10g
佛手5g	乌梅6g	小茴香5g	艾叶5g
大血藤30g	蒲公英30g	淫羊藿15g	巴戟天10g
路路通15g	八月札6g		

10剂，水煎服，日1剂。

另予一方，经期服用，治以理气活血通经。

处方二：

当归12g	川芎10g	桃仁6g	益母草30g
香附10g	通草5g	路路通15g	甘草5g
丹参15g	鸡血藤15g	川牛膝15g	熟地黄12g
砂仁后下3g	柴胡10g	淫羊藿15g	炒白芍10g

4剂，水煎服，日1剂。

四诊： 2023年4月10日

患者末次月经2023年4月2日，经量中等，无血块、痛经等，色鲜红，6天净，舌红苔薄，脉细。

处方： 三诊主方去路路通、八月札，加天冬10g、防风6g。14剂，水煎服，日1剂。

五诊： 2023年4月24日

患者诉近期时感腰酸，腹部稍感胀痛不适，无腹泻，无恶心、呕吐等，胃纳一般，夜寐尚可，舌淡红、苔薄白，脉细。建议：月经未转，复查孕三项。

处方：

黄芪15g	党参15g	焦白术10g	砂仁后下5g
菟丝子15g	覆盆子12g	炒白芍12g	熟地黄12g
山萸肉10g	枸杞子15g	当归10g	艾叶5g
淫羊藿15g	巴戟天10g	紫苏梗5g	陈皮5g
杜仲15g	川续断15g		

5剂，水煎服，日1剂。

六诊：2023年4月28日

患者今日查hCG 125.4IU/L，E_2 377.48pg/ml，P 61.90nmol/L。稍感小腹胀痛，无阴道流血等，舌红、苔薄白，脉滑。

处方：上方去覆盆子、熟地黄、山萸肉、枸杞子，加阿胶珠9g、炒枳壳10g、桑寄生15g、黄芩10g。7剂，水煎服，日1剂。

随访：2023年6月2日超声示：宫腔呈Y型，右侧宫腔内见形态光整的胚囊，胚囊大小约为40mm×34mm×32mm，囊内可见卵黄囊，大小约4.8mm，囊内可见长径约为21mm的胚芽，原心搏动172次/分。后续随访，胚胎发育正常，孕38周$^{+3}$天顺产1婴。

【按语】子宫畸形是副中肾管发育不全、发育停滞、融合、退化异常等导致的，在普通人群中发病率为5.5%，在不孕妇女中发病率为8%，纵隔子宫是子宫畸形的一种类型。纵隔子宫的存在可导致复发性流产、晚期流产等，可能是不孕症的潜在危险因素，其影响生育力的确切病理机制尚不清楚。值得关注的是，尽管有一部分患者能正常妊娠、顺利分娩，但纵隔子宫经常导致反复流产。

患者先天禀赋不足，肾精亏虚，导致发育畸形而成纵隔子宫。先天不足则肾气无力摄胎、养胎，故经久不孕；脾为后天之本，气血生化之源，脾气旺盛则气血生化有源，任脉通，太冲脉盛，月经正常，胎孕乃成。故何教授在治疗时以补肾健脾贯穿始终，先后天同调，以充养肾中真元，治疗上以菟丝子、覆盆子、山萸肉、枸杞子补益肾精，黄芪、党参、焦白术健脾益气，补后天以养先天；另根据月经来潮规律行调经种子法，经期予当归、川芎、桃仁、益母草、香附、路路通、丹参、鸡血藤等理气活血调经，经后血室已闭，宜养精血、调肝肾，常用当归、白芍、熟地黄、天冬、玉竹等。先天子宫畸形的患者孕后胎元不固，易出现流产，故一旦受孕，仍需继续保胎，予阿胶珠、桑寄生、黄芩等养血滋阴，补肾止血安胎。

验案二 纵隔子宫术后宫腔大积血

胡某某，女，32岁。

初诊：2019年6月16日

主诉：停经2个月，阴道少许出血7天。

现病史：孕产史：0-0-2-0。患者2016年孕2月余难免流产行清宫术，2017年3月在省妇保行宫腔镜下纵隔切除术，2018年4月孕50余天难免流产行清宫术。末次月经2019年4月15日，准期，量中如常，停经30天自测尿妊娠试验阳性，提示早孕。患者去上海一妇婴医院保胎治疗，检查免疫全套后给予“低分子肝素、泼尼松及黄体酮胶囊”治疗，1周前无明显诱因出现阴道少许出血。

症见：无明显腰酸，痤疮较多，口干，大便偏干。舌红苔薄，脉细略滑。

体格检查：体温36.6℃，脉搏78次/分，呼吸17次/分，血压103/80mmHg。妇科检查：外阴正常，阴道畅，宫颈光，子宫前位，大小正常，活动性可，压痛（-），双侧附件区压痛（-）。

辅助检查：2019年6月3日查hCG 15348IU/L，E_2 643.09pg/ml，P 94.05nmol/L；B超提示：子宫前位，增大，横切面呈Y型，胚囊大小41mm×48mm×35mm，胚芽20mm，孕囊下方见75mm×63mm×27mm的液性暗区。

中医诊断：胎动不安（肾虚血瘀证）。

西医诊断：①先兆流产；②复发性流产；③纵隔子宫术后。

治法：清热凉血，补肾安胎

处方：

黄芪15g	太子参20g	升麻10g	桔梗6g
柴胡6g	南沙参15g	北沙参15g	苎麻根30g
熟地黄12g	蒲公英30g	生白芍30g	黄芩10g
白术10g	川续断12g	杜仲15g	桑寄生30g
藕节炭15g	仙鹤草15g	墨旱莲15g	

14剂，水煎服，日1剂。

服药1周后患者阴道出血消失。口干稍好转，大便好转，痤疮减少。

二诊：2019年7月1日

患者阴道出血已消失，当日B超提示：胚芽43mm，胚囊上方见范围约106mm×68mm×34mm液性暗区，向后下方延续至宫颈内口。宫内出血增多，何教授考虑患者并无明显易栓症，嘱停肝素针。

处方：上方加石斛12g、白及粉6g、三七粉3g。14剂，水煎服，日1剂。

此方加减治疗半个月后复查B超：宫腔偏左侧宫角见一液性暗区，范围约105mm×36mm×24mm。继续如前治疗。

三诊：2019年8月8日

患者2019年8月4日无明显诱因大出血，血量多于月经量数倍，省妇保急诊B超显示胎盘轻微剥离，予硫酸镁及青霉素治疗后出血基本消失。2019年8月8日宫颈分泌物培养提示大肠埃希菌，患者因过敏无法使用敏感的抗生素，嘱其丈夫急至何教授处就诊。

处方：

黄芪15g	太子参30g	南沙参15g	北沙参15g
苎麻根60g	生地黄15g	麦冬15g	玄参10g
蒲公英30g	生白芍30g	黄芩10g	白术10g
川续断12g	杜仲15g	桑寄生30g	藕节炭15g
仙鹤草15g	墨旱莲15g	石斛12g	白毛藤30g
酒制大黄10g	别直参另炖6g	白及粉吞服6g	三七粉吞服6g

14剂，水煎服，日1剂。

何教授嘱患者绝对卧床，忌食辛辣刺激之品，情绪保持稳定，大便保持通畅，如此治疗3个月，复查B超提示胎儿发育正常，宫内暗区缩小至56mm×24mm×15mm，胎盘位置正常，宫颈管长度正常，患者孕30周，仍然服中药治疗。后随访知患者孕38周$^{+6}$天顺产1胎。

【按语】此患者为纵隔子宫术后，加之数堕胎，瘀血留滞胞宫，瘀阻冲任，血不归经而导致妊娠后阴道出血，并且是临床中少见的孕早期出血，直至中孕仍然存在宫内大暗区的患者，更为少见的是患者的胎盘已经轻微剥离，宫颈分泌物培养提示大肠埃希菌感染，宫内感染，胎膜早破的风险非常大，患者在没有有效抗生素可选择的情况下，纯粹靠中药顺利保胎，避免了破水、宫内感染或早产等不良妊娠结局。何教授在患者大出血时果断停止肝素针的治疗，认为在大出血或大暗区的情况下，血栓因素应该放在次要位置，急则治其标，缓则治其本，在保胎过程中，大出血、大暗区是妊娠急症，保胎的首要任务便是止血安胎。何教授在凉血止血安胎的同时，喜欢用三七粉，认为三七粉化瘀止血，止血不留瘀，瘀去则新血生，在止血的同时也可促进血液循环，改善子宫内膜的容受性，何教授运用三七粉保胎，大胆挑战传统思想，为中药治疗难治性、顽固性、大出血、大暗区型先兆流产提供了新的思路。

验案三 弓形子宫

洪某某，女，31岁。

初诊：2018年9月7日

主诉：不良妊娠1次。

现病史：孕产史：0-0-1-0。患者2018年4月孕2月余难免流产，于省妇保行清宫术。胚胎绒毛染色体检查：4号染色体和15号染色体长臂末端有缺失重复。夫妻染色体核型正常，荧光原位杂交技术（FISH）均无上述变异。末次月经2018年8月8日，期准，量较前减少，色暗红，伴少量血块，6天净，无痛经。

自诉弓形子宫病史。

症见：疲劳明显，腰酸，乳胀，夜尿频多，寐安，纳少，大便稀溏。舌红苔薄，脉细。

体格检查：体温36.8℃，脉搏72次/分，呼吸18次/分，血压108/77mmHg。妇科检查：外阴正常，阴道畅，宫颈光，子宫前位，大小正常，活动性可，压痛(－)，双侧附件区压痛(－)。

辅助检查：2018年9月7日查FSH 2.48IU/L，LH 2.4IU/L，E_2 161pg/mL，P 25nmol/L；子宫内膜容受性：弓形子宫(宫底内膜凹陷0.7cm，内膜双层8mm；内膜下血流RI：0.48，子宫动脉血流左侧舒张期反向，右侧RI：0.89)。丈夫精液分析无殊，DNA碎片率17%。

中医诊断：月经过少(肾虚血瘀证)。

西医诊断：①月经不规则；②不良孕产个人史。

治法：补肾健脾，活血化瘀。

处方：

当归12g	川芎10g	红花6g	山桃仁6g
干益母草6g	醋香附10g	郁金10g	通草5g
炒路路通15g	甘草5g	赤芍15g	丹参15g
鸡血藤15g	川牛膝15g	熟地黄12g	砂仁后下3g
北柴胡10g	淫羊藿15g	焦白术10g	广木香6g

7剂，水煎服，日1剂。

二诊：2018年9月21日

患者末次月经2018年9月18日，量较前增多，色鲜红，少量血块，无明显小腹疼痛。2018年9月11日查FSH 5.38IU/L，LH 1.86IU/L，E_2 2.33pg/ml，P 2.2nmol/L；D-二聚体：70ng/ml；AA 70%，ADP 61%。舌淡红、苔薄，脉细。

处方：

黄芪15g	太子参20g	当归12g	川芎10g
熟地黄12g	砂仁后下5g	枸杞子12g	菟丝子30g
覆盆子12g	蛇床子6g	皂角刺10g	路路通15g
淫羊藿15g	香附10g	三棱10g	莪术10g
甘草5g	黄芩10g	女贞子12g	桑椹15g

7剂，水煎服，日1剂。

三诊：2018年10月3日

患者氤氲之时将至，拉丝白带较前增多，略感乳胀。舌红苔薄，脉细。

处方：前方去三棱、莪术、路路通，加巴戟天10g、炒白芍15g。共14剂，日1剂，分2次服。

宗此方意加减调理2个月，2018年12月20日查血hCG 156IU/L，即予中药补肾养血安胎。随访至孕12周，NT正常范围，后孕37周$^{+6}$天顺产1婴。

【按语】弓形子宫为先天禀赋不足，子宫发育畸形，导致子宫容受性差，故孕后胎元不固，反复流产，流产后胞宫为金器兵刃所伤，瘀阻冲任，气血运行受阻，导致月经量少、色暗、伴有血块，查D–二聚体、血小板聚集率均升高，故何教授用当归、熟地黄、淫羊藿补肾养血填精，川芎行气活血，丹参、赤芍、牛膝、鸡血藤等活血化瘀，因势利导，使经血得下。二诊时月经已转，经量较前增多，此时以滋阴补肾，促卵泡发育为要，故以何氏育麟方加减，予枸杞子、菟丝子、覆盆子、女贞子、桑椹等补肾益精，黄芪、太子参健脾益气，当归、熟地黄养血滋阴，结合患者经行伴血块，酌情予三棱、莪术、路路通活血化瘀通经，使冲任通达，而气血自畅。三诊拉丝白带增多，氤氲之时即将到来，故续以上方加巴戟天、炒白芍温阳理气促排卵。如此调理则肾气渐充，瘀血得除，气血条达，故能有孕，孕后补肾养血安胎，则事半功倍。

第二节　子宫肌瘤

一、西医概述

子宫肌瘤是女性最常见的生殖系统良性肿瘤，在育龄期妇女中的发生率为25%～40%。妊娠早期因肌瘤导致子宫腔形态改变，不利于受精卵的着床和生长发育，增加流产风险，自然流产的发生率是非肌瘤孕妇的2～3倍。因此子宫肌瘤合并妊娠的常见并发症有先兆流产、早产、胎膜早破、前置胎盘、胎位异常、胎儿窘迫和产后出血。

（一）病因病机

目前子宫肌瘤的确切病因尚未明了。但研究认为年龄、种族、孕产史、饮食生活习惯、精神压力、内分泌干扰物暴露等可能是导致子宫肌瘤发病的危险因素。

1.遗传易感性学说　子宫肌瘤患者的女性一级亲属患病风险增高；单卵双胎女性都发生子宫肌瘤的概率远高于双卵双胎女性；子宫肌瘤的进展和临床严重程度与种族密切相关。

2.性激素学说　子宫肌瘤是性激素依赖性的良性肿瘤，其好发于性激素分泌旺盛的育龄期妇女，青春期前少见，而绝经后发展停止或肌瘤缩小；妊娠期雌、孕激素的分泌量增加，肌瘤有增大的倾向。外源性性激素摄入如激素补充治疗会引起肌瘤增大；抑制性激素分泌的药物能使肌瘤缩小。

3.干细胞突变学说 分子生物学研究揭示，子宫肌瘤是由单克隆平滑肌细胞增殖形成。具有分化和功能特性的原始细胞，在特定条件下由静止状态向活跃状态转变而产生肿瘤。

（二）西医诊断

子宫肌瘤的大小、数目及生长的部位可以极不一致，而使子宫的大小及形态殊异。按生长部位分为子宫体肌瘤和子宫颈肌瘤，前者约占90%，后者仅占10%。根据肌瘤与子宫壁的关系，分为4种：肌壁间肌瘤、黏膜下肌瘤、浆膜下肌瘤及阔韧带肌瘤。子宫肌瘤的分型可采用国际妇产科联盟子宫肌瘤9型分类方法：0型：有蒂黏膜下肌瘤；Ⅰ型：无蒂黏膜下肌瘤，向肌层扩展≤50%；Ⅱ型：无蒂黏膜下肌瘤，向肌层扩展＞50%；Ⅲ型：肌壁间肌瘤，位置靠近宫腔，瘤体外缘距子宫浆膜层≥5mm；Ⅳ型：肌壁间肌瘤，位置靠近子宫浆膜层，瘤体外缘距子宫浆膜层＜5mm；Ⅴ型：肌瘤贯穿全部子宫肌层；Ⅵ型：肌瘤突向浆膜；Ⅶ型：肌瘤完全位于浆膜下（有蒂）；Ⅷ型：其他特殊类型或部位的肌瘤（子宫颈、宫角、阔韧带肌瘤）。

1.临床表现 患者症状与肌瘤的部位、生长速度及肌瘤变性有密切关系。月经改变常见于较大的肌壁间肌瘤及黏膜下肌瘤，表现为月经增多、经期延长、淋漓出血及月经周期缩短，可发生继发性贫血。也可出现阴道分泌物增多或阴道排液。肌瘤较大时可能扪及腹部包块，清晨膀胱充盈时更明显。也可压迫膀胱、直肠或输尿管等而出现相应的压迫症状。黏膜下肌瘤可引起痛经，浆膜下肌瘤蒂扭转可出现急腹痛，肌瘤红色变性时可出现腹痛伴发热。子宫肌瘤可影响宫腔形态、阻塞输卵管开口或压迫输卵管使之扭曲变形等，这些均可能导致不孕。

2.影像学检查 超声检查是诊断子宫肌瘤的常用方法，具有较高的敏感性和特异性；但对于多发性小肌瘤（如直径0.5cm以下）的准确定位及计数还存在一定的误差。MRI检查能发现直径0.3cm的肌瘤，对于肌瘤的大小、数量及位置能准确辨别，是超声检查的重要补充手段；但费用高，而且如果有宫内节育器，会影响对黏膜下肌瘤的诊断。CT 对软组织的分辨能力相对较差，对肌瘤的大小、数目及部位特异性略差，一般不用于子宫肌瘤的常规检查，但能显示有无肿大的淋巴结及肿瘤转移等。

（三）西医治疗

1.手术治疗 手术适应证：①子宫肌瘤合并月经过多或异常子宫出血，甚至导致贫血，药物或其他非手术方法难以控制；或压迫泌尿系统、消化系统、神经系统等出现相关症状，经药物治疗无效。②因子宫肌瘤导致不孕或反复流产。③子宫肌瘤增长迅速，或有恶性变化疑虑者。④绝经后未行激素补充治疗但肌瘤仍生长。

手术方式：经腹手术（包括腹腔镜和开腹两种术式）、宫腔镜手术、经阴道手术。

具体选择腹腔镜还是开腹手术，取决于术者的手术操作技术和经验，以及患者自身的条件。对于肌瘤数目较多、肌瘤直径大（如＞10cm）、特殊部位的肌瘤、盆腔严重粘连使手术难度增大或可能增加未来妊娠时子宫破裂风险者宜行开腹手术。此外，对于可能存在不能确定恶性可能的平滑肌肿瘤甚至平滑肌肉瘤者，肌瘤粉碎过程中可能存在肿瘤播散的风险，应选择开腹手术。无生育要求、不期望保留子宫者可行子宫全切除术。对于年轻、希望保留子宫颈者也可行子宫次全切除术，术前应注意子宫颈癌的筛查，以减少子宫颈残端癌的发生。

宫腔镜手术适合0型黏膜下肌瘤；Ⅰ、Ⅱ型黏膜下肌瘤，肌瘤直径≤5.0cm；肌壁间内突肌瘤，肌瘤表面覆盖的肌层≤0.5cm；子宫颈黏膜下肌瘤；宫腔长度≤12cm；子宫体积＜孕8～10周大小，排除子宫内膜及肌瘤恶变。

经阴道手术可行子宫切除术及子宫肌瘤剔除术，能保持腹部皮肤及腹壁组织的完整性，与开腹手术相比，具有减少围手术期并发症，缩短住院时间，减少疼痛，改善生活质量，恢复快，无需昂贵的医疗设备，医疗费用低等特点。尤其是对于伴有肥胖、糖尿病、高血压、肺心病等内科合并症，不能耐受开腹或腹腔镜手术的患者是理想术式。对合并盆腔器官脱垂的患者，可同时进行盆底修复手术。

2.其他微创/无创手术或局部治疗 经导管子宫动脉栓塞术和高强度超声聚焦消融等。这些方法多数通过缩小肌瘤体积，或破坏子宫内膜达到缓解子宫肌瘤症状的目的，但不易取到肌瘤组织进行病理检查，各有其优势及局限性。

3.药物治疗 药物治疗适应证：①子宫肌瘤导致月经过多、贫血和压迫症状，不愿手术者；②子宫肌瘤剔除术或子宫切除术前预处理纠正贫血、缩小肌瘤和子宫体积，为手术治疗做准备；③子宫肌瘤患者孕前可使用药物缩小子宫体积和肌瘤体积，为妊娠做准备；④多发性子宫肌瘤剔除术后，预防肌瘤近期复发；⑤有手术治疗禁忌证者。

治疗药物：治疗子宫肌瘤的药物可以分为两大类：一类只能改善月经过多的症状，不能缩小肌瘤体积，如激素避孕药、氨甲环酸、非甾体类抗炎药等。另一类既可改善贫血症状，又能缩小肌瘤体积，如促性腺激素释放激素激动剂和米非司酮等。

妊娠期间子宫肌瘤快速增大，肌瘤内血液循环障碍，容易引起子宫肌瘤变性。子宫肌瘤确实增加了难产率、剖宫产率和早产率。尤其是大的黏膜下肌瘤和胎盘附着处的肌瘤会导致并发症，例如疼痛、阴道出血、胎盘早剥、胎儿生长受限和早产。绝大多数孕妇无需特殊处理，但应定期监测肌瘤大小、与胎盘的关系及母儿状况。当发生子宫收缩时，应卧床休息并应用宫缩抑制剂。妊娠期肌瘤性疼痛综合征是妊娠合并子宫肌瘤最常见的并发症，包括肌瘤红色变性、无菌性坏死、恶变及出血梗死。子宫肌瘤红色变性，首选保守治疗，包括卧床休息、补液及一般支持治疗，应用抗生素预防感染，有宫缩者予宫缩抑制剂，必要时予镇静剂、止痛剂。若保守治疗失败或诊断不清楚，可考虑行手术探查。

二、何嘉琳诊治思路与特色

（一）中医病因病机

古代医籍最早的叙述见于《灵枢·水胀》："石瘕生于胞中，寒气客于子门，子门闭塞，气不得通，恶血当泻不泻，衃以留止。"子宫肌瘤在中医古籍中并没有相关记载，根据其临床症状，可将其归属于"癥瘕"范畴。癥瘕的发生主要是由于机体正气不足，风、寒、湿、热之邪内侵，或情志因素、房室所伤、饮食失宜，导致脏腑功能失常，气机阻滞，瘀血、痰饮、湿浊等有形之邪凝结不散，停聚下腹胞宫，逐渐形成。由于病程日久，正气虚弱，气、血、痰、瘀、湿相互影响。主要病机为气滞血瘀、痰湿瘀结和肾虚血瘀。

（二）诊治心得

1.孕前、孕后分期论治

（1）孕前扶正化瘀消癥，调经助孕：国医大师何任老先生提出的治疗肿瘤十二字原则"不断扶正，适时驱邪，随证治之"，对妇科癥瘕合并不孕的治疗同样具有指导意义。"大积大聚，衰其大半而止"，何嘉琳教授认为，治疗癥瘕需在顾护正气的前提下辨证采用清热活血、化痰利水、散瘀消癥等法治疗。临床常见证型：①气滞血瘀证，治宜行气活血，化瘀消癥；②痰湿瘀结证，治宜化痰除湿，活血消癥；③湿热瘀阻证，治宜清热利湿，化瘀消癥；④肾虚血瘀证，治宜补肾活血，消癥散结。有生育要求者，化瘀消癥配合补肾助孕。经期祛瘀生新调经量，温通疏补；经后期化瘀消癥散瘕聚，养血填精助卵泡；围排卵期加重补肾助阳以促阴阳转化，活血通络促排卵；黄体期温肾暖宫促着床，佐理气化瘀之品助畅通胞络。

（2）孕后补肾益气安胎：《金匮要略·妇人妊娠病脉证并治第二十》中记载："妇人宿有癥瘕，经断未及三月，而得漏下不止……桂枝茯苓丸主之。"《医宗金鉴·妇科心法要诀》在胎前诸症门"胎兼瘕"中指出："妊娠有病当攻下，衰其大半而止之，经云有故而无殒，与病适当又何疑。"并在注释中指出："凡孕妇素有瘕旧疾，或有新病应攻下者，但攻其大半，余俟其自消，不可尽攻。"何嘉琳教授认为，子宫肌瘤患者素有癥瘕，久病亦伤正气，孕期如若发生胎动不安，多为虚实夹杂之证，治疗应重于补肾益气安胎。妄自攻伐，恐会伤胎。妊娠中晚期可以适当加入化瘀消瘕之品，以缓消瘕结。

2.用药特色 何嘉琳教授在孕前消癥时期根据辨证常用三棱、莪术、猫爪草、猫人参、半枝莲、白花蛇舌草等活血化瘀消癥。同时，她善用"血肉有情之品"，如鹿角片配伍穿山甲（现可采用替代品），补肾振督，散瘀通络。龟甲、鳖甲滋阴潜阳，软坚散结。三七既能止血散瘀，又能消肿镇痛，且有补益气血之功，为子宫肌瘤导致月经过多、痛经之经期处方要药。

妊娠期胎动不安、胎漏的患者，以补肾安胎为第一要义。肾为先天之本，司封藏，主生殖。若素有肾虚精亏，先天禀赋不足，或难于受孕，或孕后胎元不实，肾虚系胎无力，可致胎漏下血。何嘉琳教授常用桑寄生、川续断等药物，补肾安胎。与一般安胎方不同，慎用菟丝子、沙苑子、巴戟天、淫羊藿等辛温补肾助阳药物，以防肌瘤过度生长。可加赤石脂、龙骨、煅牡蛎收敛固涩、软坚散结。癥瘕患者久病多虚，且孕前用攻伐散结之品多伤脾胃，癥瘕阻络，气机下陷，胎元不固则腹痛腹坠。因此该类患者孕后常见脾肾两虚之证。脾胃为后天之本，脾胃虚弱，生化乏源，胎元失养，甚至清阳不升，气虚下陷，胎元不固。脾气、肾气同补，先后天相互资生，共事固摄养胎安胎之功。何嘉琳教授在补肾同时必重用健脾益气之品，常用党参、太子参、黄芪、怀山药、紫苏梗、陈皮等培补中元，加重升提之力。

3.衷中参西　何嘉琳教授提倡中西医结合，辨病与辨证结合治疗。根据子宫肌瘤大小、位置、数目、患者年龄等因素选择手术或者保守治疗。黏膜下肌瘤较大，占据宫腔，影响胚胎着床，且常有月经过多、淋漓不净症状者，建议行宫腔镜手术治疗后再怀孕。肌壁间肌瘤大于5cm者恐孕后迅速增大，可能导致流产或产时、产后出血等，一般建议先行腹腔镜手术剔除后再怀孕。浆膜下肌瘤一般对宫腔影响不大，大多可以先试孕。

三、医案实录

验案一 浆膜下肌瘤变性

吴某某，女，28岁。

初诊：2011年9月16日

主诉：孕12周，下腹痛1周。

现病史：患者平素月经周期规律，30天一行，末次月经2011年6月24日，量中，色鲜红，无明显经行腹痛，6天干净。患者素有子宫肌瘤病史，早孕期间无明显不适。1周前进食海鲜后出现下腹剧烈疼痛，B超提示浆膜下肌瘤变性。已在我院西医妇科住院1周，静脉滴注硫酸镁、头孢氨苄治疗，腹痛有所缓解，现已出院并要求中医治疗。

症见：下腹稍感疼痛，夜寐、胃纳尚可，二便无殊。舌暗红、苔薄，脉细滑。

体格检查：体温36.3℃，脉搏83次/分，呼吸17次/分，血压116/88mmHg。妇科检查：外阴正常，阴道畅，宫颈光，子宫前位，大小正常，活动性可，压痛(–)，双侧附件区压痛(–)。

辅助检查：2011年9月15日B超示：宫内早孕，浆膜下肌瘤变性(胚囊内可见顶臀径约5.3cm的胎儿。子宫左前壁见一不均质回声团，大小约7.1mm×5.7mm×3.8cm，其内见多处不规则的液性暗区，CDFI显示未见明显血流信号)。

中医诊断：①胎动不安(肾虚血瘀证)；②癥瘕(肾虚血瘀证)。

西医诊断：①先兆流产；②浆膜下肌瘤变性。

治法：扶正化瘀，固肾安胎。

处方：

黄芪15g	炒白术10g	牡丹皮10g	赤芍15g
白芍15g	黄芩10g	桑叶15g	炒薏苡仁15g
茯苓10g	墨旱莲15g	蒲公英30g	紫苏梗5g
陈皮5g	砂仁5g	绿萼梅5g	生地黄炭15g
玄参炭10g	桑寄生15g	杜仲15g	龙骨15g
甘草3g			

7剂，水煎服，日1剂。

二诊：2011年9月23日

患者诉腹痛减轻，唯觉口干，舌暗红、苔薄，脉细滑。

处方：前方加鲜石斛12g。7剂，水煎服，日1剂。

三诊：2011年9月30日

患者诉服药后稍有恶心不适，干呕，胃纳一般，夜寐尚可，二便调，舌暗红、苔薄，脉细滑。

处方：

黄芪15g	炒白术10g	牡丹皮10g	赤芍15g
白芍15g	黄芩10g	桑叶15g	炒薏苡仁15g
茯苓10g	墨旱莲15g	蒲公英30g	紫苏梗5g
陈皮5g	砂仁5g	绿萼梅5g	生地黄炭15g
玄参炭10g	桑寄生15g	杜仲15g	龙骨15g
甘草3g	鲜石斛后下12g	姜竹茹10g	

7剂，水煎服，日1剂。

四诊：2011年10月7日

患者药后腹痛基本消失，2011年10月6日B超示：浆膜下肌瘤变性（较前缩小）。子宫左前壁见一不均质回声团，大小约6.6mm×5.7mm×3.5cm，其内见多处不规则的液性暗区，CDFI显示未见明显血流信号。

处方：前方加苎麻根15g。7剂，水煎服，日1剂。

此后未再服药，腹痛亦未再发作。

随访：2012年3月26日剖腹产1子并行肌瘤剔除术，病理示平滑肌瘤伴红色变性。

【按语】妊娠合并小肌瘤临床较为常见，一般小于3cm且不压迫宫腔内膜的肌壁间或浆膜下肌瘤不考虑孕前手术治疗。但有部分患者妊娠期间肌瘤迅速增大。肌瘤红色样变为肌瘤的一种特殊类型坏死，临床并不多见，好发于妊娠期，患者可有剧烈腹痛伴恶心呕吐、发热。临床治疗不能机械套用活血化瘀消癥的治则，虽遵有故无殒大法，仍需辨证论治。处方桂枝茯苓丸去破血之桃仁，以炒薏苡仁健脾缓急，蒲公英清热消痈而不伤正；不用辛温之桂枝，改用桑叶、墨旱莲、黄芩、生地黄炭、玄参炭清热凉血；紫苏梗、陈皮、绿萼梅理气止痛；黄芪、白术、桑寄生、杜仲益气补肾安胎。全方清热祛瘀而不碍胎，用药3周而腹痛消失，肌瘤缩小。最终成功分娩。

验案二 浆膜下子宫肌瘤

郑某某，女，43岁。

初诊：2021年3月16日

主诉：未避孕3年未孕。

现病史：患者2016年3月孕80天自然流产，因“继发不孕”在浙江某生殖中心取卵3次，2019年7月胚胎移植失败1次，2019年12月15日移植术后难免流产行药流术。末次2021年2月1日短方案取卵3枚，配成优胚3枚，现于邵逸夫医院存冻胚4枚，目前拟试管移植。平素月经不规律，30～36天一行，末次月经2021年2月21日，量中等，色暗红，痛经明显，伴血块，4天净。

自诉浆膜下子宫肌瘤（4cm）、子宫腺肌病、乳腺结节病史。

症见：平素手足冰冷，乳房胀痛，空腹时轻度胃痛。舌红苔薄，脉细。

体格检查：体温36.5℃，脉搏78次/分，呼吸18次/分，血压103/72mmHg。妇科检查：外阴正常，阴道畅，宫颈光，子宫前位，大小正常，活动性可，压痛（-），双侧附件区压痛（-）。

辅助检查：2020年6月8日查NK 35.8%，血小板聚集率 92%，AMH 2.66ng/ml。2020年7月19日子宫附件超声：子宫右侧壁浆膜下见一大小约4.1cm×3cm×3.6cm的低回声，向外突出，另于子宫肌层见两个低回声，大小分别为1.1cm×1.3cm×1.1cm（位于宫底部），0.9cm×0.6cm×0.8cm（位于子宫后壁）。

中医诊断：①不孕症（血瘀证）；②癥瘕。

西医诊断：①女性不孕症；②子宫肌瘤。

治法：扶正化瘀消癥。

处方：

黄芪15g	炒白术10g	当归10g	川芎6g
赤芍15g	白芍15g	大血藤30g	蒲公英18g
焦山楂15g	花蕊石先煎18g	益母草15g	桃仁6g
延胡索15g	没药6g	炮姜6g	小茴香5g
莪术10g	生甘草3g	炒蒲黄包煎15g	

7剂，水煎服，日1剂。

二诊：2021年3月23日

患者乳房胀痛较前缓解，感进食后消化不良、胃脘部不适，胃纳一般，夜寐尚可，二便无殊，舌红苔薄，脉细。

处方：上方加焦山楂15g。共7剂，日1剂，分2次服。

三诊：2021年3月20日

患者月经过期未转，胃脘不适较前改善，纳寐可，二便调，舌红苔薄，脉细。

处方：

黄芪15g	炒白术10g	当归10g	川芎6g
赤芍15g	白芍15g	大血藤30g	蒲公英18g
焦山楂15g	花蕊石先煎18g	益母草15g	桃仁6g
延胡索15g	没药6g	炮姜6g	小茴香5g
莪术10g	生甘草3g	马齿苋20g	贯众30g

14剂，水煎服，日1剂。

四诊：2021年4月20日

患者2021年4月6日使用贝依降调，纳寐可，二便调，舌红苔薄，脉细。

处方：上方去蒲公英、花蕊石、益母草、桃仁、延胡索、没药、炮姜，加败酱草30g、炒蒲黄15g、莪术10g、丹参15g。14剂，水煎服，日1剂。

五诊：2021年5月4日

患者今注射贝依一针，自诉感潮热盗汗，舌红苔薄，脉细。

处方：

黄芪15g	炒白术10g	当归10g	川芎10g
炒白芍15g	赤芍15g	大血藤30g	败酱草30g
小茴香5g	莪术10g	生甘草3g	马齿苋20g
贯众30g	熟地黄12g	丹参15g	首乌藤15g
川续断15g	五味子6g		

14剂，水煎服，日1剂。

六诊：2021年7月27日

患者2021年7月15日移植1枚冻胚，现胚胎移植术后12天，无明显腹痛，无阴道流血等，夜寐欠佳，胃纳尚可，舌红苔薄，脉细滑。2021年7月27日测hCG

141IU/L ，E_2 73pg/ml，P 20nmol/L。子宫附件超声：子宫右侧壁浆膜下见一大小约3.6cm×2.6cm×3.2cm的低回声（较前减小）。

处方：

黄芪15g	太子参20g	熟地黄12g	当归12g
炒白芍15g	川续断15g	菟丝子30g	覆盆子12g
杜仲15g	桑寄生15g	苎麻根15g	巴戟天10g
黄芩10g	砂仁后下5g	生甘草5g	龙骨15g
生地黄炭12g	酸枣仁12g	紫苏梗5g	陈皮5g

14剂，水煎服，日1剂。

宗此方意加减调理至孕12周，NT正常范围，后孕38周$^{+2}$天顺产1婴。

【按语】子宫肌瘤属于中医学“癥瘕”范畴，位于黏膜下的肌瘤往往会导致月经过多，肌壁间肌瘤凸向宫腔、压迫子宫内膜可造成不孕或流产。癥瘕多因愤懑恼怒，或忧思气结，致气血运行不畅；或经期产后，胞脉空虚，余血未尽之际，房事不节，感染湿热邪毒；或饮食不节，湿浊内停，聚而为痰，阻滞胞宫胞络。气机阻滞，瘀血内停，结成癥瘕。这些盆腔改变会影响卵子的发育、成熟及排卵等过程，导致无力摄精成孕。

本案患者多次取卵，肾中精气亏虚，脾运不健，加之数次流产病史，瘀血留阻胞宫，冲任气血不畅，结成癥瘕。“大积大聚，衰其大半而止。”在治疗时，何教授认为不可单一运用大量攻伐之品，应在顾护正气的前提下化瘀消癥，同时结合不同阶段辨证论治。故该患者移植前消癥期，以扶正化瘀消癥为主，运用黄芪、太子参、白术等顾护正气，大血藤、蒲公英、益母草、桃仁、延胡索、没药、莪术、蒲黄等活血化瘀、软坚消癥；移植后应以补肾健脾，养血助孕为要，运用川续断、菟丝子、覆盆子、杜仲、桑寄生、苎麻根、巴戟天、黄芩、砂仁补肝肾、安胎元，又以当归、熟地黄、白芍滋阴养血，黄芪、太子参益气健脾，利于胚胎着床。如此根据不同阶段分清主次，辨证论治，不但肌瘤较前缩小，胚胎也成功着床。

第三节　宫腔粘连

一、西医概述

宫腔粘连（intrauterine adhesion，IUA），又称为Asherman综合征，是由多种原因造成子宫内膜基底层受损，子宫内膜发生粘连或者纤维化，导致宫腔部分或完全封闭，从而引起月经量少甚至闭经、周期性腹痛、不孕或流产等。

（一）病因病机

引起子宫内膜基底层损伤的原因包括宫腔损伤性操作和感染因素，前者主要有人工流产术、引产、葡萄胎清宫术、子宫肌瘤剔除术、内膜息肉电切术、畸形子宫矫正术、放取环等宫腔操作；后者主要为在子宫内膜修复过程中合并感染，或术前有生殖器炎症未做治疗，或未治愈而术后未继续治疗，或器械、敷料消毒不严格，或术后未注意局部清洁，或术后过早性生活等。

IUA的发病机制尚不完全清楚，目前认为多种因素共同参与和促进IUA形成。关于IUA的发病机制目前有几种观点：

1.纤维细胞增生活跃学说 该学说在IUA发病机制中占主导地位，IUA的发生与纤维化相关因子比如转化生长因子、结缔组织生长因子及细胞外基质降解相关的因子异常有密切关系。内膜损伤时，TGF-β1对成纤维细胞和炎性细胞有趋化作用，刺激胶原蛋白和纤连蛋白合成增加，并抑制基质金属蛋白酶的活性而抑制细胞外基质的降解，造成细胞外基质的异常聚集沉积，最终导致内膜纤维化形成。

2.神经反射学说 宫颈处有特殊神经细胞分布，宫腔手术可引起神经痉挛。若痉挛持续存在，可导致损伤的内膜裸露形成粘连，并引起宫腔积血、月经量减少及闭经等症状，还可使子宫内膜对卵巢激素的反应降低。

3.子宫内膜干细胞学说 子宫内膜再生修复与内膜干细胞密切相关，内膜损伤导致内膜干细胞减少或功能受损，子宫内膜无法完全再生，导致内膜瘢痕修复，最终导致IUA。

（二）西医诊断

IUA患者大多数有宫腔操作手术史，临床表现为月经量少、周期性腹痛、流产或不孕。经阴道超声检查具有无痛苦、无创伤、相对准确率高等优势，是诊断IUA首选的方法。IUA常见的影像学改变为子宫内膜菲薄或厚薄程度不均、内膜线连续性中断、子宫内膜局部毛糙或与周围肌层分界不清等。尤其是阴道三维超声能更加清楚、立体地显示宫腔整体形态和内膜的连续性，更好地对二维超声进行补充诊断。宫腔镜是目前IUA诊断的金标准，可以在直视下了解宫腔粘连的部位、性质及程度，结合病理学检查准确性更高。

（三）西医治疗

针对有生育要求的患者，IUA的治疗原则为恢复宫腔形态、促进子宫内膜修复、防止再粘连。宫腔镜下宫腔粘连分离术（transcervical resection of adhesion，TCRA）是目前IUA的标准手术方法，可分解粘连，恢复宫腔的正常解剖结构。由于宫腔粘连的程度不同，特别是中重度粘连患者，内膜损伤破坏严重，术后极易复粘，故术后多辅以屏障支撑（放置宫内节育器、水囊或者球囊）、宫腔灌注防粘剂以及雌、孕激素续贯用药等方法。

二、何嘉琳诊治思路与特色

（一）中医病因病机

宫腔粘连根据其临床症状，可归属于中医学“月经过少”“不孕”“堕胎”“滑胎”等范畴。素体虚弱，流产或宫腔操作损伤胞宫胞络，导致肾-天癸-冲任-胞宫轴的功能失调，以致肾中精气不足，冲任亏虚，感染邪毒，气血运行不畅，瘀血停滞，冲任受阻，胞宫、胞脉闭塞，从而出现月经过少、不孕、堕胎、滑胎等症状。本病的病因多责之“虚”“瘀”，同时兼有“湿”“热”，病位在胞宫，病性属本虚标实，虚实夹杂。

（二）诊治心得

何嘉琳教授认为大多数宫腔粘连有其明确的病因——宫腔操作史，故临证时首先注重详问病史（孕产史），主张在辨证论治的基础上尽早结合阴道B超及宫腔镜明确诊断。中医治病讲究望闻问切，何嘉琳教授认为西医学的检查方法可以帮助我们更加直观地了解宫腔情况，从而大大延伸了中医“望诊”的能力。对于继发不孕或者反复流产伴有月经量少甚至闭经的患者，一旦B超检查提示中重度宫腔粘连或内膜薄，何嘉琳教授建议先行宫腔镜下粘连分离术以恢复宫腔的正常解剖形态结构。中医治疗上围绕宫腔镜手术期、宫腔镜术后助孕期、妊娠后保胎期三个阶段进行辨证施治。

1.宫腔镜手术期　宫腔粘连患者在宫腔镜直视下可见子宫内膜充血明显，病理检查多提示子宫内膜炎症反应，且宫腔镜手术本身亦为一种金刃操作，需预防感染发生。何嘉琳教授结合多年的临床经验及宫腔粘连患者术中的镜下直观图像及宫腔内膜的病理报告，在宫腔镜手术期治疗上以益气化瘀，清热利湿为主，自拟何氏益气化瘀方，药物组成：黄芪15g、焦白术10g、大血藤30g、败酱草30g、重楼9g、白花蛇舌草30g、牡丹皮10g、生地黄炭12g、山萸肉10g、当归10g、川芎10g、赤芍15g、茯苓12g、泽泻10g、生甘草3g。

对于中重度宫腔粘连患者，为了尽快促进内膜的增长以预防复粘，何嘉琳教授通常辅以人工周期治疗。

2.宫腔镜术后助孕期　对于轻度宫腔粘连患者，下一次月经周期开始即可给予助孕治疗。对于中重度宫腔粘连患者，需再次复查宫腔镜，若宫腔形态基本恢复正常，何嘉琳教授即指导助孕。助孕期间以何氏育麟方加减，药物组成：黄芪15g、太子参20g、当归12g、川芎10g、熟地黄12g、砂仁5g、枸杞子12g、菟丝子15g、覆盆子12g、香附10g、蛇床子6g、防风6g、苁蓉10g、淫羊藿15g、炙甘草5g。排卵前可辅以活血化瘀或清热利湿之品，如大血藤、败酱草、茯苓、泽泻等，排卵后辅以巴戟天、杜仲温肾助阳，紫苏梗、陈皮理气助孕卵着床。对于宫腔粘连术后存在薄型子宫内膜的患者，当加强补肾活血助膜之品，比如龟甲、黄精、鸡血藤、丹参等。

3.妊娠后保胎期　何嘉琳教授认为，中重度宫腔粘连或者有多次宫腔粘连分离术史的患者，子宫内膜肯定有不同程度的损伤，无法恢复到自身原来的状态，因此这些患者经调治得以妊娠后更应重视孕后的安胎，需关注孕后阴道出血、腰酸腹痛情况，以及血清hCG、E_2、孕酮的水平，胚胎发育、子宫动脉血流阻力及胎盘位置情况。总体治疗上以何氏益肾健脾安胎方加减，药物组成：黄芪15g、太子参30g、炒白术10g、炒白芍15g、阿胶珠9g、黄芩10g、砂仁5g、川续断15g、菟丝子30g、杜仲15g、桑寄生15g、苎麻根15g、生甘草3g、紫苏梗5g、陈皮5g。可酌情加当归、川芎、丹参等行气活血之品，增加子宫血供以改善内膜功能，同时孕中后期亦需关注胎盘位置，若胎盘位置偏低，可加用升麻、桔梗、柴胡等益气升提之品，促进胎盘提升。

三、医案实录

验案一 宫腔粘连

梁某某，女，38岁。

初诊：2022年5月31日

主诉：不良妊娠3次，月经量少5年余。

现病史：患者2013年4月自然怀孕后孕5周自然流产；2014年5月孕7周未见心搏清宫；2016年孕7周空囊清宫；2017年7月武汉人民医院取卵9枚，配成3枚（1代），移植2次未成功。诉丈夫精子畸形率高（未见报告，具体不详）。平素月经周期尚规则，3/31～34天，末次月经2022年5月8日，量略少，痛经，色暗红，无血块。

既往行宫腔镜下宫腔粘连松解术3次。

症见：口干不欲饮水，睡眠一般，胃口、二便无殊。舌暗红、苔薄白，脉细。

体格检查：体温36.3℃，脉搏76次/分，呼吸18次/分，血压100/77mmHg。妇科检查：外阴正常，阴道畅，宫颈光，子宫前位，大小正常，活动性可，压痛（–），双侧附件区压痛（–）。

辅助检查：暂无。

中医诊断：①滑胎（肾虚血瘀证）；②月经过少。

西医诊断：①习惯性流产；②宫腔粘连。

治法：补肾活血，调经助孕。

处方：

黄芪15g	焦白术12g	当归15g	川芎12g
熟地黄12g	砂仁[后下]5g	枸杞子15g	浙黄精15g
肉苁蓉15g	菟丝子15g	覆盆子10g	淫羊藿15g
鸡血藤20g	丹参15g	赤芍12g	川牛膝15g
甘草5g	太子参15g		

14剂，水煎服，日1剂。

二诊：2022年6月14日

患者末次月经2022年6月13日，经量较前增多，稍感腹痛，夜寐欠佳，烦躁易怒，舌暗红、苔薄，脉细。

处方：前方去鸡血藤、赤芍、川牛膝，熟地黄改熟地黄炭，加佛手5g、香附10g、五味子9g、首乌藤15g、合欢皮12g。14剂，水煎服，日1剂。

三诊：2022年7月5日

患者诉易感乏力，夜寐欠佳，胃纳一般，二便调，舌暗红、苔薄，脉细。

处方一：

黄芪15g	焦白术12g	当归15g	川芎12g
熟地黄炭12g	砂仁后下5g	枸杞子15g	浙黄精15g
菟丝子15g	覆盆子10g	淫羊藿15g	丹参15g
佛手5g	香附10g	五味子9g	首乌藤15g
合欢皮12g	甘草5g	太子参15g	

14剂，水煎服，日1剂。

处方二：

当归12g	川芎10g	红花6g	山桃仁6g
干益母草30g	醋香附10g	郁金10g	通草5g
炒路路通15g	甘草5g	赤芍15g	丹参15g
鸡血藤15g	川牛膝15g	熟地黄12g	砂仁后下3g
北柴胡10g	淫羊藿15g		

4剂，水煎服，日1剂。经期服用。

四诊：2022年7月26日

患者末次月经2022年7月13日，经量适中，色鲜红，无明显腹痛，无血块，夜寐欠佳。

处方：前方加麦冬10g、炒枳壳10g。14剂，水煎服，日1剂。

2022年8月16日测hCG 172IU/L。无明显腹痛，无阴道流血。2022年9月1日B超示宫内早孕。

随访至孕12周，胎儿发育正常，孕38周$^{+5}$天顺产1婴。

【按语】宫腔粘连指各种创伤、感染等原因造成子宫内膜基底层破坏，使宫腔内壁部分或全部粘连，以月经过少、周期性下腹部疼痛、不孕或反复流产等为主要临床表现。宫腔镜下粘连分解术及术后人工周期辅助治疗是西医学治疗宫腔粘连的主要方法。中医古籍中并无宫腔粘连的记载，根据宫腔粘连的临床表现特征，可将其归属于“月经过少”“妇人腹痛”“不孕”“滑胎”等范畴。何嘉琳教授认为，“虚”与“瘀”是宫腔粘连的病机要点，影响胞宫藏泻及冲任气血，导致月经后期、月经量少、不孕、流产等。

本案患者数堕胎，导致肾精亏虚，肾中精气无力滋养胞宫，冲任不足，气血不足，胞脉空虚，加之数次宫腔镜手术，损伤冲任、胞宫，瘀血留滞，气血不畅，故月经量少，难以摄精成孕。何嘉琳教授认为，临证时虚则治当补养，实则治当宣通，故主张通补结合。脾为气血生化之源，因先天之肾精难以速补，后天之脾气急当速健，故以党参、太子参、黄芪补脾益气，以固后天之本；熟地黄、炒白芍、当归活血养血；枸杞子、菟丝子、覆盆子、淫羊藿补益肝肾；兼用鸡血藤、丹参、赤芍、川牛膝活血化瘀调经。总之，以补肾培本为主，化瘀活血为辅，孕前预培其本，方能孕后事半功倍。

验案二 **宫腔粘连**

侯某，女，34岁。

初诊：2015年8月10日

主诉：人流后月经量少1年余。

现病史：患者2008年、2010年、2014年因外阴疱疹共人流3次。平素月经周期尚规则，2/28天，末次月经2015年7月23日，量少，两天即净，伴小腹隐痛。2015年8月9日B超考虑宫腔粘连，拟择期行宫腔镜手术。

症见：腹胀，恶心，纳寐可，二便调。舌红苔薄，脉细。

体格检查：体温36.2℃，脉搏77次/分，呼吸17次/分，血压112/83mmHg。妇科检查：外阴正常，阴道畅，宫颈光，子宫前位，大小正常，活动性可，压痛(－)，双侧附件区压痛(－)。

辅助检查：2015年8月9日B超：子宫内膜0.57mm，宫腔粘连考虑；子宫动脉血流：左侧RI 0.88，右侧RI 0.84，左侧S/D 8.0，右侧S/D 6.2。

中医诊断：月经过少(肾虚血瘀证)。

西医诊断：宫腔粘连。

治法：补肾健脾，活血化瘀。

处方：

柴胡10g	当归15g	川芎10g	熟地黄12g
砂仁^后下^5g	丹参15g	川牛膝30g	鸡血藤30g
泽兰10g	益母草30g	桃仁5g	大血藤30g
败酱草30g	茯苓10g	泽泻10g	赤芍10g
生甘草5g	淫羊藿15g		

14剂，水煎服，日1剂。

二诊：2015年8月21日

患者末次月经2015年8月16日，月经量少，2天净，色暗红，伴经行腹痛，舌红苔薄，脉细。拟今日行宫腔镜检查。

处方：

黄芪15g	焦白术10g	当归10g	川芎6g
熟地黄10g	山萸肉10g	生地黄炭15g	大血藤30g
败酱草30g	重楼9g	白花蛇舌草30g	牡丹皮10g
丹参15g	薏苡仁30g	茯苓10g	泽泻10g
生甘草5g			

7剂，水煎服，日1剂。

三诊：2015年9月4日

2015年8月21日宫腔镜提示宫腔中度粘连，双侧输卵管通而不畅，遂行粘连分离术，术后无明显不适，舌脉如常。

处方：上方去生地黄炭、薏苡仁，加皂角刺15g、路路通15g、枸杞子15g、三棱10g、莪术10g。共14剂，水煎服，日1剂。

四诊：2015年9月20日

患者末次月经2015年9月18日，量较前稍增多，色红，伴血块，无明显腹痛，纳寐可，二便调，舌红苔薄，脉细。予戊酸雌二醇片2mg bid +地屈孕酮片10mg bid +阿司匹林25mg bid行人工周期及改善子宫内膜容受性治疗。

处方：

黄芪15g	焦白术10g	当归12g	川芎10g
大血藤30g	蒲公英18g	牡丹皮10g	丹参15g
重楼9g	薏苡仁30g	茯苓12g	泽泻10g
赤芍15g	枸杞子12g	制黄精20g	砂仁3g
川续断15g	杜仲12g	厚朴6g	大腹皮10g

14剂，水煎服，日1剂。

五诊：2015年10月19日

患者地屈孕酮片、戊酸雌二醇片停药8天，今日月经来潮，量适中，色鲜红，略感腹胀，无血块，二便调，舌红苔薄，脉细。

处方：

柴胡10g	当归15g	川芎10g	熟地黄15g
砂仁后下5g	香附10g	郁金10g	鸡血藤15g
丹参12g	生蒲黄30g	益母草30g	桃仁10g
大血藤30g	败酱草15g	川牛膝15g	通草5g
路路通15g	生甘草3g	红花6g	苏木10g

5剂，水煎服，日1剂。

宗此方意加减调理，2016年2月18日查血hCG 4757IU/L；B超示宫内早孕。少量阴道出血，伴轻微腹痛。予中药补肾止血安胎：黄芪15g、太子参30g、焦白术10g、黄芩10g、生白芍12g、川续断15g、菟丝子30g、桑寄生15g、杜仲15g、苎麻根15g、阿胶珠12g、生地黄炭12g、当归10g、巴戟天10g、生甘草3g、紫苏梗5g、陈皮5g，7剂，水煎服，日1剂。另予黄体酮针40mg im qd 3天，3天后腹痛已消，阴道出血已净。后随诊至孕12周，胎儿发育正常，NT无殊，后孕37周$^{+3}$天顺产1婴。

【按语】宫腔粘连是临床上导致不孕症的原因之一。目前西医治疗多采用宫腔镜手术分解粘连，恢复宫腔的正常解剖结构，术后辅以雌、孕激素序贯用药治疗以促进子宫内膜修复，部分患者可取得较好的疗效。中医在宫腔镜术后，围绕宫腔镜手术期、宫腔镜术后助孕期、妊娠后保胎期三个阶段进行辨证施治。在宫腔镜手术期，子宫内膜充血，病理多提示炎症，何嘉琳教授治疗上以益气化瘀，清热利湿为主，以黄芪、焦白术益气健脾，大血藤、败酱草、重楼、白花蛇舌草、川芎、赤芍活血化瘀、清热解毒。宫腔镜术后，何嘉琳教授通常辅以人工周期治疗，尽快促进内膜增长以预防复粘，尽早试孕。排卵前可辅以活血化瘀或清热利湿之品，如大血藤、败酱草、茯苓、泽泻等；排卵后辅以巴戟天、杜仲温肾助阳，紫苏梗、陈皮理气助孕卵着床。对于中重度宫腔粘连者，术后内膜多有不同程度的损伤，需关注孕后阴道出血及腰酸腹痛情况，血清人绒毛膜促性腺激素、雌二醇以及孕酮的水平，B超胚胎发育情况，治疗上予以补肾健脾，养血安胎之品，如健脾之黄芪、太子参、焦白术；凉血安胎之黄芩、苎麻根等；滋阴养血之生白芍、当归、生地黄等；补肾之川续断、菟丝子、巴戟天；理气之紫苏梗、陈皮，共奏安胎之功。

第四节　子宫内膜息肉

一、西医概述

子宫内膜息肉是由子宫内膜腺体和含有厚壁血管的纤维化内膜间质构成，为突出于内膜表面的有蒂或无蒂赘生物。患病率为7.8%～34.9%。子宫内膜息肉的典型临床表现为异常子宫出血，多见于经间期出血、经期延长、经前淋漓，少部分表现为月经过多、腹痛，育龄期女性可同时合并不孕症。部分子宫内膜息肉患者可无症状，仅在妇科超声检查时发现。

（一）病因病机

子宫内膜息肉的发病多与年龄、绝经、代谢异常、免疫反应、炎症因素及遗传因素有关。发病机制至今尚不明确，目前主要有以下几种观点：

1.雌、孕激素受体表达不平衡 内分泌功能紊乱会导致子宫内膜雌、孕激素受体表达不平衡，进而使子宫内膜雌激素受体表达较丰富的位置在雌激素的刺激下过度增生。

2.细胞增殖、凋亡失衡 细胞增殖与凋亡活性的平衡可调控子宫内膜正常的周期性变化，其失衡可导致内膜重构或脱落过程异常，从而引起子宫内膜息肉的增长。Bcl-2属于原癌基因，具有抑制细胞凋亡的作用；P63是抑癌基因P53的同源基因，可以通过抑制细胞凋亡，在肿瘤细胞发生和增殖中发挥重要作用；Ki-67可客观反映细胞增殖活性，这些均在子宫内膜息肉组织中有高表达。

3.炎症刺激 子宫内膜炎患者子宫内膜息肉发生率升高，提示血管形成相关因子及促炎症反应介质可能参与其发生。环氧合酶2（COX-2）可在多种炎性细胞因子、生长因子、致癌物质等诱导下，参与炎症反应，细胞增殖、分化，血管形成等过程，与结、直肠息肉，胃黏膜息肉的发生及肿瘤生长侵袭相关。

4.细胞因子的异常表达 子宫组织可表达多种细胞因子，如血管内皮生长因子（VEGF）、胰岛素样生长因子（IGF）、表皮生长因子（EGF）等，通过自分泌和（或）旁分泌方式作用于子宫内膜，介导和调节类固醇激素对内膜增殖和分化的作用，可能导致子宫内膜息肉的发生。

5.遗传因素 研究发现，子宫内膜息肉的发生与染色体重组有关。已报道的子宫内膜息肉细胞遗传学畸变主要为6p21、12q15和7q22的重排及（6；20）（p21；q13）移位等，主要涉及高迁移率蛋白HMGI-C和HMGI-Y基因扩增和重排。

（二）西医诊断

1.临床表现 患者可出现月经过多、经期延长、异常子宫出血、腹痛或不孕，部分可无症状。

2.阴道超声检查 具有快速、无创、方便、经济等优点，近年来越来越多地应用到子宫内膜息肉的诊断中。子宫内膜息肉典型的超声表现是呈高回声结节，其内可见小的无回声区，边界较清晰，常呈圆形、椭圆形或舌形，息肉较大时可致宫腔线中断，当息肉较小时，常不影响宫腔线的连续性，且在超声下不易检出。

3.超声下子宫输卵管造影 是以超声诊断作为基础而用于检查宫腔形态及输卵管病变的检查技术，该检查损伤小，图像清晰，无创，无放射性，操作较为简便，具有较高的诊断价值。

4.诊断性刮宫 可以较全面地探查宫内情况，术后内膜组织送病理检查进一步明确诊断。但诊刮具有盲目性，尤其宫角部近输卵管开口处不易探及，且因刮宫的有创性，术后易引起宫腔或子宫颈粘连等并发症。

5.宫腔镜检查术 宫腔镜可以全面而直观地观察患者宫腔环境，准确获得病变组织，被公认为诊断子宫内膜息肉的金标准，不仅是检查子宫内膜息肉的首选，也是治疗的最佳选择。

（三）西医治疗

1.期待治疗 子宫内膜息肉无症状者较多，大多数息肉为良性，约有25%的子宫内膜息肉患者能自发消退。仅在体检时发现且无异常子宫出血等症状的患者可暂不予治疗，定期随访。

2.激素药物治疗

（1）左炔诺孕酮宫内缓释系统（levonorgestrel-releasing intrauterine system，LNG-IUS）：含有高效孕激素左炔诺孕酮，放置宫腔后局部缓释，可下调雌激素和孕酮受体及细胞增殖因子的表达，增加细胞凋亡因子的表达，抑制子宫内膜增生，使子宫内膜腺体萎缩，间质水肿、蜕膜化，从而抑制子宫内膜息肉的产生和生长。

（2）孕激素类：通过对抗雌激素对子宫内膜的促增殖作用，抑制息肉生长，同时还能够抗炎、促进子宫内膜组织中的细胞凋亡，从而达到抑制息肉生长和预防息肉复发的作用。

（3）短效避孕药：通过抑制垂体促性腺激素的分泌，降低卵泡刺激素和黄体生成素水平，抑制卵泡发育和排卵，从而抑制子宫内膜增长。同时可调节性腺轴的功能，恢复相对正常的内分泌状态，减少子宫内膜息肉的复发。

3.手术治疗 宫腔镜由于其操作过程的可视性，成为目前手术处理子宫内膜息肉的首选。可分为电切术和冷刀切除术，电切术可深达基底层，同时破坏周围内膜，对于息肉复发的治疗效果优于冷刀切除术。但电切术容易出现内膜热损伤和电损伤的风险，一旦内膜破坏损伤明显，可能影响生育能力。冷刀切除术在保护内膜方面相对有优势，更适用于有生育需求的女性。

4.术后预防复发治疗 子宫内膜息肉术后易复发，可能与局部雌激素水平较高有关。孕激素可对抗雌激素对子宫内膜的促增殖作用，局部或全身应用孕激素类药物可用于功能性息肉的治疗和非功能性息肉切除后预防复发。术后继续联合孕激素、短效避孕药或者放置LNG–IUS均可有效预防息肉复发。

二、何嘉琳诊治思路与特色

（一）中医病因病机

子宫内膜息肉根据其临床表现，可归属于中医学“月经过多”“经期延长”“崩漏”“不孕”“癥瘕”等范畴。何嘉琳教授认为，子宫内膜息肉的病机要点为瘀、痰、湿、热。先天禀赋不足，或后天房劳多产，损耗肾精，肾气亏虚，气血生化乏源，血行不畅，久之成瘀。后天多喜食生冷、肥甘厚腻，加上工作、生活等压力而致劳倦、思虑过度，脾气亏虚，难以运化水谷，致水液代谢困难，聚积为痰湿。痰湿瘀积久而化热，损伤冲任，阻滞胞宫，结成癥瘕。

（二）诊治心得

因部分子宫内膜息肉患者并无症状，仅体检发现，且存在自然消退的概率，故何嘉琳教授认为此类患者可不予干预，定期复查即可。对于伴有异常子宫出血、月经过多、不孕等症状的子宫内膜息肉患者，治疗原则为改善症状，积极助孕。

1.分期调经助孕

（1）经行期：子宫内膜息肉的病位在胞宫，胞宫的特点为“泻而不藏”，该期治疗遵循因势利导的原则，以活血化瘀为主。用药以桃红四物汤为主方，加益母草活血通经，丹参、鸡血藤活血行血，焦山楂、花蕊石增强化瘀之功，川牛膝引血下行，大血藤、败酱草清热利湿，蒲黄、五灵脂化瘀止血，三棱、莪术行气破血消癥，以期经血排出畅通。

（2）经后期：此期为阴生阳长阶段，胞宫藏而不泻，血海空虚，气血渐聚，易加重瘀滞。治以补肾益气、养血活血为主，常用药物：太子参、熟地黄、炒白芍、当归、菟丝子、覆盆子、黄精等。辅以清热利湿或化痰除湿之品，如：大血藤、马齿苋、败酱草、皂角刺、鸡内金、茯苓等。若出现经间期出血，可予女贞子、墨旱莲补益肾精，海螵蛸、茜草炭化瘀止血。

（3）经前期：此期为阳长阶段，宜加强补肾助阳之力，多予黄芪、巴戟天、淫羊藿、肉苁蓉、紫石英温补肾阳，当归、赤芍、炒枳壳、紫苏梗、绿萼梅养血理气，鼓舞阳气，避免瘀滞，更利于受孕。

2.中西合参助孕 何嘉琳教授认为，息肉数量、大小、位置是影响女性生殖的因素。若经中医辨证治疗后3个月，异常子宫出血等症状未缓解，尤其是合并不孕症者，建议尽早行宫腔镜探查术，既可明确宫腔环境（是否有宫腔息肉，以及息肉的数量、大小及部位），又可同时了解输卵管是否通畅。子宫内膜息肉病理多提示存在子宫内膜炎，且宫腔镜手术亦是金刃刀伤，术后需辅以中药清热利湿化瘀，可改善内膜炎症，促进内膜修复及预防术后复发。

3.孕后辨证安胎 何嘉琳教授根据多年临床经验发现，有宫腔镜息肉手术病史的患者孕后易出现阴道出血症状，辨证多属肾虚血热或肾虚血瘀，安胎用药不可一味补益，可酌加凉血止血、利湿化瘀之品，如生地黄炭、仙鹤草、小蓟炭凉血止血，赤芍、牡丹皮、当归炭凉血化瘀止血，臭椿皮清热利湿，中病即止。

三、医案实录

验案一 子宫内膜息肉

郭某，女，28岁。

初诊：2022年12月2日

主诉：息肉术后未避孕未孕1年。

现病史：患者2021年3月于省妇保行宫腔镜下息肉摘除术后未避孕至今未孕，平素月经规则，7～14天一行，末次月经2022年11月13日，量中等，第1～2天痛经，阴道出血至今未净。

症见：阴道仍有出血，伴血块下，腰酸，小腹隐痛，情绪焦虑，夜寐不宁，烦躁，口干，二便尚调。舌红苔薄，脉细滑。

体格检查：体温36.1℃，脉搏81次/分，呼吸17次/分，血压105/70mmHg。妇科检查：外阴正常，阴道畅，宫颈光，子宫前位，大小正常，活动性可，压痛（–），双侧附件区压痛（–）。

辅助检查：2022年7月14日甲状腺全套及优生优育检查未见明显异常。

中医诊断：①癥瘕（肾虚血瘀证）；②不孕症。

西医诊断：①子宫内膜息肉；②女性不孕症。

治法：补肾活血，散瘀消癥。

处方：

黄芪15g	太子参20g	焦白术10g	当归12g
川芎6g	炒白芍15g	大血藤30g	败酱草30g
茯苓12g	泽泻10g	枸杞子15g	黄精15g
川续断15g	菟丝子15g	覆盆子12g	淫羊藿10g
巴戟天10g	生甘草3g		

10剂，水煎服，日1剂。

二诊：2022年12月22日

患者阴道出血已止，烦躁、腰酸等较前改善，现经水未转，感小腹微胀，纳寐可，二便尚调，舌红苔薄，脉细。

处方：

当归 12g	川芎 10g	桃仁 6g	益母草 30g
香附 10g	郁金 10g	通草 5g	路路通 15g
赤芍 15g	鸡血藤 15g	川牛膝 15g	熟地黄 12g
砂仁[后下] 3g	柴胡 10g	淫羊藿 15g	大血藤 30g
蒲公英 30g	吴茱萸 6g	肉桂 5g	延胡索 15g

14剂，水煎服，日1剂。

三诊：2023年2月13日

患者2022年12月29日月经来潮后，7天净，至今经水仍未转，测尿hCG阴性，胃纳一般，夜寐尚可，二便调，舌红苔薄，脉细。

处方：上方减路路通、吴茱萸、肉桂、蒲公英、鸡血藤，加丹参15g、桂枝6g、炮姜6g、焦白术10g。7剂，水煎服，日1剂。

四诊：2023年2月20日

患者末次月经2023年2月15日，经量适中，色鲜红，稍感腹痛、腰酸、乏力，无血块，5天净，舌红苔薄，脉细。

处方：

黄芪 15g	党参 15g	焦白术 10g	当归 12g
川芎 10g	枸杞子 12g	熟地黄炭 12g	砂仁[后下] 5g
佛手 5g	淫羊藿 15g	小茴香 5g	干姜 6g
菟丝子 30g	覆盆子 15g	香附 10g	郁金 10g
生甘草 3g			

14剂，水煎服，日1剂。

后患者复诊二次，宗此方意加减调理。

七诊：2023年4月17日

2023年4月17日测血hCG 666.5IU/L，无明显腹痛、阴道流血等，舌红苔薄，脉细滑。予中药补肾养血安胎。

处方：

黄芪 15g	太子参 20g	焦白术 10g	当归 10g
炒白芍 15g	阿胶珠[烊化] 9g	黄芩 10g	砂仁[后下] 5g
川续断 15g	菟丝子 30g	杜仲 15g	桑寄生 15
巴戟天 10g	苎麻根 15	甘草 3g	紫苏梗 5g
陈皮 5g	艾叶 5g		

7剂，水煎服，日1剂。

随访：患者孕8周B超示：胚囊大小约49mm×49mm×23mm，囊内可见卵黄囊，大小约4mm，囊内可见长径约17mm的胚芽，原心搏动可见。孕13周NT正常范围。后胎儿发育正常，孕37周$^{+6}$天顺产1婴。

【按语】子宫内膜息肉是子宫内膜腺体和间质局部过度生长并突出于宫腔形成的良性赘生物，是临床常见的妇科疾病之一。临床常表现为异常子宫出血、月经不调、不孕等，影响女性身心健康和生活质量。何嘉琳老师将子宫内膜息肉归于“癥瘕”的范畴。癥瘕多因愤懑恼怒，或忧思气结，致气血运行不畅；或经期产后，胞脉空虚，余血未尽之际，房事不节，感染湿热邪毒；或饮食不节，湿浊内停，聚而为痰，阻滞胞宫胞络。气机阻滞，瘀血内停，结成癥瘕。盆腔胞宫、胞脉、胞络的瘀滞不畅，盆腔内环境的改变，导致难以摄精成孕。

本案患者平素多思多虑，忧郁愤懑，肝气失于疏泄，日久则致气血运行不畅，瘀血内结，胞宫失于充养，故不能摄精成孕。宫腔镜下息肉摘除术是西医学治疗子宫内膜息肉的主要方法，而患者术后1年余未孕，多为瘀血留阻胞宫，加之胞宫为金刃所伤，肾气多有亏损，故出现腰酸，针对此类情况，何嘉琳教授认为，“大积大聚，衰其大半而止”，需在顾护正气的前提下采用散瘀消癥之法，以黄芪、太子参、焦白术健脾益气，枸杞子、覆盆子、淫羊藿、巴戟天、菟丝子滋补肝肾，先后天同调，大血藤、败酱草、川芎、桃仁、益母草、郁金、通草、路路通、赤芍、鸡血藤等活血化瘀消癥，瘀血得化，则经水自调，胎元可成。

验案二 子宫内膜息肉

陈某，女，27岁。

初诊：2021年12月21日

主诉：未避孕未孕1年余。

现病史：患者近3年来真菌性阴道炎反复发作；甲亢病史3年余，2021年2月开始口服“丙硫氧嘧啶片”至今。2021年11月25日行宫腔镜下息肉摘除术，右侧输卵管通畅，左侧输卵管阻力中等，有外溢。平素月经尚规律，7/23～28，末次月经2021年12月19日，量中等，第1～2天有痛经。

症见：偶感乏力，腰酸，烦躁易怒，时有带下，色黄，纳寐可，二便调。舌红苔薄，脉细。

体格检查：体温36.9℃，脉搏80次/分，呼吸18次/分，血压105/81mmHg。妇科检查：外阴正常，阴道畅，宫颈光，子宫前位，大小正常，活动性可，压痛（–），双侧附件区压痛（–）。

辅助检查：2021年8月7日白带培养：假丝酵母菌阳性。2021年8月23日（D_3）查E_2 27.12pg/ml，FSH 5.33IU/L，LH 2.31IU/L。2021年10月28日子宫附件超声（经腔内卵泡监测）：弓形子宫可能，子宫内膜双层厚9mm，回声不均，子宫直肠窝积液。

中医诊断：①不孕症（瘀热互结证）；②癥瘕；③带下病。

西医诊断：①不孕症；②子宫内膜息肉；③真菌性阴道炎。

治法：活血消癥，清热解毒。

处方：

黄芪15g	炒白术10g	大血藤30g	败酱草30g
重楼9g	白花蛇舌草30g	牡丹皮10g	熟地黄12g
枸杞子12g	茯苓12g	泽泻10g	当归10g
川芎10g	生甘草3g	赤芍15g	炒白芍15g
丹参15g	生地黄炭12g		

14剂，水煎服，日1剂。

二诊：2022年1月4日

患者卵泡监测提示左侧卵巢已排卵，上方去消炎之败酱草、重楼、白花蛇舌草、牡丹皮、泽泻、丹参、生地黄炭，加太子参15g、路路通15g、枳壳10g、赤芍15g、巴戟天10g、菟丝子15g、覆盆子12g、淫羊藿15g、紫苏梗5g、陈皮5g理气温阳促排，14剂，水煎服，日1剂。

三诊：2022年1月18日

患者2022年1月16日测hCG 96.9IU/L，无明显腰酸腹痛，无阴道流血，舌红苔薄，脉细滑，拟下周二行超声明确宫内、宫外。治拟健脾益肾安胎。

处方：

黄芪15g	太子参20g	焦白术10g	当归10g
炒白芍15g	阿胶珠（烊化）9g	黄芩10g	砂仁（后下）5g
川续断15g	菟丝子30g	杜仲15g	桑寄生15g
巴戟天10g	苎麻根15g	甘草3g	紫苏梗5g
陈皮5g	炒枳壳10g		

7剂，水煎服，日1剂。

随访：2022年2月1日测hCG 37250.8IU/L；2022年2月7日超声示宫内早孕，可见心搏，胚芽3mm；2022年2月14日测hCG 177204IU/L；孕12周NT无殊。后电话随访得知孕37周$^{+6}$天顺产1婴。

【按语】本案患者为子宫内膜息肉合并阴道炎，多因经期胞脉空虚，余血未尽之际，房事不节，感染湿热邪毒，阻滞冲任胞宫气血，瘀血内结，与湿热相搏。故何嘉琳教授强调应分清主次，抓住主要矛盾。初诊时患者宫腔镜术后，白带偏黄，白带假丝酵母菌阳性，故以消除胞宫炎症为主要目的，予败酱草、重楼、白花蛇舌草、牡丹皮、泽泻、丹参、生地黄炭清热解毒、活血化瘀。复诊时患者恰为排卵期，结合月经周期及卵泡监测手段，于氤氲之时予枳壳、巴戟天、覆盆子、淫羊藿、紫苏梗、陈皮理气温阳促排卵，以改善子宫盆腔内环境而有利于胚胎着床为目的。经此用药调理，患者自然怀孕成功。

第五节　宫颈功能不全

一、西医概述

宫颈功能不全（cervical incompetence，CIC）又称子宫颈内口闭锁不全、子宫颈口松弛症等，是指在没有宫缩的情况下，子宫颈由于解剖或功能缺陷而无法维持妊娠，最终导致流产或早产。CIC的发病率占所有孕产妇的0.1%　~2%，8%妊娠中期流产及早产与之相关。CIC一般出现在妊娠18~25周，孕妇出现复发性中晚期流产，造成不良妊娠结局。临床上CIC的诊断主要根据病史、超声检查和典型临床表现进行判断，目前尚缺乏统一标准。CIC的治疗主要以子宫颈环扎术最为有效，但关于其适用情况，专家意见存在分歧。

（一）病因病机

CIC的发生不仅受子宫颈内在结构的影响，还可能与其功能异常有关，如子宫颈过早缩短和扩张等。CIC的特点是在无明显子宫收缩的情况下发生无痛性、进行性子宫颈缩短，伴或不伴子宫颈管扩张。临床上常见的病因及高危因素如下：

1.先天性因素　包括子宫颈缺如、子宫颈发育不良、部分子宫发育畸形、结缔组织病（如Ehlers-Danlos综合征）等，可能造成子宫颈组织结构缺陷或功能障碍，导致患者子宫颈承重能力降低，发生CIC。

2.后天性因素　主要为妇科手术机械性创伤（如子宫颈管内纵隔切开术、子宫颈锥切术、子宫颈切除术或广泛切除术及反复机械性扩张子宫颈等）、引产及急产导致的子宫颈裂伤等因素造成子宫颈内口组织结构薄弱或缺失，最终发生子宫颈病理性扩张和松弛，导致CIC。

（二）西医诊断

宫颈功能不全的诊断标准可归纳为：①≥3次的无产兆出现无痛性晚期流产或极早产史（Ⅰ级）。②≤2次的无产兆出现无痛性晚期流产或极早产史，伴下列条件之一（ⅡA级）：妊娠期24周前阴道超声测量子宫颈长度≤25mm，伴进行性子宫颈扩张，子宫颈管缩短；或非妊娠期时，阴道超声测量子宫颈长度≤25mm；或非妊娠期时，8号子宫颈扩张棒无阻力通过子宫颈内口。

（三）西医治疗

1.保守治疗 当患者出现CIC但不具备手术条件或不能手术时可考虑保守期待治疗。治疗原则如下：①建议卧床休息。可利用托腹带减轻羊膜腔压力，减少下床活动。②若无禁忌证，可应用宫缩抑制剂、孕酮延长孕周。③应用糖皮质激素促胎肺成熟、提高新生儿存活率。

2.手术治疗 子宫颈环扎术是目前针对CIC的惟一有效术式，可在一定程度上加强子宫颈的机械承载支持，有助于子宫颈内口承担妊娠晚期胎儿生长带来的负荷，避免子宫颈口扩张，降低其上行性感染风险，起到延长孕周、提高新生儿存活率的作用，进而改善妊娠结局。子宫颈环扎术按手术途径不同可分为经阴道、经腹腔镜和开腹手术，随着腹腔镜技术的发展，开腹手术已逐渐被替代；按手术时机不同可分为孕前环扎和孕后环扎；按紧急程度不同可分为择期环扎和紧急环扎。

二、何嘉琳诊治思路与特色

（一）中医病因病机

中医学中无宫颈功能不全之论述，依其病史及临床表现可归属于“滑胎”范畴。滑胎的常见病机为冲任损伤，胎元不固或胎元不健，不能成形。对于滑胎的治疗，多在补益脾肾、补气养血、固冲安胎的基础上，遵循中医学整体观理论的指导，辅以疏郁、清热、化瘀、祛湿等法。何嘉琳教授根据多年的临床经验，结合中医学辨证论治的理念，发现宫颈功能不全患者中，辨证属气虚者所占比例较高，病变主要在脾、肾两脏。

1.气虚、气陷是宫颈功能不全的基本病机 气是组成人体的基本要素，又是调控脏腑功能的动力，具有激发、推动、固摄等多方面的作用。“百病皆生于气”，宫颈功能不全即是由“气”的不足所导致的。宫颈功能不全多发生在妊娠中、晚期，孕中期开始，胎儿躯体迅速增长，孕妇素体虚弱，中气不足，随着胎儿逐渐增大，升提乏力，无以载胎，故而发生小产，甚或屡孕屡堕。

2.脾肾两脏与宫颈功能不全密切相关 脾胃为化生气血之源，气以载胎，血以养胎；脾胃是人体气机升降的枢纽，升降调和，可维系脏腑器官位置稳定。脾经通过冲任二脉与胞宫相连，孕后胎元可看成是胞宫的一部分，由于孕妇素体虚弱，或劳力过度、抬高负重，或饮食不节、过食生冷，或思虑劳神太过等致脾胃亏虚，中气陷下，日久无力升举胎元；精血匮乏，日久无力滋养胎元。肾为元气之根，司冲任，主藏精气。胎与冲任皆系于肾，肾气盛则胞胎壮固；精为化生气血的基本物质，为胚胎提供营养。先天禀赋不足，房劳多产，或孕后房事不节，肾气虚耗，无力固摄胎元；耗伤肾精，无力补养胎儿，而致胎元殒堕。

（二）诊治心得

何嘉琳教授认为，此病多属气虚下陷，涉及的脏腑主要为脾、肾两脏，因此倡导在宫颈环扎治疗的基础上加用健脾益气升提、补肾固冲之法，中西医结合治疗宫颈功能不全，获得了较好的临床效果。

《景岳全书·妇人规·数堕胎》云："凡妊娠之数见堕胎者，必以气脉亏损而然……盖气虚则提摄不固……所以多致小产。"胞络者系于肾，肾虚则根怯无力系胎，肾气不足，胞胎失于固摄，则孕而易堕。治疗上以补肾固冲，补气健脾为法，方以何氏安胎饮合补中益气汤加减。重用补气举陷之黄芪，佐以少量升麻、柴胡、桔梗升提阳气，党参、白术健脾益气，菟丝子、续断、杜仲、桑寄生等补肝肾，固冲任，阿胶养血滋阴，促进气血生发。患者孕中期行宫颈环扎术，此时可予白芍甘草汤缓急止痛；生地黄、麦冬既滋阴养血，又润肠通便，降低腹压。阴道出血者，予苎麻根凉血止血，龙骨、海螵蛸收敛固涩。气虚甚者，可予高丽参、西洋参大补元气等。遵循"有是证，用是药"的原则，辨病、辨证结合，循序渐进，终获良效。

三、医案实录

验案一 宫颈功能不全

蔡某某，女，38岁。

初诊：2016年4月14日

主诉：停经16周，反复小腹疼痛1周余。

现病史：患者平素月经规律，末次月经2016年1月10日，量中，色鲜红，无痛经。停经29天自测尿妊娠试验阳性，现妊娠16周。患者诉2016年4月1日阴道少量红色分泌物，感小腹发紧、发硬，腰酸，于外院就诊，B超示宫颈内口呈V型扩张，宫颈管长度16mm，诊断为"宫颈功能不全"，行"宫颈环扎术"，术后第1天少量阴道出血，暗红色，伴小腹隐痛，无腰酸、下坠感。近1周时感下腹隐痛，阴道流血已止。

症见：下腹隐痛，乏力倦怠，纳寐一般，二便无殊。舌红、苔薄白，脉滑。

体格检查：体温36.1℃，脉搏72次/分，呼吸17次/分，血压106/88mmHg。妇科检查：暂缓。

辅助检查：2016年4月1日B超示宫颈内口呈V型扩张，宫颈管长度16mm。

中医诊断：胎动不安（肾虚证）。

西医诊断：宫颈功能不全（环扎术后）。

治法：补肾健脾，益气养血安胎。

处方：

黄芪30g	太子参30g	黄芩10g	生白芍15g
当归身10g	续断15g	菟丝子15g	苎麻根15g
巴戟天10g	桑寄生15g	砂仁后下5g	紫苏梗10g
陈皮5g	升麻10g	桔梗12g	阿胶珠烊化12g
焦栀子15g			

14剂，水煎服，日1剂。

二诊：2016年4月28日

患者孕18周，小腹疼痛较前缓解，目前无宫缩，大便2日一行，舌质稍红。

处方：前方去桔梗、焦栀子，加麦冬10g、生地黄12g养阴生津润燥。14剂，水煎服，日1剂。

三诊：2016年6月30日

患者孕26周+，2016年6月20日出现小腹下坠感，B超示宫颈内口呈V型扩张，闭合段长2.2～2.4cm，于省妇保住院，臀高位卧床休息，硫酸镁针保胎，对症处理。2016年6月24日B超示宫颈管长度3.5～3.8cm，内口闭。后出院卧床休息。自诉神疲乏力，偶有小腹坠痛，寐安纳少，二便尚调，舌淡红、苔薄白，脉滑，治拟健脾益气，补肾安胎。

处方：

黄芪30	太子参30	黄芩10g	当归身10g
续断10g	菟丝子10g	苎麻根10g	巴戟天10g
桑寄生10g	砂仁后下10g	紫苏梗10g	陈皮10g
升麻10g	生白芍30g	焦白术12g	生地黄炭12g
桔梗12g			

14剂，水煎服，日1剂。

四诊：2016年7月13日

患者孕29周$^{+}$，盐酸利托君片每日2片口服，体倦乏力，稍感腰酸，无明显小腹疼痛、阴道流血等，二便正常。

处方：前方去生地黄炭，加枸杞子12g、阿胶珠12g。服用1月余。

随访：患者妊娠37周顺产1婴。

【按语】宫颈功能不全是指妊娠中晚期在没有临床宫缩和其他明确病理（如出血、感染、胎膜早破）体征及症状的情况下，宫颈无力保留妊娠，从而导致晚期流产或早产，宫颈环扎术是目前治疗宫颈功能不全最有效的方法之一。本案患者孕16周出现阴道流血、小腹疼痛、腰酸、乏力等胎动不安症状，诸证病机特点归为脾肾两虚，失于固摄，升举无力，紧急行宫颈环扎术后，予大剂量黄芪、太子参补气升提，菟丝子、续断、巴戟天、桑寄生补肾安胎，当归、白芍、阿胶珠养血健脾，黄芩、苎麻根凉血止血安胎，砂仁、紫苏梗、陈皮、桔梗行气和胃，使诸药补而不滞。"气以载胎"，脾肾之气得补，则胎元得以固摄。

验案二 宫颈功能不全

马某，女，30岁。

初诊：2012年6月11日

主诉：停经55天，反复下腹坠痛1周。

现病史：患者2011年12月妊娠5个月自然流产（原因不详）。平素月经规律，末次月经2012年4月17日，量色如常。停经33天自测尿妊娠试验阳性。2012年6月3日外院B超示宫内双活胎，查血hCG＞10万IU/L，P 29nmol/L，予黄体酮胶囊口服，每次100mg，每日2次，地屈孕酮片口服，每次10mg，每日2次至今。近1周反复感下腹坠痛，伴腰酸，无阴道出血。予查血hCG、E_2、P，以及甲状腺功能、血浆黏度、抗心磷脂抗体。

症见：下腹坠痛，伴腰酸，无阴道出血，大便偏干，夜寐尚可。舌质偏红，脉滑。

体格检查（妇检）：体温36.3℃，脉搏83次/分，呼吸19次/分，血压108/83mmHg。妇科检查：暂缓。

辅助检查：2012年6月3日外院B超示：宫内双活胎；查血hCG＞10万IU/L，P 29nmol/L。

中医诊断：胎动不安（肾虚证）。

西医诊断：①先兆流产；②不良孕产个人史。

治法：补肾健脾，养血安胎。

处方：

菟丝子30g	太子参20g	黄芪15g	党参15g
炒白芍15g	续断15g	杜仲15g	桑寄生15g
苎麻根15g	阿胶珠（烊化）12g	炒白术10g	当归身10g
巴戟天10g	麦冬10g	黄芩10g	砂仁（后下）5g
甘草3g			

7剂，水煎服，日1剂。

二诊：2012年6月18日

患者完善相关检查后诊断为"亚临床甲状腺功能减退症"，予左旋甲状腺素片口服，每次25mg，每日1次。患者自述下腹坠痛略好转，二便无殊。舌色淡、苔薄，脉滑。

处方：上方去麦冬、生地黄，加升麻6g。

治疗半个月，患者腹痛消失，甲状腺功能在正常范围。逐渐减少左旋甲状腺素片用量后停服。

三诊：2012年7月29日

患者孕15周，感恶心，时时欲吐，胃纳尚可，夜寐安，二便调，无腹痛、腰酸等不适，舌色淡、苔薄，脉滑。因“宫颈功能不全”拟于次日在某妇产科医院行“宫颈环扎术”。予中药补肾健脾，益气安胎。

处方：

菟丝子30g	太子参20g	黄芪15g	党参15g
炒白芍15g	续断15g	杜仲15g	桑寄生15g
苎麻根15g	龙骨15g	阿胶珠烊化12g	炒白术6g
当归6g	黄芩6g	生地黄10g	升麻6g
砂仁后下5g	紫苏梗5g	陈皮5g	甘草3g

7剂，每日1剂，水煎服。

四诊：2012年8月27日

患者自述2012年7月30日行宫颈环扎术后小腹下坠伴少量阴道出血，暗褐色，无血块，纳便正常。

处方：上方菟丝子减量至15g，太子参、党参均加量至30g，加柴胡5g、桔梗10g以加强补气升提功效。14剂，日1剂，水煎服。

五诊：2012年10月22日

患者孕27周，就诊前一天宫缩明显，超声提示宫颈管呈V型，长19mm。患者已至某妇产科医院住院观察，家属代诊。

处方一：

高丽参10g　　西洋参5g

每周1次，炖服，共3周。

另予汤剂。

处方二：

黄芪30g	太子参30g	党参30g	炒白芍30g
续断15g	菟丝子15g	炒杜仲15g	桑寄生15g
生地黄15g	苎麻根15g	桔梗12g	焦白术10g
当归10g	黄芩10g	巴戟天10g	升麻10g
麦冬10g	阿胶珠烊化6g	紫苏梗5g	陈皮5g
砂仁后下5g	柴胡5g	甘草3g	

7剂，日1剂，水煎服。

六诊：2012年11月30日

患者服药7剂后仍感腹痛，目前服用盐酸利托君片，每次1片，每4小时1次，潮热明显，大便通畅，舌质红。

处方：上方加鲜石斛12g养阴清热。5剂，日1剂，水煎服。

七诊：2012年11月5日

家属转述上方服用后腹痛减轻，盐酸利托君片逐渐减量后停服出院，但大便不畅，2～3日一行。

处方：在原方补肾益气安胎同时加入瓜蒌子、炒玉竹滋阴养液、润肠通便。14剂，日1剂，水煎服。

八诊：2012年12月10日

患者孕34周，因查血清甘胆酸偏高达600μg/dl，以“肝内胆汁淤积综合征”住院，予腺苷蛋氨酸静脉滴注治疗。予中药清热利湿安胎。

处方：

黄芪30g	炒白芍30g	赤芍30g	茵陈30g
炒玉竹20g	续断15g	桑寄生15g	苎麻根15g
葛根15g	鲜石斛12g	栀子12g	焦白术10g
当归10g	菟丝子10g	黄芩10g	牡丹皮10g
丹参10g	大黄炭10g	桑叶10g	砂仁后下5g
紫苏梗5g	陈皮5g	柴胡5g	

7剂，日1剂，水煎服。

上药服用1周后患者出院。

随访：2012年12月18日患者妊娠35周因血清甘胆酸偏高剖宫产2女，母女平安。

【按语】该患者初诊孕近2个月，腹痛腰酸为肾虚之象，故以寿胎丸之属补肾益气，养血安胎；孕近4个月行宫颈环扎术，以寿胎丸合补中益气汤、龙骨等补肾益气、收敛固涩以止血，陈皮、紫苏梗、砂仁疏肝和胃以止呕；孕6个月宫缩明显，以高丽参配合西洋参益气升提，寿胎丸补肾安胎，芍药甘草汤调气和营止痛；孕8个月以茵陈蒿汤为主清热利湿安胎，治疗肝内胆汁淤积综合征。本病在治疗时遵循“有是证，用是药”的原则，辨病、辨证结合，循序渐进，终获良效。

第六节　子宫腺肌病

一、西医概述

子宫腺肌病（adenomyosis，AM）在临床上被定义为子宫内膜组织（包括子宫内膜腺体及间质）入侵并浸润子宫肌层所形成的一种良性病变。AM属于妇科常见疾病，发病率高达8.8% ～31%，患者发病年龄层多在30～50岁。近年来，AM的发病率呈上升趋势，发病群体也逐渐年轻化。AM临床表现为继发性痛经并呈进行性加重、月经紊乱、月经量增多、不孕及性生活不适等，对妇女的身心健康造成严重的危害。

（一）病因病机

目前，学界对子宫腺肌病的发病机制尚无明确定论。研究观察到多方面因素均与子宫内膜腺体和间质共存的异位病灶形成有关，包括局部高雌激素表达、炎症介质和细胞因子异常、上皮细胞–间充质转化等，提示子宫腺肌病的病灶产生及发展的过程是一个综合多种通路的复杂过程。

1.子宫基底内膜内陷学说　基底内膜内陷为目前最广为接受的一种发病学说，研究表明，异位病灶的内膜细胞本身较正常的内膜细胞侵袭性强。另一种导致内膜内陷的原因可能是子宫肌层解剖缺陷，研究显示，肌层中的平滑肌细胞增生及排列紊乱，导致组织细胞间隙增大，从而导致基底内膜更容易内陷。另外发现，AM发病率与宫腔操作密切相关，宫腔操作容易导致子宫内膜炎症的发生，从而引起子宫基底内膜内陷，但是尚无明确统计学上的联系。

2.激素相关性　AM为激素依赖性疾病，研究发现，病灶本身能够分泌雌激素，通过检测AM患者的月经血，发现雌激素的浓度较正常人要高。有学者认为，雌激素及其相关因子表达异常，为AM发病的基本病理基础。AM还与多种激素相关，有研究者发现，子宫腺肌病小鼠子宫中孕激素受体的表达明显偏低。高凤春还发现，AM患者的血清泌乳素水平明显高于正常人，从而提出泌乳素与AM的发病存在密切关联。故雌激素和（或）孕激素加上泌乳素或许是AM发生、发展的必要条件，其中高雌激素血症尤为重要。

3.血管生成　AM有着与肿瘤一样不断增殖、浸润及复发的生物学特性，故新生血管在营养物质保障中极其重要。血管内皮生长因子（vascular endothelial growth factor，VEGF）为其中一种重要的相关因子，VEGF能够促进血管内皮细胞不断分裂增生，使血管的通透性增加，为子宫内膜内陷、侵袭、浸润肌层创造有利条件，使病灶能够不断增大。

4.免疫因素　AM患者大多存在免疫异常，多表现为巨噬细胞和免疫细胞的数量增多，活性增强；补体被激活，C3 、C4等补体水平增高及免疫球蛋白沉积等。T细胞中Treg细胞在机体中起抑制免疫介导的作用，有研究证实，AM患者外周血中 Treg细胞表达水平较低，导致免疫抑制功能减弱，进而造成局部的免疫病理损害。乔海风等发现AM患者巨噬细胞的特定标记物CD68、IL-6在异位病灶组织及结合带组织中的表达水平较子宫肌瘤与宫颈上皮内瘤变3级患者均高，说明巨噬细胞在多个方面参与AM形成机制。

（二）西医诊断

1.临床表现 多发于育龄期30～50岁妇女，随着社会的发展及生活方式的改变，发病有年轻化趋势。临床症状多为进行性加重的痛经，多数在经前1～2天或者经期出现，伴月经量多和（或）经行时间延长等。因子宫平滑肌弥漫性增生或局灶性增生，通过妇检和B超可以发现子宫均匀性增大或局灶性增大。

2.CA125 AM患者的血清及腹腔液中CA125较正常人表达高，一般临床上以＞35IU/ml为AM阳性诊断标准，CA125可以作为临床判断病情严重程度以及评定疗效的指标之一。

3.妇科B超 妇科B超是目前最简单、无创、应用最广泛的诊断手段之一。最常用的是阴道超声，相对于腹部超声，阴道超声不需要膀胱充盈，能够在一定程度上排除外界介质的干扰，而且超声探头距离病灶较近，能够较清楚地显示子宫内膜、肌层及病灶的结构，准确性更高。

4.核磁共振（MRI） MRI为诊断AM的另一种常用无创影像学检查，因其能较全面地显示女性盆腔结构，对该病的诊断有较高的准确性及特异性。MRI能够清晰显示子宫内膜、结合带、子宫肌层及软组织，常作为AM诊断及鉴别诊断的手段之一。

（三）西医治疗

1.期待治疗 是指不需要接受任何激素药物、手术或者介入治疗，适合轻度内异症、临床症状不明显的患者，特别是围绝经期妇女，对于一些轻度痛经患者可以给予前列腺素合成酶抑制剂（吲哚美辛及布洛芬等）对症止痛治疗，但是不适宜长期服用。期待治疗需要3～6个月定期随访，建议年轻、有生育要求的患者尽早妊娠，一旦妊娠，在大量孕激素刺激下异位病灶可能萎缩，故妊娠对于AM来说是一种保护因素。

2.药物治疗

（1）孕激素类药物：孕激素类药物通过抑制垂体促性腺激素的分泌，造成无周期的低雌状态，抑制排卵，然后在外源性孕激素与内源性雌激素共同作用下，造成高孕激素性闭经和蜕膜化假孕。孕激素类药物治疗的副作用包括抑郁、乳胀、水潴留、食欲增加、体重增加及不规则阴道出血等。

（2）孕激素受体拮抗剂：米非司酮具有强孕激素作用，与子宫孕酮受体的亲和力较孕酮高5倍，故能发挥抗孕激素作用，用药后性腺激素的合成、分泌受到抑制，导致卵巢分泌的雌、孕激素减少，病灶萎缩坏死，使临床症状得到缓解。

（3）雄激素类衍生物：常用药物有达那唑及孕三烯酮，其作用机制为抑制FSH、LH

峰，减少卵巢激素的生成，并且能够与雌、孕激素相结合抑制内膜增生，最终导致内膜萎缩，出现闭经。副作用主要有多毛、痤疮、体重增加、性欲减退等雄激素样作用 。

（4）促性腺激素释放激素（GnRH）激动剂：可抑制FSH与LH的合成、释放，导致卵巢激素水平明显下降，出现暂时性闭经，又被称作药物性卵巢切除。副作用主要有潮热、阴道干涩、性欲减退和骨质丢失等，停药后可消失。

3.手术治疗

（1）子宫切除术：子宫腺肌病的病灶多呈弥漫性分布，故子宫切除术为目前公认的AM根治性治疗，可以从根本上改善临床症状，主要适用于年龄较大，临床症状明显且无生育要求的患者。近年来，随着腹腔镜技术的不断提高，腹腔镜下子宫切除术成为最主要的手术方式之一，但子宫切除术对于部分年轻患者，特别是具有生育要求的女性，不能被接受。

（2）病灶切除术：对于部分年轻、临床症状较重、有生育要求、有药物禁忌证的患者，可以采用病灶切除术。能够有效改善疼痛情况，提高术后妊娠率，并且安全性较高。由于AM病灶呈浸润性生长，故病灶切除术不能保证病灶完全切除，存在复发的危险，为了有效提高临床治疗效果，常常需要增加减轻疼痛的手术，如子宫骶神经切除术或骶前神经切除术。病灶切除术虽然可以提高妊娠率，但是妊娠后可能存在一些并发症，如妊娠子宫破裂和其他分娩期并发症等。

（3）子宫动脉栓塞术（uterine artery embolization，UAE）：UAE因其创伤性较小，有效率较高，复发率较低等特点，目前在治疗AM上应用日趋广泛 。UAE是指在影像学方法指导下，向双侧子宫动脉注入栓塞剂，阻断子宫动脉血流，从而造成病灶区缺血缺氧，进而使病灶变小或者消失，操作过程可能栓塞部分卵巢血管，但是卵巢动脉的侧支循环可以维持卵巢血供，因此不会影响卵巢功能。但是UAE对专业技术及器械要求较高，栓塞过程中需要密切观察栓塞剂的流动方向，稍有不慎，容易导致栓塞剂逆流入卵巢动脉，对卵巢功能造成不可逆转的损伤。

4.其他

（1）高强度超声聚焦（high intensity focused ultrasound，HIFU）：HIFU为一种无创性、非介入性治疗方案，通过探头将高能量的超声波聚集在病灶，然后通过热传导，使病灶组织温度达60～100℃，导致病灶组织凝固性变性坏死，从而达到无创性治疗的目的。大量临床数据表明，HIFU治疗AM的临床疗效是长期、有效、安全的，能明显改善患者痛经程度、月经情况及妊娠率等。但HIFU治疗后容易出现治疗区疼痛、发热、尾骶部及臀部疼痛等不良反应。因为大多数子宫腺肌病呈弥漫性生长，热传导也相对弥散，故可能损伤病灶的浆膜层，导致患者生育能力下降。因此，有生育要求者为该项治疗的相对禁忌证。

（2）左炔诺孕酮宫内节育系统（曼月乐）：曼月乐是一种有抗雌激素活性的高效孕激素宫内节育器，可以局部抑制内膜增生，使内膜逐渐萎缩，造成闭经，从而达到减少月经量、减缓痛经的治疗效果。曼月乐最常见的不良反应为阴道不规则出血、阴道排液、体重增加、卵巢囊肿等。

二、何嘉琳诊治思路与特色

（一）中医病因病机

中医古籍中无“子宫腺肌病”独立病名，根据此病的临床表现及病因病机，可归属于“癥瘕”“痛经”“不孕”等范畴。古代医籍有关癥瘕的最早记载见于《黄帝内经》。《素问·骨空论》云：“任脉为病，男子内结七疝，女子带下瘕聚。”《灵枢·水胀》云：“石瘕生于胞中，寒气客于子门，子门闭塞，气不得通，恶血当泻不泻，衃以留止。”病名始见于《诸病源候论·癥瘕病诸候》：“其病不动者，直名为癥。若虽病有结瘕而可推移者，名为癥瘕。”对于妇科癥瘕的病因病机，历代医家各抒己见，部分医家从实证出发，治疗上以活血化瘀而消癥，部分医家从虚证出发，治疗上以益气扶正而积自消，形成百家争鸣的局面。根据其兼夹因素辨证，将病证分为气滞血瘀、寒凝血瘀、痰瘀互结、气虚血瘀、阴虚血瘀、阳虚血瘀、脾肾两虚夹瘀、肝肾不足夹瘀、脾虚肝郁夹瘀、肝郁血瘀等多种证型。

何嘉琳教授认为，血瘀是子宫腺肌病的病理实质。湿热毒邪侵袭，瘀阻冲任及胞宫、胞络，经行不畅，“不通则痛”，发为痛经。而当瘀血阻滞冲任，新血不得归经，或瘀伤脉络，络伤血溢，亦可致月经过多与经期延长、漏下。而积瘀日久更伤肾气，肾亏冲任不足，胞宫盈溢失司，则月经不调。瘀阻冲任、胞宫，令胞脉受阻，两精不能结合成孕，发为不孕。血瘀日久，积结成癥瘕包块。

（二）诊治心得

何嘉琳教授认为，本病须根据临床表现，疼痛发生的时间、性质、部位，伴随症状及体征辨别寒热虚实。血瘀为本病的关键病机，故治疗原则以活血化瘀为主，根据疾病不同兼症佐以清热解毒、化痰散结、扶正消癥等。因本病发生与月经周期有密切关系，治疗时尚须结合月经周期不同时期及不同体质分别论治。一般经前以调气祛瘀为主；经期以活血祛瘀、理气止痛为主；经后以益气补肾、活血化瘀为主。同时注意辨病与辨证相结合，配合补肾活血，促排卵、助孕或散结消癥治疗。在临床治疗时，可以在口服中药的同时配合外治法，如中药保留灌肠、针灸等以提高疗效。

1. 祛瘀滞 化瘀消癥止血，控制或减缓瘀积结块的形成，祛除阻遏冲任血海、胞宫、胞脉、胞络之凝血瘀滞。祛瘀滞以化瘀止血药为主，而慎用破血活血药。临床常用茜草炭、蒲黄、三七粉、赤芍等。三七粉止血、散瘀、消肿、定痛，各年龄阶段AM所致月经失调、痛经、不孕症均可应用，常用剂量3g，经期温水冲服。

2. 化湿浊 利湿化浊，化解伏于冲任血海之湿热浊气。临床常用茯苓、泽泻、薏苡仁、川贝母等。茯苓、泽泻是常用的利水化湿药对，茯苓淡渗利湿，调和阴阳，化痰，泽泻消肿利水，去湿热，两者合用，可化解冲任湿热浊气，防治痰瘀热结阻滞冲任胞宫。

3.解毒热 针对湿热毒邪侵袭之病因，清解冲任血海热毒之邪。瘀久化热，热伤阴血，宜清解血分瘀热、热毒。临床常用大血藤、败酱草、重楼、猫爪草、马齿苋、蒲公英等。女子经行产后，血室大开，胞脉空虚，正气不足，湿热邪气内侵，与瘀血相结，滞留于冲任胞宫，是子宫腺肌病常见成因，所以在配伍中可加入一些清热解毒药物，使邪毒内清，则瘀毒可散。

4.散结聚 软坚消癥散结，消减异位之病灶，控制疾病发展。临床常用海藻、生牡蛎、浙贝母、鳖甲等消肿散结。生牡蛎味咸、涩，性凉，无毒，入肝、肾经，可软坚散结，固涩敛阴。既取软坚散结之效，亦可防活血化瘀药药力太过。

5.扶正祛邪 此病病程迁延，常伴见月经量多如崩，损伤气血，故在治疗中，需时刻注意顾护肾气、冲任。治疗上在祛瘀、化湿、清热、散结的同时，亦需适时辅以补肾益气，稳定血海之法，并注意正常月经周期之维护。可适当配伍党参、黄芪、女贞子、墨旱莲、巴戟天、龟甲等补肝肾之品。

妊娠期是疾病的特殊阶段，何嘉琳教授认为，子宫腺肌病患者因胞宫损伤、肾气虚衰，气滞血瘀，孕而易堕，故孕期应加强安胎，治疗上以补肾健脾、理气止痛安胎立法。患者瘀滞于内，气机不畅，不通则痛，故孕后小腹疼痛显著，可以紫苏梗、陈皮、枳壳理气行气，气机通畅则疼痛自止。胎以静为安，一旦腹痛缓解，应中病则止，去行气之枳壳。孕期出现阴道出血者，加生地黄炭、藕节炭、仙鹤草、苎麻根等凉血止血安胎；腰酸甚者，重用川续断、菟丝子、桑寄生、炒杜仲；若肾阳虚明显，加覆盆子、巴戟天、补骨脂等，随证加减。肾精得充，脾气得健，阴血得养，气机得畅，则胎元得固。

三、医案实录

验案一 子宫腺肌病

汤某，女，34岁。

初诊：2022年6月21日

主诉：不良妊娠3次，停经26天，小腹隐痛3天。

现病史：患者末次月经2022年5月25日，量多，小腹疼痛，伴血块下，5天干净。2019年胎停清宫1次，2020年生化妊娠2次。本月排卵后服用地屈孕酮片、戊酸雌二醇片黄体支持治疗。

症见：神疲乏力，小腹隐痛，腰酸，夜寐、胃纳可，二便无殊。舌红少苔而润，脉细滑。

体格检查：体温37℃，脉搏80次/分，呼吸18次/分，血压120/85mmHg，妇科检查：暂缓。

辅助检查：2021年11月29日查支原体阴性，白带清洁度Ⅲ。2022年6月21日查hCG 36.6IU/L。子宫附件超声：子宫肌壁间回声不均，局部腺肌病可能，子宫内膜

1.5cm，子宫直肠窝积液。

中医诊断：①胎动不安（肾虚血瘀证）；②滑胎；③积病。

西医诊断：①先兆流产；②复发性流产；③子宫腺肌病。

治法：补肾健脾，理气安胎。

处方：

何氏安胎饮加减

黄芪15g	太子参20g	焦白术10g	当归10g
炒白芍10g	阿胶珠[烊化]9g	黄芩10g	砂仁[后下]5g
川续断15g	菟丝子30g	杜仲15g	桑寄生15g
巴戟天10g	苎麻根15g	甘草3g	紫苏梗5g
陈皮5g	炒枳壳10g		

14剂，水煎服，日1剂。

告知患者目前异位妊娠仍不排除，若腹痛剧烈，及时就诊。

二诊：2022年7月5日

患者2022年7月4日阴道少量褐色分泌物，小腹疼痛略好转。胃纳一般，二便无殊，舌红少苔而润，脉细滑。2022年7月1日hCG 2315.7IU/L，E_2 761.73pg/ml，P 54.03nmol/L；7月3日hCG 4094.5IU/L，E_2 831.52pg/ml，P 47.21nmol/L；7月5日hCG 6642IU/L。2022年7月1日超声：宫腔内小暗区0.6cm×0.5cm×0.4cm，未见卵黄囊，子宫局部腺肌病可能。

处方：前方去枳壳，加覆盆子12g，7剂，水煎服，日1剂。

三诊：2022年7月12日

患者诉少量阴道出血，暗红色，无腹痛，纳寐一般，二便无殊，舌红苔薄，脉细滑。2022年7月8日超声：宫腔内可见形态光整的胚囊，大小约15mm×14mm×10mm，囊内可见卵黄囊，大小约2.4mm，胚芽2.2mm，原心搏动可见。2022年7月11日hCG 19223.2IU/L，E_2 681.86pg/ml，P 142.44nmol/L。

处方：

黄芪15g	太子参20g	焦白术10g	当归10g
炒白芍10g	阿胶珠[烊化]9g	黄芩10g	砂仁[后下]5g
川续断15g	菟丝子30g	杜仲15g	桑寄生15g
巴戟天10g	苎麻根15g	甘草3g	紫苏梗5g
陈皮5g	覆盆子12g	升麻6g	生地黄炭12g
藕节炭10g	仙鹤草15g		

7剂，水煎服，日1剂。

四诊：2022年7月26日

患者阴道出血已止，口略干，无腹痛，舌红、苔薄白，脉细滑。2022年7月25日hCG 84722IU/L，E_2 1127pg/ml，P 121nmol/L；7月26日超声：胚芽20mm，局部腺肌病，子宫动脉血流S/D 5.4/6.1。

处方：患者出血已止，去生地黄炭、藕节炭、仙鹤草等止血之品，加麦冬10g、生地黄10g滋阴养血安胎。14剂，水煎服，日1剂。

随访：患者2022年8月8日超声：胚囊形态光整，大小约41mm×41mm×29mm，卵黄囊大小约4mm，胚芽37mm，原心搏动可见，宫颈管厚度正常，局部腺肌病，子宫动脉血流S/D 6.6/6.16；8月9日hCG 93571.8IU/L，E_2 1101.65pg/ml，P 121.5nmol/L。孕12周超声：NT 1.7mm。孕37周$^{+3}$天剖宫产1胎。

【按语】子宫腺肌病又称子宫腺肌病，是子宫内膜腺体及间质侵入子宫肌层，并保持周期性增生、剥脱、出血等功能性改变。多发于30～50岁经产妇。子宫腺肌病的发生可能与宫腔操作（剖宫产、诊断性刮宫、人工流产）、分娩、子宫内膜炎、高雄激素血症、遗传等相关。

何嘉琳教授认为，子宫腺肌病可从中医学“积病”“癥瘕”论治。本案患者3次不良妊娠，损伤胞宫、冲任，肾气虚衰，气滞血瘀，故孕而易堕。瘀滞于内，气机不畅，不通则痛，故孕后小腹疼痛显著。治疗时，何嘉琳教授以补肾健脾、理气止痛安胎立法。方中以党参、太子参、黄芪、白术健脾益气；当归、炒白芍、阿胶滋阴养血；川续断、菟丝子、桑寄生、炒杜仲补肾益精。尤其以紫苏梗、陈皮、枳壳理气行气，气机通畅则疼痛自止。胎以静为安，一旦腹痛缓解，应中病则止，去行气之枳壳，加入覆盆子补肾填精以培其先天。出血甚者，加生地黄炭、藕节炭、仙鹤草、苎麻根等凉血止血安胎；腰酸甚者，重用川续断、菟丝子、桑寄生、炒杜仲；若肾阳虚明显，加覆盆子、巴戟天、补骨脂等，随证加减。肾精得充，脾气得健，阴血得养，气机得畅，则胎元得固。

验案二 子宫腺肌病

覃某某，女，34岁。

初诊：2015年8月25日

主诉：未避孕未孕1年余。

现病史：患者平素月经周期不规则，经行先后不定，23～45天一行，末次月经2015年7月19日，先期而至，量色正常，痛经剧，无乳胀。自诉时感潮热、心烦。

既往宫颈功能不全晚期流产史，已行孕前阴道环扎，子宫腺肌病合并腺肌瘤病史。

症见：潮热，心烦，大便溏，纳寐一般。舌红、苔厚腻，脉细。

体格检查：体温36.3℃，脉搏89次/分，呼吸18次/分，血压115/80mmHg。妇科检查：外阴正常，阴道畅，宫颈光，子宫前位，大小正常，活动性可，压痛（－），双侧附件区压痛（-）。

辅助检查：暂缺。

中医诊断：不孕症（湿瘀互阻证）。

西医诊断：①女性不孕症；②子宫腺肌病；③宫颈功能不全。

治法：清热利湿，活血化瘀。

处方：

苍术10g	茯苓10g	泽泻10g	丹参15g
生蒲黄包10g	大血藤30g	蒲公英18g	三棱10g
莪术10g	焦山楂15g	郁金10g	薏苡仁30g
猫爪草15g	猫人参15g	半枝莲15g	淫羊藿15g
巴戟天10g	白花蛇舌草30g	黄芪15g	忍冬藤30g

14剂，水煎服，日1剂。

二诊：2015年9月8日

患者末次月经2015年8月13日，量多，伴血块，色暗红，痛经，6天净，纳寐可，大便溏，舌红苔薄，脉细，近期拟行宫腔镜探查。

处方：前方去薏苡仁、忍冬藤，加马齿苋20g、生贯众30g、三七3包（血块多时吞服1～2包）。

宗此方意加减服用1月余。

三诊：2015年11月17日

患者2015年9月23日行宫腔镜探查未见异常，术后无明显不适，末次月经2015年10月21日，量中，色暗红，无明显腹痛，伴经前乳房胀痛，舌红苔薄，脉细。

处方：

柴胡10g	当归12g	川芎10g	熟地黄12g
赤芍15g	香附10g	郁金10g	大血藤30g
败酱草30g	重楼9g	丹参15g	淫羊藿15g
鸡血藤15g	益母草30g	桃仁6g	三棱10g
莪术10g	白花蛇舌草30g	生甘草3g	

14剂，水煎服，日1剂。

四诊：2015年12月1日

患者末次月经2015年11月20日，量中，色鲜红。今超声示：子宫大小7.0cm×7.9cm×5.7cm，肌层回声稍增强，分布不均匀，宫底偏右后侧局部向外突出，范围3.0cm×2.9cm，单层内膜0.2cm。

处方：

黄芪15g	焦白术10g	大血藤30g	败酱草30g
熟地黄12g	杞子12g	制黄精20g	肉苁蓉10g
菟丝子30g	覆盆子12g	蛇床子6g	丹参15g
淫羊藿15g	茯苓12g	泽泻10g	石楠叶15g
当归12g	川芎10g		

14剂，水煎服，日1剂。

五诊：2015年12月29日

患者末次月经2015年12月23日，量少，稍感痛经。2015年12月7日超声：双层内膜0.55cm，肌层均质回声。舌淡红、苔薄，脉细。嘱氤氲之时以试孕。

处方：

大血藤30g	败酱草30g	熟地黄12g	杞子12g
丹参15g	淫羊藿15g	茯苓12g	泽泻10g
石楠叶15g	当归12g	川芎10g	生蒲黄15g
三棱10g	莪术10g	鹿角片10g	柴胡10g
鸡血藤15g	香附10g	肉苁蓉10g	制黄精20g
菟丝子30g	覆盆子12g	蛇床子6g	

14剂，水煎服，日1剂。

六诊：2016年2月22日

患者末次月经2015年12月23日，孕2月余。2016年2月8日起少量阴道出血，2月15日出血量多，宫颈环扎已做，2月16日查血hCG 160211 IU/L，2月21日查血hCG 20万IU/L。现口服地屈孕酮片20mg bid，肌内注射黄体酮针40mg qd。诉神疲乏力，胃脘不适，小腹隐痛，纳寐一般，二便调，舌淡苔腻，脉滑。

处方：

黄芪15g	太子参30g	焦白术10g	黄芩10g
生白芍30g	川续断15g	菟丝子30g	桑寄生15g
杜仲15g	苎麻根15g	阿胶珠^烊化^12g	炙甘草5g
当归10g	紫苏梗5g	陈皮5g	艾叶炭3g

14剂，水煎服，日1剂。

随访：患者定期随诊至孕12周，胎儿发育正常，孕38周$^{+3}$天顺产1婴。

【按语】本案患者子宫腺肌病合并腺肌瘤病史，归属于“癥瘕”范畴，多由气血运行失调，瘀血结聚胞宫，冲任阻滞，导致难以摄精成孕。根据患者潮热、心烦、大便溏的临床表现，何教授认为此乃湿瘀互阻之证。在治疗上分期论治，消癥期以扶正化瘀消癥为主，予苍术、茯苓、泽泻、薏苡仁等清热化湿之品，联合丹参、生蒲黄、大血藤、三棱、莪术、郁金活血化瘀消癥，另辅以蒲公英、猫爪草、半枝莲、白花蛇舌草清热解毒，发挥消炎作用；备孕期，在活血化瘀的基础上，加用鹿角片、肉苁蓉、菟丝子、覆盆子、蛇床子等补肾温阳之品以助孕；孕后期以补肾健脾，养血安胎为主，常选用黄芪、太子参、焦白术健脾，川续断、菟丝子、桑寄生、杜仲补肾安胎，当归、阿胶珠、白芍滋阴养血，紫苏梗、陈皮理气和胃，使补而不滞。

第二章 内分泌异常与妊娠

第一节　多囊卵巢综合征

一、西医概述

（一）病因病机

1.病因　多囊卵巢综合征（polycystic ovary syndrome，PCOS）的病因仍然未知，目前主要认为与遗传、环境、精神和心理及药物等因素相关。

2.病机　主要包括以下几个方面的内容。

（1）下丘脑-垂体-卵巢轴调节功能异常：高雄激素水平会阻断卵泡发育，使卵泡生长停滞甚至闭锁。同时高雄激素通过刺激促性腺激素释放激素脉冲释放的活性，刺激LH脉冲频率增加，促进LH高水平，引起FSH低水平。LH高水平可使泡膜细胞产生过量雄激素，从而形成雄激素过多、持续无排卵的恶性循环，导致卵巢多囊样改变。

（2）胰岛素抵抗和高胰岛素血症：外周组织对胰岛素的敏感性降低，过量胰岛素作用于垂体的胰岛素受体，可增强LH的释放，刺激泡膜细胞合成雄激素。同时，在胰岛素刺激下，卵巢间质细胞分泌雄激素增多，并抑制肝脏性激素结合球蛋白合成，使游离睾酮增加。

（3）肾上腺内分泌功能异常：由于促肾上腺皮质激素分泌过多，导致皮质类固醇生成存在一些缺陷，肾上腺皮质会产生过量的雄激素。这种高雄激素血症会阻止卵巢卵泡的成熟并形成多个小窦卵泡，最终导致无排卵。多囊卵巢患者脱氢表雄酮硫酸盐水平增高提示过多雄激素部分来自肾上腺。

（4）氧化应激因素：氧化应激和促炎细胞因子也可直接影响卵母细胞质量和内皮功能，从而导致女性不孕症。

（5）肠道菌群因素：有部分PCOS患者合并不孕症，研究显示，可能和肠道菌群紊乱相关。

（二）西医诊断

1.鹿特丹标准 ①稀发排卵或无排卵；②高雄激素的临床表现和（或）高雄激素血症；③卵巢多囊改变：超声提示一侧或双侧卵巢直径2～9mm的卵泡≥12个，和（或）卵巢体积≥10ml。上述3项中符合2项并排除先天性肾上腺皮质增生、库欣综合征、分泌雄激素的肿瘤等其他高雄激素病因。

2.中国多囊卵巢综合征诊断标准 月经稀发、闭经或不规则子宫出血是诊断的必需条件；同时符合下列2项中的一项，并排除其他可能引起高雄激素和排卵异常的疾病，即可诊断为PCOS：①高雄激素的临床表现或高雄激素血症；②超声表现为多囊样改变。

（三）西医治疗

1.调整生活方式 目前减轻体重仍是肥胖型PCOS患者的一线治疗方案，此类PCOS患者通过控制饮食和增加运动，可很大程度改善代谢障碍，从而达到调整月经、助孕目的。

2.药物治疗

（1）调节月经周期

1）口服避孕药 ：雌、孕激素联合周期疗法。孕激素通过负反馈抑制垂体LH异常高分泌，使卵巢产生雄激素减少，并可抑制子宫内膜过度增生。雌激素可促进肝脏产生性激素结合球蛋白，减少游离睾酮。周期性服用，疗程一般为3～6个月。常用的药物主要有炔雌醇环丙孕酮片、去氧孕烯炔雌醇片和屈螺酮炔雌醇片等。

2）孕激素后半周期疗法：可调节月经并保护子宫内膜，抑制LH过高分泌，恢复排卵。

（2）降低雄激素水平

1）糖皮质类固醇：适用于多囊卵巢综合征的雄激素过多为肾上腺来源或肾上腺和卵巢混合来源者。常用药物为地塞米松。

2）炔雌醇环丙孕酮：具有很强的抗雄激素作用，能抑制垂体促性腺激素的分泌，使体内睾酮水平降低。

3）螺内酯：是醛固酮受体的竞争性抑制剂，可抑制卵巢和肾上腺合成雄激素，增强雄激素分解，并有在毛囊竞争雄激素受体作用。可与口服避孕药联合应用。

（3）改善胰岛素抵抗：常用二甲双胍，可通过提高胰岛素效能改善高胰岛素血症，同时直接作用于卵巢，减少雄激素分泌。

（4）诱发排卵：对有生育要求者在生活方式调整、抗雄激素和改善胰岛功能等基础治疗后，进行促排卵治疗。用药如氯米芬、来曲唑等。

3.手术治疗

（1）腹腔镜卵巢打孔术：对LH和游离睾酮升高者效果较好。因手术与药物相比未明显改善症状，且存在术后并发症，故已较少使用。

（2）卵巢楔形切除术：可降低雄激素水平，减轻多毛症状，提高妊娠率。术后卵巢周围粘连发生率较高，临床已不常用。

二、何嘉琳诊治思路与特色

（一）中医病因病机

目前临床多认为多囊卵巢综合征与脾、肾相关，痰浊、瘀血等病理因素致“肾-天癸-冲任-胞宫”轴失调，诱发疾病产生。何嘉琳教授认为，多囊卵巢综合征的发病多以肾虚为主，临床可分为肾阳虚兼夹痰湿、肾阴虚兼气滞血瘀两类证型。

1.肾阳虚兼夹痰湿 禀赋不足、房劳不节、素体阳虚等致肾阳不足、命门火衰，则冲任虚寒，胞宫失于温煦，可发生闭经、不孕；肾阳不足，脾阳失于温煦，气化失司，运化无权，湿聚为痰，痰浊阻滞冲任、胞宫，可发生闭经、月经后期、不孕。

2.肾阴虚兼气滞血瘀 肾阴亏虚，精血化源不足，胞宫、冲任失于濡养，可发生月经后期、闭经等；阴虚日久化热，热灼血络，虚火煎熬，血液黏滞，运行受阻，血瘀津亏；又情志不遂、七情内伤、忧思抑郁致肝郁气滞，气血不和；气滞血瘀，冲任失调，胞宫失养，出现闭经、不孕。

（二）诊治心得

1.孕前调经以种子

（1）补肾活血化痰：何嘉琳教授临床常以补肾活血化痰为治疗大法，结合月经周期治疗本病，处方由淫羊藿、菟丝子、黄精、何首乌、当归、川芎、香附、姜半夏、茯苓、鸡内金、白芥子、葛根、川牛膝组成。肾阴虚者去姜半夏、茯苓，加石斛、天花粉、虎杖。方中淫羊藿、巴戟天滋补肾阳、温暖胞宫；黄精、何首乌滋肾养阴，养血补血；当归、川芎养血活血，祛瘀生新；姜半夏、茯苓化湿涤痰，利水渗湿；鸡内金、白芥子软坚消结，化痰祛湿；香附、郁金宣畅气机，理气调经；葛根升举脾胃清阳之气；川牛膝活血调经、引药下行。全方以补肾调经为本，结合中医治则中的“攻法”活血化瘀，有攻有守，标本兼治，共奏补肾祛湿，行经活血之功，且选药多为性平、微温或微苦寒，平补平泻，不使补益太过而邪毒留恋，也避免利之过度，复伤元气。

（2）循期取候调经：多囊卵巢综合征患者，排卵期难以控制，故遣方用药随月经阴阳消长而顺势为之，以促卵泡发育。月经期胞脉充盈，血满而溢，治以活血调经，常用的药物有当归、川芎、桃仁、丹参、红花、鸡血藤、香附、郁金、陈皮、路路通、月季花、凌霄花。处方基于桃红四物汤化裁以活血化瘀调经，使经水通泄有道。卵泡期血海空虚，阴长阳消，故治疗以养阳滋长，助卵泡及内膜循期生长，并辨证论治，因卵泡与子宫内膜为有形之物，故更注重补肾填精，常添熟地黄、砂仁等品，同时不忘紫石英等温阳之品，以达“阳动”之效，动之以使卵泡生发、内膜生长，常见方具体用药：当归、川芎、紫石英、炒白芍、香附、郁金、菟丝子、淫羊藿、肉苁蓉、陈皮、山药、泽兰、鸡血藤、黄精、覆盆子、砂仁、熟地黄。辨证若兼血瘀证，添赤芍、丹参、怀牛膝等药味以活血化瘀；若兼痰阻证，则以半夏、白芥子、石菖蒲、苍术等祛湿化痰为用。排卵期由阴转阳，治宜活血通络，酌加促进排卵的药物，如丹参、赤芍、泽兰、蒲黄、荆芥、皂角刺、绿萼梅等，使阳气“疏动”，助卵破出，此时阴阳合而种子有望。黄体期治以温阳助孕，助子宫温暖而利胚胎着床，方中多加黄芪、巴戟天等益气温阳，桑寄生、川续断、肉苁蓉等补肾养血。

2.孕后培元以安胎 多囊卵巢综合征患者妊娠早期流产率明显增高（30%～50%），其原因可能与胰岛素抵抗增加循环睾酮、同型半胱氨酸浓度，破坏子宫内膜血流和血管完整性，导致血管内皮氧化应激增加有关。故何嘉琳教授主张发现怀孕后即补肾健脾以固胎元，同时酌加理气活血药改善血供。常用活血药为当归、川芎、丹参，常用剂量为6～10g，同时根据辨证论治并结合患者体质、有无阴道出血等情况调整剂量，何嘉琳教授临床使用该类药物最大剂量为12g，毕竟此类药物为妊娠慎用药物。古人云：“气行则血行”，理气药常有活血之效，但不及活血药之峻猛，紫苏梗、陈皮、炒枳壳三味药物常选，但量也不大，以防“耗气伤阴血”。益气补肾中药中配伍当归、川芎、丹参、枳壳等养血活血之品，既能益肾养血，又能活血促长，达到壮母安胎之效。对已出现先兆流产症状的，如见阴道漏红者，常加用当归炭、藕节炭、仙鹤草、墨旱莲、白及等清热收敛止血。若见子宫动脉血流阻力偏高、血栓前状态伴宫腔内积血或阴道出血者，常配合三七-白及药对，用量以1∶2为宜，三七活血化瘀止血，白及质黏涩而收敛止血，一收一散，血止而瘀滞亦散。若出血日久，气随血走，亦见疲乏气弱等阳虚之象，常以安胎止血方合胶艾汤化裁温宫养血安胎，阿胶性偏温，可养血止血，为血肉有情之品，可填补奇经损伤，艾叶炭温经止血，胶艾相配，为安胎妙药。同时因出血日久必留瘀，若兼大便不畅，常添大黄炭一味以化瘀止血，且制温阳补火之偏，诸药配伍，温经而不助火，止血而不留瘀。

三、医案实录

验案一 **双胎妊娠合并反复阴道出血、宫腔积血**

蔡某某，女，33岁。

初诊：2014年1月17日

主诉：IVF-ET术后54天，反复阴道出血伴腰酸腹痛近1个月。

现病史：患者既往曾孕6个月胎儿发育异常引产1次。2013年11月25日因“多囊卵巢综合征、继发不孕”在浙江省妇产科医院行IVF-ET术，植入鲜胚2枚。术后14天查血hCG 884.4IU/L，定期查血hCG上升。2013年12月16日无明显诱因下阴道出血，量多，色鲜红，伴右下腹痛，于杭州市中医院急诊查TSH 6.243mIU/L，B超提示：宫内早孕（双孕囊），宫腔少量积液。以“先兆流产、IVF-ET术后、双胎妊娠、亚临床甲状腺功能减退症、妊娠合并贫血”收治入院，入院后予“中药，黄体酮针，阿洛西林针预防感染，氨甲苯酸针止血治疗3天，左旋甲状腺素片纠正甲状腺功能，多糖铁复合物胶囊纠正贫血”等治疗后阴道出血仍时断时续，量时多时少。2014年1月15日B超提示：双孕囊，双活胎，孕囊后方见8.1cm×3.7cm×1.2cm暗区。1个月来，未见血止，宫内暗区不缩反渐大。

症见：神情焦虑，阴道漏红时间长，量少，色黯，面色少华，大便偏干。舌质红、苔薄白，脉细滑。

体格检查：体温36.4℃，脉搏69次/分，呼吸19次/分，血压121/70mmHg。身高1.63m，体重57kg，BMI 21.45kg/m^2。妇科检查：因保胎暂缓。

辅助检查：2013年12月16日查TSH 6.243mIU/L；子宫附件（经阴道）超声：宫内早孕（双孕囊），宫腔少量积液。2014年1月15日子宫附件（经阴道）超声：双孕囊，双活胎，孕囊后方见8.1cm×3.7cm×1.2cm暗区。

中医诊断：胎动不安（肾虚血热证）。

西医诊断：①先兆流产；②IVF-ET术后；③双胎妊娠；④亚临床甲状腺功能减退症；⑤妊娠合并贫血。

治法：清热凉血，化瘀止血，滋肾安胎。

处方：

黄芪15g	太子参15g	炒白术10g	黄芩10g
生白芍20g	桑寄生15g	杜仲15g	苎麻根15g
阿胶珠烊化12g	生地黄炭15g	藕节炭15g	仙鹤草30g
炙甘草5g	黄柏6g	制大黄10g	
牡丹皮10g	赤芍10g		

7剂，水煎服，日1剂。

另予三七粉3g、白及粉6g每日吞服收敛止血。

二诊：2014年1月24日

患者诉服药6天后阴道出血量多，色黯，腰酸，腹痛不显，舌脉如前。辅助检查：2014年1月23日子宫附件（经阴道）超声：双活胎，孕囊下方近宫颈口见8.3cm×5.4cm×3.2cm暗区。

处方：在初诊用方的基础上去阿胶珠，生白芍加10g，加焦栀子15g清热凉血。再服7剂。

另予三七粉6g每日吞服，化瘀止血。

三诊：2014年2月7日

患者诉阴道出血渐少，但仍未净，色黯红，大便干。辅助检查：2014年2月5日查血沉43mm/h，前降钙素0.43ng/ml；血常规：白细胞计数8.1×10^9/L，中性粒细胞比例65.6%，血红蛋白90g/L，CRP 9.77mg/L。子宫附件（经阴道）超声：双孕囊，双活胎，宫腔内暗区5.5cm×2.2cm×1.7cm，较前缩小。

处方：在二诊用方的基础上加太子参5g，并加金银花炭15g清热止血，玄参10g、麦冬10g凉血滋阴，怀山药15g益肾健脾。再服7剂。

另予铁皮枫斗晶3g po bid益气养阴生津。

四诊：2014年2月14日

患者诉阴道出血量少，未净，色黯，腰酸缓解，大便略干，无明显腹痛，胃纳可，舌淡红、苔薄，脉细滑。

处方：

黄芪 15g	太子参 20g	炒白术 10g	黄芩 10g
生白芍 20g	杜仲 15g	苎麻根 15g	生地黄炭 15g
藕节炭 15g	仙鹤草 30g	炙甘草 5g	黄柏 6g
制大黄 10g	牡丹皮 10g	赤芍 10g	焦栀子 15g
金银花炭 15g	玄参 10g	麦冬 10g	怀山药 15g
龙骨 15g	煅牡蛎 18g		

7剂，水煎服，日1剂。

五诊：2014年2月21日

患者IVF-ET术后近3个月，刻下阴道偶见咖啡色分泌物，偶有腰酸。辅助检查：2014年2月21日子宫附件（经阴道）超声：宫内双活胎，孕囊下方见4.1cm × 3.6cm × 2.9cm液性暗区。

处方：在四诊用方基础上去杜仲，黄芪减5g，太子参加10g，炒白术加5g，另加墨旱莲15g滋补肝肾，凉血止血。再服7剂。

随访：后予前方加减巩固治疗，胚胎发育正常，孕38周$^{+3}$天剖宫产2女，母女安健。

【按语】本案患者IVF-ET术后两枚胚胎均着床，为双胎妊娠，初诊时已阴道出血近1个月，先后予黄体酮针、阿洛西林针、补肾止血安胎中药等皆不效。《傅青主女科》载："气乃血之卫，血赖气以固。"妊娠血症日久者，气血亏虚，躁急必生邪热。血热下扰血海，迫血下行，以致漏红。胎漏日久，瘀血内阻，又致反复出血，宫内瘀血内积。故以黄芪、太子参、白术等健脾益气，补气之不足；生地黄炭、黄芩、黄柏、牡丹皮等凉血清热，泻火之有余；桑寄生、杜仲、阿胶珠等取寿胎丸之意以安胎；三七粉、白及粉一散一收，止血而无留瘀之弊。二诊患者突发出血量多，何嘉琳教授重用生白芍30g以缓挛急，去阿胶珠恐其火毒，加焦栀子清热解毒以止血。三诊时，该患者在应用抗生素治疗一个疗程后前降钙素水平仍在0.43ng/ml，故予制大黄、金银花炭等清热解毒，预防宫内感染。五诊患者漏红渐止，暗区渐消，增加太子参、炒白术剂量，扶中气、益脾胃、养肝肾以治本，以求血气充沛，胎元稳固。何嘉琳教授指出，中医治疗贵在辨证辨病，同时借助西医检查手段，用药环环相扣，循序渐进，方能获良效。

验案二 **多囊卵巢综合征**

韩某某，女，24岁。

初诊：2022年6月14日

主诉：月经周期不规则伴肥胖1年余。

现病史：患者14岁初潮，月经偶有延后。近1年体重增加12.5kg，月经周期紊乱，2～3个月一行，外院诊断“多囊卵巢综合征”。末次月经2022年6月8日（人工周期来潮），量偏少，痛经（++），血块（+），5天干净。不定期自服二甲双胍及中药调理。孕产史：0-0-1-0（药流1次）。

症见：形体肥胖，胃纳可，夜寐安，偶有烦躁，稍有胃胀，无恶心呕吐。舌红有瘀点、苔薄，脉沉细。

体格检查：身高150cm，体重63kg。妇科检查：外阴正常，阴道畅，宫颈光，子宫前位，大小正常，活动性可，压痛（－），双侧附件区压痛（－）。

辅助检查：2022年4月查性激素：FSH 4.25IU/L，LH 5.87IU/L，E_2 40.77pg/ml，T 1.58nmol/L；B超提示：双侧卵巢呈多囊样改变；胰岛素（0-1-2-3小时，mU/L）：12.08-166.50-110.6-39.4。

中医诊断：月经后期（阳虚痰阻证）。

西医诊断：多囊卵巢综合征。

治法：温阳益气，化痰消滞。

处方：

当归12g	川芎6g	黄精20g	枸杞子12g
香附10g	郁金10g	茯苓15g	泽泻10g
泽兰10g	鸡内金15g	白芥子6g	淫羊藿15g
小茴香6g	艾叶6g	丹参15g	茺蔚子15g
菟丝子15g	北柴胡10g		

14剂，水煎服，日1剂。

二诊：2022年7月12日

患者服药1个月后月经周期转准，2022年7月8日来潮，量偏少，痛经（++），血块（+），现月经已净。舌红有瘀点、苔薄，脉细。

处方：前方加蛇床子6g、覆盆子12g、防风6g温补肾阳，促进卵泡发育。14剂。

三诊：2022年7月26日

患者近3日大便溏稀，一日2～3次，未见清带下，舌淡、苔薄白，脉细。继续补肾活血，调经助孕。

处方：

当归12g	川芎6g	黄精20g	枸杞子12g
香附10g	郁金10g	茯苓15g	泽泻10g
鸡内金15g	白芥子6g	淫羊藿15g	小茴香6g
艾叶6g	丹参15g	菟丝子15g	北柴胡10g
蛇床子6g	覆盆子12g	川牛膝15g	炒白术10g
广木香6g			

14剂，水煎服，日1剂。

四诊：2022年8月16日

患者便溏缓解，偶有小腹刺痛感，似见清带下，舌淡、苔薄白，脉细滑。患者带下之时丈夫外感咳嗽，暂停备孕。月经将至，故予中药活血化瘀，调经止痛。

处方：

当归12g	川芎10g	红花6g	桃仁6g
干益母草30g	醋香附10g	通草5g	炒路路通15g
甘草5g	丹参15g	鸡血藤15g	川牛膝15g
熟地黄12g	砂仁后下3g	北柴胡10g	淫羊藿15g
延胡索15g	没药5g	生蒲黄包15g	

7剂，水煎服，日1剂。

五诊：2022年8月23日

患者2022年8月19日月经来潮，量中等，色红，痛经较之前好转，偶有腹痛，量中。舌淡、苔薄白，脉细。

处方：

当归12g	川芎10g	红花6g	桃仁6g
干益母草30g	醋香附10g	通草5g	炒路路通15g
甘草5g	丹参15g	川牛膝15g	熟地黄12g
砂仁后下3g	北柴胡10g	淫羊藿15g	延胡索15g
没药5g	生蒲黄包15g	大血藤30g	败酱草30g
赤芍15g			

14剂，水煎服，日1剂。

六诊：2022年8月30日

患者末次月经2022年8月19日至25日，痛经（+），血块（+），量中。现月经已净，腹泻、胃胀好转。舌淡、苔薄白，脉细。

处方：

北柴胡10g	焦白术12g	当归15g	川芎15g
黄精20g	枸杞子12g	香附10g	郁金10g
茯苓15g	泽泻10g	泽兰12g	淮小麦30g
鸡内金15g	菟丝子15g	覆盆子10g	白芥子15g
淫羊藿15g	丹参12g		

14剂，水煎服，日1剂。

并嘱患者氤氲之时开始备孕。

随访：患者服中药3个月后体重下降近10斤，月经规则，痛经缓解，2023年1月27日尿妊娠阳性，宣告怀孕。

【按语】本案是典型的多囊卵巢综合征，表现为月经周期不规则、肥胖。患者近1年饮食不节，作息不调，体重急剧上升，脾肾阳虚以致痰湿内生，血行受阻，月经不规则，更难以受孕。初诊以当归、川芎、丹参、泽兰、泽泻调养气血，活血化瘀；加以黄精、菟丝子、枸杞子、茺蔚子等补肾填精；以艾叶、小茴温阳调经；郁金、香附、北柴胡调畅气机，理气疏肝；鸡内金消食化积，白芥子消痞止呕，以健脾助运。服药后体重略减，月经转准，周期30天，但经量仍偏少且痛经严重，故遵前方稍作加减再服药半月。患者出现便溏，原方基础上增加广木香、炒白术以顾护脾胃；经前腹痛，以桃红四物汤、丹参、鸡血藤、川牛膝养血通络化瘀，益母草调畅经血，醋香附、延胡索、没药活血止痛，通草、路路通、砂仁、北柴胡调畅气机，佐以淫羊藿温补肾阳，熟地黄填补肾精，以保经期无虞。服后患者述月经规律，痛经好转，则投以补肾填精温宫，活血助孕为主，药证合拍，循序渐进，方能获得奇效。

验案三 多囊卵巢综合征、妊娠合并血栓前状态

赵某某，女，29岁。

初诊：2022年7月29日

主诉：未避孕未孕1年余。

现病史：患者平素月经周期延长，周期35～90天，经期7天，末次月经2022年7月20日，量偏少，经行第一天痛经明显，伴血块下，经前乳胀。从事小学班主任工作，平素精神压力较大，2020年10月结婚后夫妻性生活正常，未避孕至今未孕。10余年前曾于外院确诊“多囊卵巢综合征”，经药物治疗后月经仍不规则。孕产史：0-0-0-0。夫妻双方染色体正常，丈夫精子正常形态1.9%。

症见：咽干，胃纳佳，易腹胀，夜寐欠安，小便调，大便黏腻。舌质淡红、舌尖红，舌中及舌根部苔微黄厚腻，脉弦滑。

体格检查：体温36.5℃，脉搏78次/分，呼吸18次/分，血压110/60mmHg。身高1.57m，体重45kg；BMI 18.26kg/m^2。妇科检查：外阴正常，阴道畅，宫颈光，子宫前位，大小正常，活动性可，压痛(–)，双侧附件区压痛(–)。

辅助检查：2022年外院查AMH 17.21ng/ml，FSH 4mIU/ml，LH 6mIU/ml，E_2 36pg/ml；胰岛素释放试验：3.02μIU/ml（空腹胰岛素）–81μIU/ml（0.5h胰岛素）—101μIU/ml（1h胰岛素）–22μIU/ml（2h胰岛素）–34μIU/ml（3h胰岛素）；CA125（月经期）219.7U/ml。

中医诊断：①不孕症（脾肾亏虚证）；②月经后期；③痛经。

西医诊断：①女性不孕症；②多囊卵巢综合征；③月经不规则；④痛经。

治法：补肾健脾，调经助孕。

处方：

葛根 30g	石斛[先煎] 10g	怀山药 15g	麦冬 10g
丹参 15g	赤芍 15g	鸡内金 20g	白芥子 15g
黄精 15g	枸杞子 12g	菟丝子 30g	覆盆子 12g
桑椹 15g	女贞子 15g	川续断 15g	五味子 9g
首乌藤 15g	合欢皮 15g	生甘草 3g	砂仁[后下] 5g
郁金 10g			

10剂，水煎服，日1剂。

二诊：2022年8月9日

患者带下较多，色灰白、质稀，伴异味，偶有外阴瘙痒，咽干稍好转，进食后仍感腹胀，胃纳尚佳，夜寐欠安，大便偏黏。妇科检查：外阴充血红肿，阴道壁潮红，阴道畅，内见大量灰白色稀薄分泌物，伴鱼腥味，宫颈光，子宫前位，大小正常，活动性可，压痛(–)，双侧附件区压痛(–)。予碘伏阴道擦洗。舌质淡红、舌尖红，舌中及舌根部苔微黄厚腻，脉细滑。辅助检查：2022年8月9日白带常规：清洁度Ⅱ。

补充诊断：中医诊断：带下病；西医诊断：细菌性阴道炎。

处方：在初诊用方基础上去桑椹、女贞子、川续断，石斛减4g，加茯苓15g、炒谷芽15g健脾化滞和中。再服7剂。

另予中成药清炎洗剂，每次250ml，每日1次，坐浴。

三诊：2022年8月16日

患者自诉灰白色稀薄样带下较前明显减少，无明显外阴瘙痒及异味，咽干好转，胃纳可，进食后腹胀缓解，睡眠转安，二便尚调，舌脉同前。

处方一：在二诊用方基础上去麦冬、赤芍，加炒白芍12g、续断片15g健脾补肾，再服14剂。

处方二：

当归12g	川芎10g	香附10g	桃仁5g
红花5g	川牛膝15g	砂仁后下5g	路路通15g
生甘草5g	益母草20g	北柴胡6g	赤芍10g
淫羊藿10g	鸡血藤12g		

3剂，水煎服，日1剂。月经期服用。

四诊：2022年9月6日

患者末次月经2022年8月23日，经量中等，伴少许血块，行经第一天小腹坠痛，尚可忍受，刻下无明显带下分泌，胃纳佳，夜寐安，无腹胀，小便频多，大便尚可。辅助检查：2022年8月22日查E_2 51.25pg/ml，P 4.51nmol/L。

处方：

葛根30g	怀山药15g	麦冬10g	丹参15g
赤芍15g	鸡内金20g	白芥子15g	黄精15g
枸杞子12g	菟丝子30g	覆盆子12g	五味子9g
首乌藤15g	合欢皮15g	生甘草3g	砂仁后下5g
当归12g	川芎10g	蛇床子6g	白芥子6g
防风6g	北柴胡10g	香附10g	郁金10g

14剂，水煎服，日1剂。

五诊：2022年10月17日

患者末次月经2022年9月29日，经前乳胀，经量较前增多，伴血块，行经第一天小腹坠胀不适，刻下似见拉丝样白带下，色清，无异味，自行监测基础体温上升约0.5℃，胃纳可，夜寐尚安，二便尚调，舌脉同前。氤氲之时已试孕。

处方：在四诊用方的基础上去当归、川芎、蛇床子、白芥子、防风、北柴胡、香附，加炒白芍12g、续断片15g、太子参20g、广木香6g健脾益肾，益气补血助孕。再服7剂。

六诊：2022年11月8日

患者停经40天，小腹隐痛，无阴道出血，舌淡红、苔白，脉细滑尺弱。辅助检查：2022年11月5日hCG 3478.9IU/L，E_2 307.86pg/ml，P 44nmol/L。2022年11月8日hCG 11121.5IU/L，E_2 522.53pg/ml，P 57.31nmol/L；子宫附件（经阴道）超声：宫内早孕（子

宫后位，增大，宫腔内可见形态光整的胚囊，胚囊大小约7mm×11mm×5mm，囊内可见卵黄囊，大小约2mm，囊内未见胚芽；宫颈管厚度正常；双侧卵巢大小正常，内部回声未见明显异常）。

补充诊断：中医诊断：胎动不安；西医诊断：先兆流产。

治以补肾健脾，养血安胎。

处方：

甘草 3g	紫苏梗 5g	陈皮 5g	黄芪 15g
太子参 20g	焦白术 10g	当归 10g	炒白芍 15g
阿胶珠[烊化] 9g	黄芩 10g	砂仁[后下] 5g	川续断 15g
菟丝子 30g	杜仲 15g	桑寄生 15g	巴戟天 10g
苎麻根 15g			

7剂，水煎服，日1剂。

另予地屈孕酮片10mg po bid黄体支持治疗。

七诊：2022年11月16日

患者停经48天，自诉2022年11月13日起阴道少量褐色出血，伴腰酸、小腹隐痛，夜寐尚安，胃纳欠佳，二便尚可。2022年11月14日查hCG 59952.8IU/L，E_2 900.88pg/ml，P 45.9nmol/L；甲状腺功能：TSH 0.9947mIU/L；凝血功能、血小板聚集功能未见明显异常。舌淡红、苔白，脉细滑尺弱。

处方：在六诊用方基础上去当归，炒白芍加15g，加山药20g固肾健脾，加海螵蛸15g、白及粉3g止血安胎，加炒白扁豆20g健脾和胃。再服7剂。

另予地屈孕酮片10mg po bid、黄体酮注射液40mg im qd黄体支持治疗。

八诊：2022年11月22日

患者停经74天，自诉擦拭阴道时仍见少量褐色出血，伴腰酸，偶有小腹隐痛，纳、寐、便可。辅助检查：2022年11月18日查hCG 106643.9IU/L，E_2 1075.05pg/ml，P 113.66nmol/L。2022年11月22日查hCG ＞200000IU/L，E_2 1554.11pg/ml，P 133.04nmol/L；抗核抗体谱、狼疮因子归化比率、抗心磷脂抗体全套、抗β_2糖蛋白1抗体全套无殊。2022年11月17日子宫动脉（经阴道）超声：左侧子宫动脉舒张晚期血流缺失，右侧子宫动脉S/D 7.30；子宫附件（经阴道）超声：宫内早孕，右侧卵巢囊性结构（子宫后位，增大，宫腔偏右侧，可见形态光整的胚囊，胚囊大小约27mm×28mm×19mm，囊内可见卵黄囊，大小约2.6mm，囊内可见长径约6.4mm 的胚芽，原心搏动可见；宫颈管厚度正常；右侧卵巢内见一枚囊性回声，长径约16mm）。

补充诊断：妊娠合并血栓前状态。

处方：在七诊用方基础上去太子参、川续断、巴戟天，加党参15g益气养血，炮姜

5g温通经脉。再服7剂。

另予白及粉3g、三七粉3g吞服。

随访：2022年11月29日孕妇子宫动脉超声：左侧S/D 5.89，右侧S/D 8.81；产科NT三维超声筛查（单胎）：宫内妊娠，单活胎，胎儿颈项部透明层厚度1.5mm，根据胎儿生物学测量，估计孕龄为13周$^{+1}$天。2023年8月16日子宫附件（经腹部）超声：子宫后位，外形光整，宫体大小约4.4cm × 5.0cm × 3.8cm，余未见明显异常。后续随访，胚胎发育正常，孕38周$^{+1}$天顺产1婴。

【按语】多囊卵巢综合征的女性患者中，约40%继发不孕症，为排卵障碍所致。本案患者为多囊卵巢综合征合并不孕症，何嘉琳教授认为，患者多年不孕，精神焦虑，最易伤脾胃，脾胃虚弱，运化失职，不但胃纳欠佳，腹胀，而且血海亏虚而月经后期、量少，久病及肾，肾虚则生育日艰。

《济阴纲目》有云："求子之法，莫先调经。"故孕前期何嘉琳教授主张治以益肾健脾，调经助孕。方中怀山药、葛根、黄精等滋补脾胃以护中州，菟丝子、枸杞子、覆盆子、桑椹、川续断等补益肝肾，丹参、赤芍行气活血，鸡内金、郁金、砂仁理气化湿以促进脾胃运化之职，辅以五味子、首乌藤、合欢皮宁心安神。患者月经周期逐渐转准，何嘉琳教授鼓励患者测量基础体温以监测排卵，指导同房。同时于黄体期加用炒白芍、续断、太子参、广木香等益肾健脾，调补气血之品，助胚胎于胞宫着床。

待患者自然受孕后，则补肾健脾，养血止血以安胎元。方中以太子参、黄芪、焦白术健脾益气，紫苏梗、陈皮、砂仁理气和胃，川续断、菟丝子、杜仲、桑寄生、巴戟天等补肾填精。尤其重用菟丝子30g，《本草汇言》赞其："补肾养肝，温脾助胃之药也。但补而不峻，温而不燥，故入肾经，虚可以补，实可以利，寒可以温，热可以凉，湿可以燥，燥可以润。"寿胎丸等安胎中药中多用菟丝子，亦为此故。超声提示血栓前状态，何嘉琳教授立足"气为血之帅"，以益气温通为大法，加用党参补脾养胃，润肺生津，健运中气，《本草正义》赞其："本与人参不甚相远。其尤可贵者，则健脾运而不燥，滋胃阴而不湿，润肺而不犯寒凉，养血而不偏滋腻，鼓舞清阳，振动中气而无刚燥之弊。"炮姜逐中焦之寒，以助三七、白及化瘀行血之功。气能行血，气行则血行，气血调和则胎自安。

验案四 多囊卵巢综合征

黄某，女，26岁。

初诊：2015年7月14日

主诉：未避孕未孕1年。

现病史：患者2011年结婚后夫妻性生活正常，未避孕1年余未孕，2013年经中药调理后自然怀孕，于2013年10月足月顺产1女，哺乳6个月。2014年7月起备孕二胎，夫妻性生活正常，未避孕1年未孕。患者平素月经周期不规则，其中月经周期延长偏多，周期约28～70天，经期6～7天，末次月经2015年6月29日，经量中等，伴较多血块，偶有痛经，经前乳胀。孕产史：1-0-0-1。夫妻双方染色体正常，丈夫精液检查无殊。

症见：忧思多虑，胃纳可，食后易腹胀，夜寐安，小便调，大便黏腻。舌淡红、苔白润腻，脉沉弦。

体格检查：体温36.7℃，脉搏71次/分，呼吸18次/分，血压116/69mmHg。身高1.65m，体重67kg，BMI 24.61kg/m^2。妇科检查：外阴正常，阴道畅，宫颈光，子宫前位，大小正常，活动性可，压痛（-），右侧附件区压痛（+）。

辅助检查：2014年9月外院查AMH 9.31ng/ml。

中医诊断：①不孕症；②月经后期；③痛经（脾肾亏虚兼有痰湿、气滞证）。

西医诊断：①女性不孕症；②多囊卵巢综合征；③月经不规则；④痛经。

治法：补肾健脾，化湿行气，调经助孕。

处方：

当归 12g	川芎 10g	赤芍 15g	制黄精 20g
枸杞子 12g	香附 10g	郁金 10g	丹参 15g
泽泻 10g	泽兰 10g	淫羊藿 15g	生甘草 3g
川牛膝 15g	鸡血藤 30g	鸡内金 20g	白芥子 15g
茯苓 12g	菟丝子 30g	覆盆子 12g	忍冬藤 30g
车前子[包] 15g	芡实 15g		

14剂，水煎服，日1剂。

二诊：2015年8月25日

患者末次月经2015年8月7日，7天净，经量中等，含较多血块，行经前两日痛经，经前稍乳胀。刻下胃纳欠佳，易食积，小便调，大便黏腻较前好转。辅助检查：2015年8月9日外院性激素六项：FSH 4.12mIU/ml，LH 3.46mIU/ml，E_2 53.92pg/ml，RSA 11.31 μIU/ml，P 0.59ng/ml，T 0.37ng/ml。

处方：在初诊用方的基础上去忍冬藤、车前子、芡实，加石楠叶15g通络益肾，石菖蒲9g化湿开胃，防风6g温煦推动，促进卵泡排出。再服14剂。

三诊：2015年9月8日

患者刻下月经未行，胃纳尚可，食积较前好转，夜寐安，二便尚可。辅助检查：2015年9月8日外院卵泡监测（经阴道）超声：子宫内膜厚7mm，双侧卵巢均未见优势卵泡。

处方：在二诊用方的基础上加茺蔚子15g活血调经。再服14剂。

四诊：2015年9月22日

患者刻下月经仍未行，自诉带下偏多，呈豆腐渣样，颜色淡黄，偶有外阴瘙痒，纳寐尚可，二便尚调。妇科检查：外阴充血红肿，阴道壁潮红，阴道畅，内见大量淡黄色渣样分泌物，宫颈光，子宫前位，大小正常，活动性可，压痛（-），双侧附件区压痛（-）。予碘伏阴道擦洗。辅助检查：2015年9月9日外院性激素：LH 15mIU/ml，E_2 54.22pg/ml，P

0.85ng/ml，提示未排卵。2015年9月22日我院白带常规：清洁度Ⅱ，霉菌少许。

补充诊断：中医诊断：带下病；西医诊断：霉菌性阴道炎。

处方：

当归 12g	川芎 10g	制黄精 20g	枸杞子 12g
香附 10g	郁金 10g	丹参 15g	泽泻 10g
泽兰 10g	淫羊藿 15g	生甘草 3g	川牛膝 15g
鸡血藤 30g	鸡内金 20g	白芥子 15g	茯苓 12g
菟丝子 30g	覆盆子 12g	石楠叶 15g	石菖蒲 6g
益母草 30g			

7剂，水煎服，日1剂。

另予中成药：人胎盘片，每次2片，每日2次（早晚），口服温肾补精，益气养血；涤净洗剂，每次100ml，每日2次（早晚），外洗清下焦湿热。

五诊：2015年10月20日

患者末次月经2015年10月17日，经量中等，血块较前减少，行经第一日痛经，经前乳胀，现月经未净，刻下带下量较前减少，无明显外阴瘙痒。

处方：在四诊用方基础上去泽兰、鸡血藤、益母草。再服14剂。

六诊：2015年11月3日

患者刻下乏力，大便偏稀。辅助检查：2015年11月3日我院卵泡监测（经阴道）超声：子宫内膜厚8mm，右侧卵巢内见大小不等窦卵泡6个，较大者约10mm×10mm×7mm。

处方：在五诊用方基础上加蛇床子6g、防风6g助阳祛湿，促使卵泡生长排出，黄芪15g、太子参20g益气健脾。再服14剂。

七诊：2015年11月17日

患者刻下月经未至，乏力好转，大便偶偏稀。辅助检查：2015年11月9日我院卵泡监测（经阴道）超声：子宫内膜厚6mm，右侧卵巢内见大小不等窦卵泡15个；2015年11月17日我院卵泡监测（经阴道）超声：子宫内膜厚8mm，双侧卵巢未见优势卵泡。

处方：

当归 12g	川芎 10g	制黄精 20g	枸杞子 12g
香附 10g	郁金 10g	丹参 15g	泽泻 10g
淫羊藿 15g	生甘草 3g	川牛膝 15g	鸡内金 20g
白芥子 15g	茯苓 12g	菟丝子 30g	覆盆子 12g
石楠叶 15g	石菖蒲 6g	蛇床子 6g	防风 6g
鸡血藤 15g	益母草 30g	桃仁 6g	

14剂，水煎服，日1剂。

八诊：2015年12月1日

患者刻下月经仍未至，二便无殊。舌脉同前。

处方：在七诊用方的基础上去蛇床子、防风，加泽兰10g活血化瘀调经。再服14剂。

另予戊酸雌二醇片2mg po bid，地屈孕酮片10mg po qd补充激素治疗。

九诊：2015年12月15日

患者末次月经2015年12月10日，经量中等，含血块，经期乳胀较前好转，无明显痛经，现月经未净，呈淋漓状，大便3日未行。

处方：在八诊用方的基础上去泽兰、鸡血藤、益母草、桃仁，加防风6g、甲片3g祛湿通经，何首乌15g、肉苁蓉10g、川牛膝15g益肝肾，润肠通便。再服14剂。

另予来曲唑2.5mg po qd促排卵治疗5天。

十诊：2016年1月12日

患者月经未至，带下呈豆腐渣样，颜色淡黄，伴阴道灼热感，偶有咳嗽，夜寐欠安，二便尚调。妇科检查：外阴充血红肿，阴道壁潮红，阴道畅，内见少量淡黄色渣样分泌物，宫颈光，子宫前位，大小正常，活动性可，压痛（–），双侧附件区压痛（–）。予碘伏阴道擦洗。辅助检查：2016年1月12日我院尿妊娠阴性；白带常规：清洁度 Ⅱ，霉菌少许。

处方：

当归 12g	川芎 10g	制黄精 20g	枸杞子 12g
香附 10g	郁金 10g	丹参 15g	泽泻 10g
淫羊藿 15g	生甘草 3g	川牛膝 15g	鸡内金 20g
白芥子 15g	菟丝子 30g	覆盆子 12g	石楠叶 15g
石菖蒲 6g	甲片[先] 3g	肉苁蓉 10g	川牛膝 15g
忍冬藤 30g	车前子 15g	五味子 6g	

14剂，水煎服，日1剂。

另予戊酸雌二醇片2mg po bid，地屈孕酮片10mg po qd补充激素治疗。

十一诊：2016年3月8日

患者末次月经2016年1月13日，经量中等，伴血块，经期稍乳胀，无明显痛经，刻下停经56天，感心慌，胃脘部不适，稍有恶心欲吐感，大便较硬，腰酸，阴道少量褐色分泌物，未见明显带下，舌淡红、苔薄，脉细滑。辅助检查：2016年2月17日查血hCG 24IU/L，P 52ng/ml；2016年3月1日子宫附件（经阴道）超声：宫内早孕。

补充诊断：中医诊断：胎动不安；西医诊断：先兆流产。

治以补肾健脾，止血安胎。

处方：

太子参 20g	黄芩 10g	炒白芍 15g	川续断 15g
菟丝子 30g	桑寄生 15g	杜仲 15g	苎麻根 15g
生甘草 3g	紫苏梗 5g	陈皮 5g	当归 10g
姜半夏 6g	茯苓 10g		

10剂，水煎服，日1剂。

另予白及粉3g每日吞服收敛止血。

十二诊：2016年3月18日

患者刻下孕2月余，胃纳欠佳，心慌、恶心感稍好转，大便3～4日一行，便质偏干，腰酸，小腹隐痛，偶有少量阴道出血。辅助检查：2016年3月10日查hCG 111936IU/L，P 49ng/ml，E_2 1067pg/ml；甲状腺功能：TSH 1.01mIU/L。2016年3月17日查hCG 175754IU/L，P 115ng/ml，E_2 1388pg/ml；子宫附件（经阴道）超声：宫内早孕，宫腔内见液性暗区11mm×5mm；子宫动脉血流：左侧RI 0.92，右侧RI 舒张期血流缺失。

补充诊断：易栓症。

处方：在十一诊用方的基础上加太子参10g，去姜半夏，加生地黄12g滋补肾阴，川芎6g、赤芍10g、丹参10g活血化瘀止血，砂仁3g、枳壳10g化湿健脾，瓜蒌子15g润肠通便。再服14剂。

另予阿司匹林25mg po tid抗凝，黄体酮针40mg im qd黄体支持治疗。

随访：患者腰酸，小腹隐痛，胃纳可，偶感恶心欲吐，阴道出血渐止，大便转畅，约1～2日一行。2016年4月2日子宫附件（经阴道）超声：宫内早孕，宫腔内未见液性暗区；子宫动脉血流：左侧S/D 4.0，右侧S/D 5.2。后续随访，胚胎发育正常，孕37周$^{+3}$天顺产1婴。

【按语】本案患者为多囊卵巢综合征合并不孕症，表现为月经周期紊乱，形体偏胖，情绪波动等典型症状。何嘉琳教授认为，该患者虽未及四七之年，但历经经、孕、产、乳后肾精、肾气损耗，且其求二胎心切，忧思多虑，肝气郁结，继而引起脾胃虚弱，化源不足，则气血两虚，表现为食后腹胀，便黏，而且月经后期，含较多血块，痛经。

本案难点为患者月经后期已久，且月经周期可延长至两月余。《傅青主女科》谓：“经水出诸肾。”《医学正传》亦云：“经水全赖肾水施化，肾水既乏，则经水日以干涸”。故何嘉琳教授从调理月经入手，注重补益肾脏，肾与脾分别为先、后天之本，故同时补益脾胃，“女子以肝为先天”，疏肝行气化瘀亦是重点。方中枸杞子、淫羊藿、川牛膝、菟丝子、覆盆子滋补肝肾，黄精滋养肾阴，鸡内金、茯苓健脾和胃，川芎、赤芍、当归、丹参、鸡血藤活血化瘀，香附、郁金行气解郁，泽泻、泽兰、车前子、芡实、白芥子利水渗湿，全方共奏补肾健脾，化湿行气，调经助孕之效。其中，在排卵期，何嘉琳教授常使用防风、蛇床子等祛风胜湿药物。《药品化义》云："（防风）气和，味甘微辛，性微温。"《别录》记载："（蛇床子）温中下气，令妇人子脏热……令人有子。"在此取其温煦、推动之性，促进卵泡发育、排出。

孕后则治以补肾健脾，化瘀止血安胎，菟丝子配伍桑寄生、川续断、杜仲、生地黄补肝肾以安胎，黄芩配伍苎麻根清热以安胎，太子参、紫苏梗、陈皮、茯苓补气行气健脾以安胎，川芎、赤芍、丹参活血化瘀以改善血流，促进胚胎发育。

验案五 多囊卵巢综合征

方媛，女，25岁。

初诊：2021年4月16日

主诉：未避孕未孕2年。

现病史：患者14岁初潮，月经周期延长，周期30～40天，经期4～5天，末次月经2021年3月26日，色偏黯，量偏少，含血块，小腹触之凉，无痛经，无乳房胀痛。2019年结婚后夫妻性生活正常，未避孕2年未孕。2020年因"月经失调"至当地医院查性激素：FSH 6.35IU/L，LH 12.04IU/L，RSA 18.07mIU/L，T 2.83nmol/L；B超示多囊样改变。诊断"疑似多囊卵巢综合征"，予"炔雌醇环丙孕酮片"口服3个月，停药后月经周期仍不规则，现求子心切，故来就诊。孕产史：0-0-0-0。夫妻双方染色体正常，丈夫为散打运动员退役，形体肥胖，前向运动精子比例55.43%，A级精子比例7.08%，正常精子比例2.93%。

症见：手足冰凉，情绪易急躁，胃纳佳，夜寐安，二便调。舌暗红、苔白润，脉沉细。

体格检查：体温36.7℃，脉搏70次/分，呼吸18次/分，血压118/66mmHg，身高1.59m，体重50kg，BMI 19.78kg/m^2。妇科检查：外阴正常，阴道畅，宫颈光，子宫前位，大小正常，活动性可，压痛（－），右侧附件区压痛（＋）。

辅助检查：2020年外院性激素：FSH 6.35IU/L，LH 12.04IU/L，RSA 18.07mIU/L，T 2.83nmol/L；B超提示卵巢多囊样改变。

中医诊断：①不孕症；②月经后期（肾虚血瘀证）。

西医诊断：①女性不孕症；②多囊卵巢综合征；③月经不规则。

治法：温肾助阳，活血通经助孕。

处方：

当归 12g	川芎 10g	制黄精 20g	枸杞子 12g
炒白芍 15g	杜仲 15g	桑寄生 15g	菟丝子 15g
巴戟天 10g	小茴香 5g	淫羊藿 15g	黄芩 10g
紫苏梗 5g	陈皮 5g	艾叶 5g	生甘草 3g

7剂，水煎服，日1剂。

二诊：2021年4月23日

患者诉刻下阴道偶有瘙痒不适，带下增多，呈淡黄色，时感小便频急。妇科检查：外阴充血红肿，阴道壁潮红，阴道畅，内见适量淡黄色片状分泌物，宫颈光，子宫前位，大小正常，活动性可，压痛（-），右侧附件区压痛（+）。予碘伏阴道擦洗。辅助检查：2021年4月18日查人型支原体<1万CFU/ml，解脲支原体>1万CFU/ml；2021年4月20日抗米勒管激素14.3ng/ml。

补充诊断：中医诊断：带下病；西医诊断：支原体感染。

处方：

当归 12g	川芎 10g	制黄精 20g	枸杞子 12g
丹参 15g	茯苓 12g	泽泻 10g	淫羊藿 15g
鸡内金 20g	白芥子 15g	姜半夏 10g	海藻 20g
忍冬藤 30g	鸡血藤 15g	益母草 30g	桃仁 6g
生甘草 3g			

14剂，水煎服，日1剂。

另予盐酸多西环素肠溶胶囊100mg po bid抗感染，嘱夫妻双方共同服用，并于本月避孕；予中成药清炎洗剂每日坐浴清热止痒。

三诊：2021年5月10日

患者末次月经2021年5月2日，7天净，色偏黯，量中等，含血块，无痛经。刻下面部小痤疮，无明显瘙痒，阴道瘙痒较前好转，带下量减，无明显尿频、尿急，大便两日一行。妇科检查：外阴正常，阴道畅，宫颈光，子宫前位，大小正常，活动性可，压痛（-），右侧附件区压痛（+）。

处方：在二诊用方的基础上去海藻、忍冬藤、鸡血藤、益母草、桃仁、生甘草，制黄精减5g，加菟丝子15g、覆盆子12g补益肝肾，柴胡10g、龙胆草6g、赤芍15g、茺蔚子15g理气活血。再服14剂。

四诊：2021年6月1日

患者刻下面部小痤疮基本消退，二便尚调。辅助检查：2021年6月1日查人型支原体<1万CFU/ml，解脲支原体<1万CFU/ml。

处方一：在三诊用方的基础上去姜半夏、茺蔚子，加香附10g、虎杖30g、黄芩10g理气通经，清热燥湿，再服7剂。

处方二：

当归 12g	川芎 10g	熟地黄 12g	香附 10g
桃仁 5g	川牛膝 15g	砂仁[后下] 5g	路路通 15g
青皮 6g	生甘草 5g	益母草 20g	北柴胡 6g
赤芍 10g	淫羊藿 10g	鸡血藤 12g	丹参 12g

3剂，水煎服，日1剂。月经期服用。

五诊：2021年6月7日

患者刻下月经未至，余无明显不适。舌脉如常。

处方：

黄芪 15g	焦白术 10g	大血藤 30g	败酱草 30g
重楼 9g	白花蛇舌草 30g	牡丹皮 10g	生地黄炭 12g
山萸肉 10g	薏苡仁 15g	茯苓 12g	泽泻 10g
当归 10g	川芎 10g	生甘草 3g	赤芍 15g
麸炒白芍 15g			

10剂，水煎服，日1剂。

六诊：2021年6月21日

患者末次月经2021年6月9日，6天净，色鲜红，量中等，血块较前减少，偶腰酸。经净后4日行输卵管造影术，刻下阴道有少量鲜红色出血。辅助检查：2021年6月18日输卵管造影：左侧输卵管积水考虑，右侧输卵管通畅。

处方：在五诊用方的基础上去茯苓，加半边莲15g、茯苓皮24g、桂枝6g温经利水，促进输卵管积液排出。再服10剂。

另予中成药：化瘀解毒洗剂100ml隔日灌肠，桂枝茯苓胶囊3粒 po tid活血化瘀畅络。

七诊：2021年7月16日

患者服药后阴道出血渐止，末次月经2021年7月14日，刻下仍未净，色鲜红，含少量血块，余无明显不适。

处方一：在六诊用方的基础上去重楼、牡丹皮、生地黄炭、麸炒白芍、桂枝，加猫爪草15g、枸杞子12g、淫羊藿15g、菟丝子30g温肾养肝。再服10剂。

处方二：在四诊处方二的基础上去丹参，加红花5g、大血藤20g、败酱草20g、茯苓10g、泽泻10g，于月经期再服4剂，因势利导，通利冲任以促孕。

八诊：2021年7月30日

患者刻下似见拉丝样白带下，色清，无异味，纳寐可，二便尚调。嘱氤氲之时试孕。

处方：

黄芪 15g	太子参 20g	焦白术 10g	当归 12g
川芎 10g	熟地黄 12g	砂仁后下 6g	大血藤 30g
败酱草 30g	枸杞子 12g	菟丝子 30g	覆盆子 15g
茯苓 12g	泽泻 10g	淫羊藿 15g	皂角刺 15g
路路通 10g	巴戟天 10g	赤芍 15g	炒白芍 15g
生甘草 3g			

14剂，水煎服，日1剂。

九诊：2021年8月13日

患者刻下小腹有行经感，小腹触之稍凉，无阴道出血，舌淡红、苔薄白，脉细滑。辅助检查：2021年8月12日hCG 25.3IU/L；2021年8月13日E_2 297.95pg/ml，P 151.77nmol/L。

补充诊断：中医诊断：胎动不安；西医诊断：先兆流产。

治以补肾健脾，理气安胎。

处方：

黄芪 15g	太子参 20g	焦白术 10g	当归 10g
炒白芍 15g	阿胶珠 9g	黄芩 10g	砂仁后下 5g
川续断 15g	菟丝子 30g	杜仲 15g	桑寄生 15g
巴戟天 10g	苎麻根 15g	甘草 3g	紫苏梗 5g
陈皮 5g	炒枳壳 10g	艾叶 5g	

14剂，水煎服，日1剂。

另予人胎盘片2片po bid温肾补精安胎。

十诊：2021年8月27日

患者刻下轻度干呕，少量阴道出血，胃纳欠佳，大便欠畅。辅助检查：2021年8月19日hCG 871IU/L。

处方：在九诊用方的基础上去阿胶珠、焦白术、艾叶。再服14剂。

另予地屈孕酮片10mg po bid黄体支持治疗；人胎盘片3片po bid温肾补精，益气养血安胎；白及粉6g、三七粉3g每日吞服收敛止血。

十一诊：2021年9月27日

患者晨起刷牙时恶心欲吐，日间时有干呕，胃纳好转，阴道仍有少量出血，大便转调，夜寐欠安。辅助检查：2021年9月3日子宫附件（经阴道）超声：胚芽6mm，子宫动脉血流左侧RI 0.82，右侧RI 0.83；2021年9月27日子宫附件（经阴道）超声：宫腔内见2.6cm×2.3cm×1.3cm暗区。

处方：在十诊用方的基础上去焦白术、当归、阿胶珠、川续断、杜仲、巴戟天、炒枳壳、艾叶，炒白芍改生白芍15g，菟丝子减18g，加生地黄炭12g、藕节炭15g、仙鹤草30g、焦栀子10g止血安胎，加龙骨15g、煅牡蛎18g敛阴潜阳助眠。再服10剂。

另予白及粉6g、三七粉3g每日吞服收敛止血。

随访：上方加减再服7剂，2021年10月15日产科NT三维超声筛查（单胎）：宫内妊娠，单活胎，胎儿颈项部透明层厚度1.4mm，根据胎儿生物学测量，估计孕龄为13周$^{+1}$天。后续随访，胎儿发育正常，孕38周$^{+1}$天顺产1婴。

【按语】本案患者为多囊卵巢综合征性不孕症，合并月经后期、月经过少。《女科要旨》云："妇人无子，皆因经水不调……种子之法，即在于调经之中。"中医学主张"调经种子"之说。该患者先天之肾虚损，自初潮起已月经周期延长多年，肾虚不能鼓动冲任之气血运行，致胞宫气滞血瘀，故伴经量少、行经血块、小腹凉、手足凉。

何嘉琳教授以寿胎丸合胎元饮加减，方中制黄精、枸杞子、菟丝子、桑寄生、巴戟天、杜仲、淫羊藿均为补肾固本之要药，配以小茴香、艾叶、当归、川芎温经散寒，养血活血通络，黄芩、紫苏梗、陈皮理气健脾，气行则血行，甘草调和诸药，共奏补肾助阳，活血通经之功效。同时，何嘉琳教授以西医学的手段辅助诊治，并于患者行输卵管造影术前及术后加用大血藤、败酱草、白花蛇舌草、牡丹皮、生地黄炭、重楼等清热活血解毒药物预防感染；针对其左侧输卵管积水，予半边莲、茯苓皮、桂枝温通利水以促进输卵管积液排出，辅以灌肠及活血化瘀中成药以提升输卵管受孕能力，改善胞宫环境以待氤氲之时试孕。

孕后则应用何氏益肾健脾安胎方，菟丝子配伍桑寄生、川续断、杜仲补肝肾以安胎，黄芩配伍苎麻根清热以安胎，太子参、焦白术、黄芪、紫苏梗、陈皮、砂仁补气行气健脾以安胎，炒白芍、当归补血养血以安胎。

验案六 多囊卵巢综合征

李某某，女，32岁。

初诊：2021年12月28日

主诉：未避孕未孕4年余。

现病史：患者2017年结婚后夫妻性生活正常，未避孕4年余未孕，2018年曾于外院确诊"多囊卵巢综合征"，行卵泡监测提示不排卵。患者平素月经周期延长，周期40～50天，经期5～6天，末次月经2021年11月13日，经量中等，无血块，伴腰酸，无明显痛经，经前无乳胀。孕产史：0-0-1-0。2015年主动人流。

症见：胃纳佳，夜寐欠安，二便调。舌红苔白，脉沉细。

体格检查：体温37.0℃，脉搏76次/分，呼吸20次/分，血压130/72mmHg，身高1.63m，体重55kg，BMI 20.70kg/m²。妇科检查：外阴正常，阴道畅，宫颈光，子宫前位，大小正常，活动性可，压痛（－），右侧附件区压痛（＋）。

辅助检查：2019年8月外院输卵管造影：双侧输卵管通畅；2021年1月外院AMH 7.52ng/ml，3小时胰岛素31.94μIU/ml，HPV阴性。

中医诊断：①不孕症；②月经后期（肝肾阴虚证）。

西医诊断：①女性不孕症；②多囊卵巢综合征；③月经不规则；④胰岛素抵抗。

治法：滋补肝肾，活血通经。

处方：

北柴胡 6g	龙胆草 6g	丹参 15g	赤芍 15g
干益母草 30g	桃仁 6g	茜草 15g	郁金 10g
鸡内金 20g	白芥子 15g	菟丝子 30g	茯苓 12g
泽泻 10g	黄芩 10g	虎杖 30g	五味子 6g
首乌藤 15g	浙石斛^先煎 6g	川牛膝 15g	生甘草 5g
枸杞子 12g			

7剂，水煎服，日1剂。

二诊：2022年1月4日

患者末次月经2022年1月1日，刻下月经第4天，经量中等，无血块，时有腰酸，无痛经及乳胀，胃纳可，睡眠欠佳，二便尚调。辅助检查：2021年12月29日性激素：E_2 233.23pmol/L，LH 3.54IU/L，FSH 2.71IU/L。

处方：在初诊用方基础上去干益母草、桃仁、茜草、浙石斛、川牛膝，加覆盆子12g、女贞子12g滋补肝肾，加合欢皮10g加强安神之效。再服14剂。

三诊：2022年1月18日

患者刻下似见拉丝样白带，色清，无异味，胃纳佳，仍有夜寐欠安，小便调，大便稀溏，一日2～3行。

处方：在二诊用方基础上去龙胆草、黄芩、女贞子，加酸枣仁12g、制远志6g安神助眠，加蛇床子6g、淫羊藿15g温肾助阳，促卵泡生长、排出。再服20剂。

嘱其氤氲之时试孕。

四诊：2022年2月8日

患者刻下睡眠转安，大便转调，稍溏，无阴道出血，无明显小腹隐痛。辅助检查：2022年2月6日外院尿妊娠（＋）。

补充诊断：中医诊断：胎动不安；西医诊断：①先兆流产；②具有不孕症史的妊娠

监督。

治以补肾健脾安胎。

处方：

黄芪 15g	焦白术 10g	炒白芍 15g	阿胶珠烊化 9g
黄芩 10g	砂仁后下 5g	川续断 15g	杜仲 15g
巴戟天 10g	苎麻根 15g	甘草 3g	紫苏梗 5g
陈皮 5g	太子参 15g	当归 12g	桑寄生 15g
菟丝子 15g			

7剂，水煎服，日1剂。

后续在四诊用方基础上加减再服数日，随访胚胎发育正常，孕38周$^{+1}$天顺产1婴。

【按语】叶天士在《临证指南医案》中曾云："女子以肝为先天。"肝藏血，女子以血为本。本案患者肝血不足，则冲任二脉无以滋养，冲脉无以承纳肝血下注胞宫，故见月经后期。肝喜条达而恶抑郁，该患者未避孕未孕已4年余，生育压力大致情志不畅。《傅青主女科·种子》记载："其郁而不能成胎者，以肝木不舒……则胞胎之门必闭。"故兼见夜寐欠安。

何嘉琳教授据"肾主生殖""肝肾同源"理论，治以滋补肝肾，活血通经，用菟丝子、川牛膝、枸杞子、五味子补益肝肾，石斛滋阴生津，鸡内金、茯苓健脾益气，北柴胡、郁金行气，促血液运行，丹参、赤芍、干益母草、桃仁、茜草活血化瘀，虎杖、泽泻、白芥子利水渗湿，龙胆草、黄芩清热燥湿，首乌藤宁心安神。并于排卵期、黄体期加用蛇床子、淫羊藿温肾助阳，鼓动卵泡生长、排出，并加用酸枣仁、制远志加强安神助眠之力。

第二节　卵巢储备功能减退

一、西医概述

卵巢储备功能减退（diminished ovarian reserve，DOR）是由于卵母细胞的数量减少和（或）质量下降，导致卵巢功能不足，引起生育能力下降，同时伴有抗米勒管激素（AMH）水平降低、窦卵泡计数（antral follicle count，AFC）减少、基础FSH水平升高。DOR分为与高龄相关的生理性DOR和与年龄不相符的病理性DOR两类。

（一）病因病机

DOR的病因复杂，目前认为主要与年龄、遗传、医源性因素、自身免疫、感染、环境及社会心理等因素相关。以上病因主要通过基因组DNA突变（FMR1）、基因多态性（如GDF9和FSHR等）、表观遗传因素改变、卵巢微环境改变、卵巢血供受阻、氧化应激损伤、卵泡池衰竭等机制导致卵巢储备能力下降。

（二）西医诊断

1. AMH＜1.1ng/ml AMH由卵巢内窦前卵泡和小窦卵泡的颗粒细胞分泌，从胎儿时期开始分泌，18岁时达到峰值，随后分泌量逐渐下降，直至50岁左右停止分泌。它可抑制原始卵泡的募集，准确反映窦卵泡池的大小；AMH水平在月经不同时间段的波动较小，任意时间都可检测；AMH水平与年龄、FSH、AFC有很好的相关性，故而目前认为其是反映卵巢储备功能最可靠的指标之一。

2. 两侧卵巢AFC＜5～7个 AFC指月经第2～4天双侧卵巢的卵泡（直径2～10mm）数，与年龄、基础FSH呈负相关，是预测卵巢储备功能的另一较为可靠的指标，检测方便、结果即时、成本低。但AFC的检测依赖操作者的技术与经验，受人为因素影响较大。

3. 基础FSH和E_2 连续2个月经周期的基础 FSH≥10U/L；基础E_2不单独作为DOR的指标，但有助于解释基础FSH而用于筛查DOR。基础FSH和E_2水平指自然月经周期第2～4天的血清测定结果，推荐同时测定用于评估。DOR情况下，基础E_2水平减低，但是FSH升高可刺激颗粒细胞分泌E_2，导致E_2水平短暂性升高。基础E_2＞80pg/ml（293.8pmol/L）者，其妊娠率较低。但E_2水平容易受到卵巢囊肿、药物等的影响，波动性大，需注意鉴别。

35岁以上试孕超过6个月未成功妊娠的女性，需要进行卵巢储备功能评估检测。

年龄是评估卵巢储备的重要直观指标，成年女性卵巢储备功能随年龄增加而自然减退。当女性年龄≥35岁时，其不孕症和自然流产风险显著增加，而卵泡数量、卵泡对促性腺激素的反应能力、妊娠率和活产率显著下降，但个体之间差异很大。

（三）西医治疗

1. 生理及生活方式的干预 健康饮食、规律运动、缓解压力等。建议有卵巢功能减退的患者或有家族遗传基因携带的患者尽早生育；无生育要求的患者进行避孕，避免人工流产。

2. 药物治疗

（1）激素治疗：通过周期性补充雌、孕激素建立人工月经周期。常用药物如雌二醇片/雌二醇地屈孕酮片（芬吗通）等。

（2）脱氢表雄酮（dehydroepiandrosterone，DHEA）：DHEA可在外周转化为更有活性的雄激素或雌激素，促进卵泡的生长，提高卵母细胞质量。

（3）生长激素（growth hormone，GH）：GH可直接作用于下丘脑-垂体-卵巢轴，通过激活IGF-1的生成及激活三羧酸循环中酶的表达，改善卵母细胞功能。

（4）辅酶Q10：辅酶Q10可通过减少细胞凋亡等方式改善DOR。

3.辅助生殖技术的运用 对于有生育要求的DOR患者，若3～6个月未避孕未孕，建议进行生殖评估，尤其是对于年龄＞35岁的DOR患者，可以积极采用辅助生殖技术助孕。

二、何嘉琳诊治思路与特色

（一）中医病因病机

中医学虽无卵巢储备功能减退病名，但根据其临床表现，可归属于“月经先期”“月经后期”“闭经”“血枯”“经水早断”“不孕”等范畴。《素问·上古天真论》云：“女子七岁，肾气盛，齿更发长；二七而天癸至，任脉通，太冲脉盛，月事以时下，故有子……七七，任脉虚，太冲脉衰少，天癸竭，地道不通，故形坏而无子也。”肾主藏精而寓元阳，为水火之脏，天癸之源，冲脉之本，气血之根，主生殖而系胞脉。作为先天之本，肾阴、肾阳是维持机体及其他脏腑之阴阳的本源。各脏腑之阴，皆赖肾阴以滋养；各脏腑之阳，皆靠肾阳以温煦。肾脏功能的盛衰，关系到其他脏腑的盛衰，亦对人体生长、发育、衰老、生殖起着决定性作用。因此何嘉琳教授认为，卵巢储备能力下降以肾虚为本，常累及心、肝、脾、冲任。

1.肾虚 肾藏精，主生殖，肾精充盛与女子经、带、胎、孕密切相关。房劳不节、劳逸失司或素体禀赋不足，均可导致肾精亏虚，天癸乏源，精亏血少，冲任、胞宫失养，于是出现月经量少、月经后期、闭经、带下量少，严重者可致不孕。

2.冲任亏虚，瘀血阻滞 冲任为“十二经脉之海”“血海”，冲任气血充盈，是月经来潮和正常胎孕的生理条件。久病、素体亏虚等导致无力行血，气虚血瘀，瘀血阻滞冲任，冲任血瘀，新血不生，于是出现月经量少、闭经、不孕等。

3.心、肝、脾功能失调 情志不遂、思虑过度等伤及心、肝、脾，心气受阻，肝气郁结，脾失健运，冲任、胞宫气血受阻，经血不能下达，终致闭经或不孕。

（二）诊治心得

对于本病的治疗，何嘉琳教授重视孕前调理，以“补肾填精”为治疗大法，佐以活血通滞、调理他脏，同时注重生活方式调摄，孕后主张积极保胎。

1.孕前培育根基以种玉

（1）补肾填精：女子以血为本，以血为用。经、带、胎、产等生理活动皆耗阴血，故妇人易处于血不足而气有余的生理状态之中。肾中所藏之阴精最易亏耗，肾阴、精血不足，冲任血虚，血海不能按时满溢，可致月经后期、月经过少、闭经；胞宫、胞脉失养，可致不孕、胎动不安、滑胎；阴虚火旺，则易出现潮热、盗汗、烦躁易怒等。何嘉琳教授以大补阴丸为基础，熟地黄、龟甲滋阴潜阳，壮水制火以培本；黄柏苦寒泻相火以坚阴；知母苦寒质润，上清肺热，下制肾水，配以山萸肉、女贞子、枸杞子、五味子、肉苁蓉、覆盆子等滋补肾阴。同时，崇“阴中求阳”“阳中求阴”之大法，酌情加入补骨脂、淫羊藿、胡芦巴、巴戟天、菟丝子、鹿角胶、蛇床子等温补肾阳，以求“阳得阴助而生化无穷，阴得阳升而泉源不竭”。

何嘉琳教授认为，草木皆为无情之品，不能治精亏顽疾。阿胶、龟甲胶、鹿角胶、鳖甲胶等血肉有情之品在扶正补虚、调整阴阳、补益气血方面更胜一筹。阿胶味甘，性平，归肺、肝、肾经，具有补血、滋阴、润肺、止血的功效，正如成无己所云：“阴不足者，补之以味，阿胶之甘，以补阴血。”龟甲胶滋阴、补血、止血，《本草汇言》言其“主阴虚不足，发热口渴，咳咯血痰，骨蒸劳热，腰膝痿弱，筋骨疼痛，寒热久发，疟疾不已，妇人崩带淋漏，赤白频来，凡一切阴虚血虚之证，并皆治之。”鹿角胶温补肝肾，益精养血，《本草汇言》言其“壮元阳，补血气……生精髓，暖筋骨之药也……前古主伤中劳绝，腰痛羸瘦，补血气精髓、筋骨肠胃。虚者补之，损者培之，绝者续之，怯者强之，寒者暖之，此系血属之精，较草木无情，更增一筹之力矣。”故常嘱患者用胶类熬膏口服。

（2）调养心、肝、脾：患者因卵巢功能下降和生育的双重压力，容易忧郁，焦虑不堪，常常表现为烦躁易怒、失眠焦虑、月经紊乱等。思伤脾、悲伤心、郁伤肝，久病及肾，情志因素无形中加重了卵巢功能下降的症状。对于此类患者，何嘉琳教授临证时在滋肾填精的基础上注重养心清心、安神定志，常选用酸枣仁、远志、知母、莲子心等清心安神之品。对阴虚阳亢、心肾不交者，常加用黄连阿胶汤；脾肾阳虚者，治宜补肾健脾，益气养血，常选用傅山益经汤合仲景甘麦大枣汤加减；痰湿阻滞、心肾不交者，常合用《外台秘要》定志丸。经辨证论治，或和缓肝急，或清心除烦，或交通心肾，处方灵活细致，每获佳效。

（3）注重生活方式调摄：《素问·上古天真论》载：“食饮有节，起居有常，不妄作劳，故能形与神俱，而尽终其天年，度百岁乃去。”何嘉琳教授临床治疗本病强调慎起居、节饮食、畅情志，患者应遵循自然界变化规律，在日常生活中做到饮食有节制，作息有规律，运动不过极，注重精神调养，劳逸结合。对于有生育要求的患者，应提前3～6个月进行调理，并顺应四时节律早入眠。

2.孕后补肾健脾以固胎 “肾主生殖”，故何嘉琳教授认为，卵巢储备功能减退的患者，于确认怀孕之初即需积极保胎，预培脾肾以安护胎元，不可待见胎动不安、胎漏等才行保胎。临床上常需安胎至前堕胎之期，再稳固一二周后，或至妊娠三个月方能些许安心。

“夫胎以阳生阴长，气行血随，营卫调和，则及期而产，若或滋养之机少有间断，则源流不继而胎不固矣。”（《景岳全书·妇人规》）肾为先天之本，以系固胎元，肾虚则胎系不固，脾为后天之源，以化生气血，脾虚则滋养无源，故安胎重脾肾。何嘉琳教授以补肾健脾固冲为安胎大法，并随证辨治，常用何氏安胎饮加减，药物组成：党参、炒白术、杭白芍、菟丝子、桑寄生、苎麻根、杜仲、阿胶珠、黄芩、山药、墨旱莲、炙甘草。全方益肾健脾，平补阴阳。肾阳虚者加鹿角片、巴戟肉、肉苁蓉；肾阴虚者加女贞子、墨旱莲、熟地黄、桑椹；脾虚者加炙黄芪、太子参；兼血栓前状态加当归、川芎、丹参。

三、医案实录

验案一 卵巢早衰之不孕症

周某，女，35岁。

初诊：2022年1月4日

主诉：未避孕未孕5年，月经周期紊乱1年。

现病史：患者结婚5年，婚后夫妻同居，性生活正常，未避孕未孕至今。2017年外院诊断卵巢早衰，拟试管助孕。2020年查FSH 67U/L，窦卵泡计数2个。平素月经周期不规则，5～6/28～60天，近1年需人工周期转经，量少。LMP：2021年12月25日。孕产史：0-0-0-0。

症见：腰膝酸软，平素情绪欠佳，乏力明显，偶有腹泻，胃纳可，小便无殊，舌红、苔薄白，脉弦滑。

体格检查：生命体征平稳，查体无殊。妇科检查：已婚未产式，阴道畅，子宫及附件无明显压痛。

中医诊断：①不孕症（肾气虚证）；②月经后期。

西医诊断：①女性不孕症；②卵巢早衰。

治法：补肾填精，调经助孕。

处方：

太子参20g	炒白术10g	五味子9g	菟丝子15g
覆盆子12g	当归12g	川芎6g	首乌藤15g
枸杞子12g	肉苁蓉12g	淫羊藿15g	葛根30g
怀山药5g	郁金10g	蛇床子6g	防风5g
巴戟天6g	广木香6g		

7剂，水煎服，日1剂，分2次温服。

二诊：2022年1月18日

LMP：2021年12月25日，月经量少，伴腹泻，患者本周期黄体期促排，现患者腰酸仍有，偶有乏力，情绪不佳，腹泻改善，胃纳可，小便无殊，舌红、苔薄白，脉弦滑。

处方：上方去太子参，加党参20g。7剂。

三诊：2022年1月25日

上周期促排未见卵泡发育。现腹泻已愈，腰酸偶有，稍有怕冷，情绪欠佳，胃纳一般，舌脉同前。

处方：

党参20g	炒白术10g	五味子9g	菟丝子30g
覆盆子12g	当归10g	川芎6g	枸杞子12g
肉苁蓉12g	淫羊藿15g	香附10g	葛根30g
山药15g	郁金10g	蛇床子6g	防风6g
广木香10g	仙茅10g	干姜5g	

14剂，水煎服，日1剂，分2次温服。

四诊：2022年2月8日

LMP：2022年1月24日，月经期仍偶有腹泻，现乏力改善，月经后便溏，胃纳可，舌淡红、苔薄白，脉弦滑。

处方：上方去仙茅，加茯苓10g、陈皮5g。14剂。

五诊：2022年3月1日

LMP：2022年3月1日，经期腹泻较前好转，仍有腰酸，下腹坠胀，胃纳可，舌淡红、苔薄白，脉弦滑。

处方：

党参20g	炒白术10g	五味子9g	菟丝子30g
覆盆子12g	当归10g	川芎6g	枸杞子12g
肉苁蓉12g	淫羊藿15g	香附10g	葛根30g
山药30g	郁金10g	蛇床子6g	防风6g
广木香10g	干姜5g	茯苓10g	陈皮5g

14剂，水煎服，日1剂，分2次温服。

六诊：2022年3月15日

患者目前症状较前相仿，舌脉同前。

处方：上方去防风、郁金。14剂。

七诊：2022年3月29日

LMP：2022年3月29日，量较前稍增多，腰酸缓解不明显，无痛经、血块，舌淡红、苔薄白，脉弦滑。

处方：

党参20g	炒白术10g	五味子9g	菟丝子30g
覆盆子12g	当归10g	川芎6g	枸杞子12g
肉苁蓉12g	淫羊藿15g	香附10g	葛根30g
怀山药30g	蛇床子6g	广木香10g	干姜10g
石楠叶15g	黄精20g		

14剂，水煎服，日1剂，分2次温服。

八诊：2022年5月24日

LMP：2022年5月19日，经期腰酸较初诊好转明显，月经量增多，二便无殊，胃纳可，舌淡红、苔薄白，脉弦滑，月经第3天查生殖激素：FSH/LH：25/7，$E_2 < 10$pg/ml。

处方：

党参20g	炒白术10g	五味子9g	菟丝子30g
覆盆子12g	当归12g	川芎10g	枸杞子12g
肉苁蓉12g	淫羊藿15g	山药30g	郁金10g
广木香10g	干姜5g	黄精15g	鸡血藤30g
蛇床子6g	防风6g	川续断15g	

14剂，水煎服，日1剂，分2次温服。

九诊：2022年6月7日

患者经间期未见腰酸，偶有乏力，舌脉同前。近日卵泡监测可见数枚卵泡，较大卵泡约1.0cm×1.0cm，排卵期可及拉丝状白带。

处方：

党参20g	炒白术10g	五味子9g	菟丝子30g
覆盆子12g	当归12g	川芎10g	枸杞子12g
肉苁蓉12g	淫羊藿15g	山药30g	郁金10g
广木香10g	干姜6g	黄精15g	鸡血藤30g
蛇床子6g	防风6g	川续断15g	仙茅15g
丹参15g			

14剂，水煎服，日1剂，分2次温服。

十诊：2022年6月28日

LMP：2022年6月24日，月经量一般，但较前增加明显，月经第3天查FSH/LH 12.82/4.45，E_2 37.26pg/ml。患者FSH水平较前下降，雌激素水平升高。

处方：上方去鸡血藤、仙茅。14剂。

随访：患者2022年10月自测尿妊娠试验阳性，经中药保胎治疗，足月分娩。

【按语】卵巢早衰（premature ovarian failure，POF）是指卵巢功能衰竭所导致的40岁之前即闭经、促性腺激素水平升高（FSH＞40 U/L）和雌激素水平降低，并伴有不同程度的低雌激素症状的现象。不同于正常女性的自然绝经，POF不仅影响患者的生育力、心理健康及生命质量，而且对骨骼、心血管、泌尿生殖系统和认知等神经系统健康造成严重影响。西医常采用激素替代治疗，但对于有生育要求的女性，往往仅可寻求辅助生殖技术的帮助，治疗十分有限。

中医学中没有"卵巢早衰"这个病名，根据其临床症状，可将其归属于中医学"闭经""血枯""血膈"等范畴。何嘉琳教授认为，本病主要与肾、肝、脾三脏关系密切。肾主生殖，肾气的强与衰决定了月经的行止，所以卵巢功能衰退与肾的关系最为密切。本病的发生与肝、脾也有关。任何情志的变化和过重的压力均可影响肝的疏泄功能，使气机不畅，气血瘀滞，经络不通，血海不能按时满溢，故出现月经稀发或闭经。脾为气血生化之源，脾虚则气血不足，血海干枯，必然导致月经数月一行，难以受孕。本案患者长期不孕，素体肾气亏虚，伴有腰酸、乏力等症状，故孕前予菟丝子、覆盆子、枸杞子、肉苁蓉、淫羊藿、川续断、黄精等药物滋补肾阴，填补肾阳；同时辅以健脾益气药物，如党参、炒白术等，促进气血运行。该患者长期不孕，情志抑郁，何嘉琳教授在缓解患者紧张情绪的同时，给予患者精神鼓励和安慰，疏导患者悲观情绪，并于主方中加入郁金、广木香等药物疏肝理气，治疗时结合月经周期分别论治，经前期以补肾健脾益精为主，经期以补肾活血疏肝为主，整体从"肝、脾、肾"三脏论治，共奏滋水育肾助孕之效。

第三节　黄体功能不全

一、西医概述

黄体功能不全（luteal phase deficiency，LPD）是指排卵后形成的黄体分泌孕激素不足，或黄体过早萎缩，致子宫内膜分泌不足，临床上可导致月经频发、经间期出血、异常子宫出血、复发性流产、先兆流产等。

近年来，在辅助生育的控制性超排卵中，由于促性腺激素释放激素激动剂可抑制下丘脑–性腺轴，取卵前hCG针的使用，可抑制内源性促黄体生成素分泌，引起孕酮分泌不足，另外，取卵过程中黄体颗粒减少等因素，使得辅助生育过程中患者的黄体功能不足较为常见。

（一）病因病机

黄体功能不全的确切病因尚未完全明确，主要包括以下几点。

1.卵泡发育和黄体形成缺陷 卵泡期由于卵泡刺激素缺乏，使得卵泡发育缓慢，导致黄体发育不良；而在卵泡成熟后，由于促性腺激素排卵峰分泌不足，从而造成形成黄体的功能减弱，出现黄体形成缺陷，使得黄体无法产生孕激素，并维持孕激素水平。

2.促性腺激素分泌不足 促卵泡生成素由垂体分泌，受下丘脑促性腺激素释放激素控制，具有促进卵泡发育、增加颗粒细胞对黄体生成素反应性的作用，有利于维持排卵后黄体形成；促黄体生成素可与促卵泡生成素协同刺激卵巢分泌雌激素，促进卵泡发育成熟并排卵。垂体前叶功能减退造成促性腺激素分泌减少，使得黄体形成受阻，激素分泌水平降低，即发生黄体功能不全。

3.血清泌乳素水平异常 泌乳素具有调节卵巢功能，维持妊娠黄体，促进胎儿生长发育的功能。孕激素能促进泌乳素的释放，而泌乳素又可促进孕激素产生及黄体功能维持，泌乳素水平过高或过低都可导致黄体功能不全。妊娠早期泌乳素水平过低导致孕激素分泌减少，造成黄体维持不足，诱发流产；严重的高泌乳素血症通过负反馈抑制下丘脑释放促性腺激素，进而出现黄体功能不全。

4.自主神经功能紊乱 自主神经与女性下丘脑－垂体－卵巢轴（HPOA）直接相关，压力会通过HPOA轴抑制卵巢激素分泌，身体压力、身体疼痛及精神压力造成自主神经功能紊乱，可抑制卵巢功能，导致黄体功能不全 。

5.卵巢疾病 卵巢炎症，或自身免疫性疾病、良性肿瘤、卵巢癌、子宫内膜异位症等都可导致女性卵巢分泌卵泡刺激素及黄体生成素的功能下降，进而影响卵泡发育，导致黄体功能不全。

（二）西医诊断

黄体功能不全的诊断标准主要包括以下几点：①临床表现：月经不调，孕早期流产或不孕，排除先天性器官发育异常及畸形；②基础体温：连续3次月经周期基础体温双相，但排卵后，温度上升缓慢≥3天，或高温相≤11天，或高低温差＜0.3℃，或高温期波动＞0.1℃；③排卵后第7天或基础体温上升第7天，孕酮＜10ng/ml；④子宫内膜病理（诊刮于经前1～3天或经行12小时内进行）：内膜时相推迟或提前2天以上，或内膜腺体分泌不足，或呈A–S反应，内膜剥脱不全。

具备①，且②③④中的任何两项或三项均有，即可诊断为LPD。

（三）西医治疗

1.黄体补充治疗 黄体期补充孕酮可延长黄体寿命，并利于子宫内膜向分泌期转化，同时可抑制宫缩。对于进行辅助生殖的不孕患者，由于其治疗过程存在以下环节：

①超促排卵过程中使用促性腺激素控制性促卵泡生长，多卵泡导致高雌激素水平，可诱发黄体溶解；②在垂体降调节这一环节中使用GnRH激动剂，使得多卵泡生长发育具有同步性，而且减少内源性LH峰的提早发生；③在取卵术中对卵母细胞卵丘复合物颗粒细胞的负压抽吸，造成黄体颗粒细胞减少。以上步骤均可致黄体功能不全，降低妊娠率，增加流产率。故在辅助生殖患者中，黄体支持疗法常为基础治疗。常用药物有hCG针、微粒化黄体酮、地屈孕酮等。

2.诱发排卵治疗 黄体功能不全的主要病因之一为自发排卵功能差，故诱发排卵有助于加强黄体功能。目前使用较多的促排卵药物有枸橼酸氯米芬、来曲唑、促性腺激素、促性腺激素释放激素等。

3.刺激黄体治疗 hCG是一种可有效促使黄体寿命延长的常用药物，但在超促排卵过程中，无论是应用GnRH激动剂或拮抗剂的超促排卵，均可导致黄体功能不全的并发症，黄体支持时使用hCG有导致或加重卵巢过度刺激的危险。

4.针对黄体血供治疗 针对LPD患者的黄体血供减少，有学者使用维生素E（600mg/d），L-精氨酸（6g/d）或hCG（2000IU/d），可降低黄体血流阻力，改善黄体血供，提高黄体中期孕酮水平，从而治疗黄体功能不全。

二、何嘉琳诊治思路与特色

（一）中医病因病机

黄体功能不全在中医古籍中并没有相关记载，根据临床表现，可将其归属于“月经不调”“不孕”“胎漏”“胎动不安”等范畴。《素问·上古天真论》云：“二七而天癸至，任脉通，太冲脉盛，月事以时下，故有子。”肾气盛衰主宰女子月事与生殖功能。黄体功能不全究其主要病机为肾虚，尤其是肾阳虚导致冲任不固。《傅青主女科》载：“夫寒冰之地，不生草木；重阴之渊，不长鱼龙。”肾中阳气不足，黄体期阳气难以升发，故难及重阳状态，难以孕育；阳气不展，黄体不健，故月经先期而至。肾下系胞胎，肾阳不足，冲任失煦，受孕有阻；而孕后胞脉失养，胎元失固，故出现胎漏，胎动不安。病程日久，肾虚还可夹杂他邪，故除肾阳虚外，还可见脾肾阳虚、肾虚夹瘀血、肝郁肾虚等证型。

（二）诊治心得

对于黄体功能不全，中医治疗既要辨证，也要辨病，根据调经、助孕、安胎的不同需求，有的放矢。其治疗需结合月经周期不同阶段，以及孕前、孕后，分期治疗。

1.孕前病证结合，补肾调经 西医之病往往为将主诉、病史、辅助检查结合后得出的诊断之名，而中医之证往往指疾病过程中某一阶段的疾病状态，具有动态化、个体化的特点。何嘉琳教授诊治疾病注重病证结合，辨证基于四诊八纲，用中医手段诊治西医疾病，疗效卓著。

针对黄体功能不全临床常见证型制定不同治法：①肾阳不足证，治宜补肾温阳固冲；②脾肾两虚证，治宜健脾温肾调冲；③肝郁肾虚证，治宜补肾疏肝调冲；④肾虚血瘀证，治宜补肾化瘀调冲。

同时根据月经周期不同阶段，即经期、卵泡期、排卵期和黄体期，采用不同的治法和方药，经期温通冲任，祛瘀生新；卵泡期养血填精助生发；排卵期益肾助阳促转化；黄体期温肾健脾维黄体，佐理气畅络之药。

2. 孕后固肾安胎，衷中参西 肾藏精，为先天之本，主生殖。黄体功能不全患者经前期调经助孕后，一旦顺利怀麟，早孕期仍需中药固肾安胎，对于数堕胎、滑胎患者，尤为关键。黄体功能不全患者肾阳素虚，胞宫失藏，故易于发生胎漏、胎动不安。何教授诊治胎漏、胎动不安，尤重调补脾肾。

肾为先天之本，司封藏，主生殖。素体肾虚精亏，先天禀赋不足者，或难于受孕，或孕后胎元不实，肾虚系胎无力，可致胎漏下血。何嘉琳教授习用菟丝子、桑寄生、川续断、杜仲、阿胶等药。菟丝子性味甘、温，具有固精益肾、安胎之功；川续断具有强筋骨、补肝肾作用；桑寄生具有安胎元、补肝肾功效；阿胶主入肝、肾、肺，具有滋阴养血、补血作用，兼能止血安胎。

近年来，诸多基础研究显示补肾中药具有升调子宫内膜、蜕膜孕激素受体表达、改善黄体效应、调节母胎界面免疫功能等作用。吴鞠通云：“中焦如衡，非平不安。”脾胃位居中焦，乃气机升降之枢纽，若脾胃受损，升降失司，则药饵难以施行。黄体功能不全患者，脾虚证颇常见。脾胃虚弱，生化乏源，胎元失养，气虚下陷，胎元不固，发为胎漏、胎动不安。何嘉琳教授擅调脾肾，助先后二天以益胎元，党参、太子参、黄芪、怀山药、紫苏梗、陈皮等为其常用健脾安胎之药。何嘉琳教授提倡中西医结合诊治妊娠病，孕早期密切监测激素水平及超声变化，及时调整中西医诊治方案。针对复发性流产，还重视免疫因素、血栓因素、内分泌因素等流产因素的筛查，一旦发现问题，及时用药，中西并举，靶态结合。待胎元渐固，适时减少西药用量，但将中药安胎法贯穿始终。

三、医案实录

验案一 黄体功能不全

蒋某某，女，25岁。

初诊：2021年2月2日

主诉：不良妊娠1次，未避孕未再孕1年半。

现病史：患者2018年结婚，2019年孕40$^+$天后因“难免流产”行药流，其后未避孕未孕至今。其丈夫精子检查无殊。患者平素月经周期提前，周期22～26天，经期5天。末次月经2021年1月31日，量尚可，无痛经。既往2012年因左侧附件黏液性囊腺瘤（15cm×17cm）行左附件全切。现有生育要求，至我院门诊就诊。

症见：腰酸明显，情绪紧张，神疲乏力，焦虑不安，胃纳不佳，睡眠欠佳，易醒，小便无殊，大便黏腻。舌红、苔薄白，脉细滑尺弱。

体格检查：生命体征平稳，查体无殊。妇科检查：宫颈轻度糜烂。

辅助检查：2019年2月外院查AMH 2.4ng/ml。既往卵泡监测有排卵，B超提示双侧子宫动脉血流缺失，基础体温提示黄体功能不全。

中医诊断：不孕症（肾虚不固证）。

西医诊断：①女性不孕症；②不良妊娠史；③黄体功能不全。

治法：补肾益精，理气健脾。

处方：

太子参20g	天冬10g	五味子9g	炒白术10g
石决明18g	绿萼梅5g	桑椹15g	炒白芍15g
郁金10g	菟丝子15g	覆盆子12g	枸杞子10g
黄精15g	焦六曲10g	生麦芽60g	生甘草5g
首乌藤15g	紫苏梗5g	陈皮5g	

7剂，水煎服，日1剂。

二诊：2021年2月9日

LMP：2021年1月31日。外院查RSA偏高（33.58ng/ml）。现患者月经干净，神疲稍有改善，胃纳较前好转，情绪紧张仍有，夜寐不佳改善不明显，舌脉同前。

处方：上方去生麦芽、焦六曲，加广木香6g理气和胃。14剂。

三诊：2021年2月23日

患者神疲乏力较前缓解，情绪较前稍有放松，胃纳不佳，夜寐较前好转，入睡后不易惊醒，舌淡红、苔薄白，脉细尺弱。

处方：

太子参20g	天冬10g	五味子9g	炒白术10g
石决明18g	桑椹15g	炒白芍15g	枸杞子10g
郁金10g	菟丝子15g	覆盆子12g	黄精15g
首乌藤15g	紫苏梗5g	陈皮5g	生甘草5g

7剂，水煎服，日1剂。

四诊：2021年3月2日

LMP：2021年3月1日，月经量少，色暗，经前右乳房胀痛，腰酸明显，小腹隐痛，疼痛可忍，偶有血块。舌淡红、苔薄白，脉沉弦，尺脉应指。

处方一：

菟丝子 15g	青皮 6g	生甘草 5g	益母草 20g
北柴胡 6g	赤芍 10g	淫羊藿 10g	枸杞子 12g
当归 12g	川芎 10g	熟地黄 12g	香附 10g
桃仁 5g	红花 5g	川牛膝 15g	砂仁^后下^ 5g
生麦芽 60g			

5剂，水煎服，日1剂。经期服用。

处方二：

太子参 20g	天冬 10g	五味子 9g	炒白术 10g
石决明 18g	绿萼梅 5g	桑椹 15g	炒白芍 15g
郁金 10g	菟丝子 15g	覆盆子 12g	枸杞子 12g
黄精 15g	焦六曲 10g	生麦芽 60g	生甘草 5g
首乌藤 15g	紫苏梗 5g	陈皮 5g	

7剂，水煎服，日1剂。经期后服用。

患者目前神疲乏力症状改善明显，胃纳好转，夜寐改善明显，其后患者规律随诊。

五诊：2021年6月22日

LMP：2021年5月23日。2021年6月5日HSG提示双侧输卵管通畅。现患者感外阴瘙痒，白带常规提示清洁度Ⅳ度，舌淡红、苔白稍腻，脉弦滑。

处方：

大血藤 30g	败酱草 30g	牡丹皮 10g	山茱萸 10g
薏苡仁 15g	茯苓 12g	泽泻 10g	当归 10g
生甘草 3g	赤芍 15g	桃仁 15g	丹参 15g
皂角刺 10g	路路通 15g	柴胡 6g	忍冬藤 30g
土茯苓 24g	川芎 10g	香附 10g	熟地黄 12g
砂仁^后下^ 6g	鸡血藤 15g	川牛膝 15g	

14剂，水煎服，日1剂。

另予清炎洗剂外洗清利湿热。

六诊：2021年7月14日

患者排卵期隔日同房，今测hCG（–），现外阴瘙痒好转，白带量不多，偶感乏力，胃纳一般，夜寐尚可，大便偏稀，小便无殊，舌脉同前。

处方：上方加山药15g健脾利湿。14剂。

七诊：2021年7月27日

LMP：2021年7月21日。患者月经已净，腰酸偶有，感外阴瘙痒再次出现，舌淡红、苔薄白，脉弦滑。

处方：

太子参20g	五味子9g	炒白术10g	桑椹15g
炒白芍15g	郁金10g	菟丝子30g	枸杞子12g
黄精15g	生甘草5g	广木香6g	当归10g
川芎6g	覆盆子15g	淫羊藿15g	忍冬藤30g
白毛藤30g	茯苓15g	泽泻10g	黄柏6g
苍术15g			

14剂，水煎服，日1剂。

另予清炎洗剂外洗清利湿热。

八诊：2021年8月10日

患者上周出现拉丝状白带，按医嘱隔日同房，现未见腰酸乏力、外阴瘙痒等不适，舌脉同前。

处方：上方去黄柏，加芡实12g、白芥子15g益气健脾。14剂。

九诊：2021年8月24日

患者停经34天，2021年8月22日外院测hCG 100IU/L，E_2 234.8pg/ml，P 81nmol/L。感腰酸乏力，未见阴道出血，胃纳一般，情绪紧张，大便3日未解，小便无殊，舌淡红、苔薄白，脉细滑。

处方：

黄芪15g	太子参20g	炒白术10g	当归10g
炒白芍15g	黄芩10g	砂仁（后下）5g	川续断15g
菟丝子30g	杜仲15g	桑寄生15g	苎麻根15g
生甘草3g	炮姜5g	黄精15g	

7剂，水煎服，日1剂。

十诊：2021年8月31日

患者停经41天，查激素上升可，子宫动脉血流阻力偏高，B超提示孕囊旁有小暗区。

现患者腰酸仍有，未见阴道出血，二便无殊，舌脉同前。

处方：上方去黄精，加三七粉1包，白及粉1包。7剂。

其后随访，患者NT无殊，孕37周$^{+6}$天顺产一胎，母女健康。

【**按语**】黄体功能不全（LPD）是指卵巢排卵后黄体发育不全或所形成的黄体内分泌功能不足，以致孕激素分泌不足，使子宫内膜分泌转化不足，出现排卵性功血，且不利于受精卵的着床，可导致不孕或习惯性流产等。LPD是一种多因素导致的疾病，凡是影响子宫内膜发育及卵泡生长的因素均可能引起LPD。如卵泡期卵泡发育不良、黄体细胞功能不足、子宫内膜孕激素受体（PR）缺乏以及血清催乳素（RSA）增高等。西医治疗常以对症治疗为主，运用激素提高患者孕激素水平。

何嘉琳教授认为，本病多属脾肾阳虚，气血不足，宜在辨证基础上，加温润补益之品。偏于肾阳虚者，常选黄精、桑椹、巴戟天等温补阳气；偏于气血不足者，常用黄芪、党参、白术、当归等大补气血。本案患者既往不良妊娠，且未避孕未孕1年余，情绪紧张，肝气郁结，故用药加入郁金、紫苏梗、陈皮等药物理气疏肝。方中太子参、黄芪、白术、甘草健脾益气；川续断、杜仲、菟丝子、覆盆子补肾填精，补充黄体支持；香附调理气机。后续随诊时患者外阴瘙痒，余证尚安，故加用黄柏、茯苓、泽泻等味以增清利湿热之力。孕前何嘉琳教授予补益肾精，改善黄体功能，孕后继续补益肾气，精心调理，终告受孕，取得捷效。

第四节　胰岛素抵抗与糖尿病

一、西医概述

胰岛素抵抗（insulin resistance，IR）是体内多种细胞与组织对胰岛素的反应性下降，代偿性刺激胰岛β细胞分泌高水平的胰岛素，以维持体内葡萄糖代谢，从而导致高胰岛素血症。胰岛素抵抗不仅造成机体糖代谢障碍，还可影响脂质代谢，并易导致肥胖的发生。在育龄期女性中，IR常是PCOS的伴随症，且和生殖异常（如不孕、流产、妊娠并发症）密切相关。

（一）病因病机

胰岛素抵抗的病因包含遗传因素和获得性因素。遗传因素主要有基因突变、染色体异常及某些遗传易感性。获得性因素是诱发胰岛素抵抗的主要原因，包括肥胖、脂肪组织发育不良、骨骼肌量减少、运动不足、营养失衡、环境污染物、微量营养素缺乏、昼夜节律紊乱、精神应激、药物影响（包括糖皮质激素、抗精神病药物等）、高胰岛素血症及高血糖。此外，胰岛素或胰岛素受体的自身抗体亦可导致严重的胰岛素抵抗。

胰岛素抵抗的发病机制尚未完全明确，研究表明，胰岛素受体–胰岛素受体底物–

磷脂酰肌醇3激酶（phosphatidylinositol 3-kinase，PI3K）-3-磷酸肌醇依赖性蛋白激酶（3-phosphoinositide-dependent kinase，PDK）-AKT通路受损皆能引起胰岛素抵抗。另外，升糖激素增加、糖脂毒性、炎症、氧化应激、内质网应激、线粒体功能紊乱等均被证明与胰岛素抵抗存在相关性。

（二）西医诊断

胰岛素抵抗的评估方法有多种，主要包括简易人体测量学、胰岛素剂量与循环胰岛素水平、直接测定法、间接测定法与简易替代指数。这些评估方法所用的参数尚无公认的界值或切点。目前常用的实验室诊断方法有以下4种。

1.空腹胰岛素≥15mlU/L。

2.空腹血糖（mmol/L）/空腹胰岛素（uIU/L）≤0.25。

3.口服葡萄糖耐量试验（oral glucose tolerance test，OGTT）以及胰岛素释放试验（insulin releasing test，INS）：①空腹胰岛素升高，≥15mlU/L；②胰岛素分泌曲线升高，峰值超过空腹的10倍；③胰岛素分泌延迟，峰值出现在第120分钟或180分钟；④180分钟胰岛素不能够恢复到空腹值。

4.稳态模型评估胰岛素抵抗指数（homeostasis model assessment of insulin resistance，HOMA-IR）≥2.69，HOMA-IR=（空腹胰岛素×空腹血糖）/22.5，胰岛素以IU/L表示，血糖以mmol/L表示。

结果达到以上任何一条标准，即可诊断为胰岛素抵抗。

（三）西医治疗

多项指南和共识均推荐生活方式干预、药物治疗和代谢手术。生活方式干预作为一线治疗，包括健康膳食、增加运动、消除精神应激、戒烟、限酒、保持正常的睡眠、补充矿物质和微量元素等，是最常用也是最基本的管理措施，适用于所有人，应贯穿整个管理过程的始终。

1.药物治疗 二甲双胍是目前育龄期女性，尤其是PCOS患者最为常用的胰岛素增敏剂。其主要通过减少糖异生和脂肪生成，增加肝脏、骨骼肌、脂肪组织和卵巢葡萄糖摄取来增加胰岛素敏感性，此外还可抑制卵巢雄激素产生，从而改善PCOS患者妊娠结局。

近年来有报道显示，胰高血糖素样肽-1（glucagon-like peptide-1，GLP-1）受体激动剂用于肥胖/超重PCOS患者的治疗。GLP-1作为一种新型抗糖尿病药物，通过作用于小肠黏膜L细胞，促进胰岛素分泌，减少胰高血糖素产生，从而有效改善胰岛素抵抗和糖耐量异常，还可作用于神经中枢，延缓胃排空，增加饱腹感，然而GLP-1受体激动剂对生殖功能的确切影响尚有待进一步研究。

2.手术治疗 代谢手术主要用于生活方式干预和药物治疗均不能获得满意效果的较严重肥胖者，手术宜在经验丰富的多学科团队合作下开展。术前应充分评估手术的风险和获益，术后应定期随访，给患者必要的健康指导及营养评估。

有生育要求的胰岛素抵抗患者，常合并多囊卵巢综合征，临床上常选择促排卵治疗，如使用枸橼酸氯米芬、来曲唑等。枸橼酸氯米芬是PCOS排卵障碍的首选药物，可以通过竞争结合下丘脑雌激素受体，干扰雌激素负反馈机制，促进FSH和LH分泌，从而刺激卵泡发育；来曲唑可抑制芳香化酶，阻断雄激素向雌激素转化，从而解除下丘脑雌激素负反馈，增加促性腺激素释放，促进卵泡生长。

二、何嘉琳诊治思路与特色

（一）中医病因病机

中医古籍中无“胰岛素抵抗”等病名，但据其临床特征可归于“肥胖”“肥满”“脾瘅”等范畴。先天禀赋不足、饮食失节、劳逸失度等导致肝、脾、肾三脏功能失调，水液输布异常，精微不达，痰湿内生，水湿壅阻，日久化瘀，滞留冲任。正如朱丹溪所言：“肥盛妇人，禀受甚厚，恣于酒食之人，经水不调，不能成胎，谓之躯脂满溢，闭塞子宫。”《傅青主女科》亦载：“肥胖之妇，内肉必满，遮隔子宫，不能受精，此必然之势也。”可见痰、湿、瘀等病理因素阻滞胞宫、胞脉，可引起女性生殖功能障碍，导致月经后期、闭经、不孕症、自然流产等的发生。

临床上，胰岛素抵抗的中医证型包括湿热内阻、痰湿瘀结、肝郁化火、脾虚痰阻、肾虚痰湿等证，以正虚邪实者多见，病势多迁延，甚则到病程后期化为浊毒。

（二）诊治心得

1.扶正祛邪，调经助孕 胰岛素抵抗中医病机多属虚实夹杂，何嘉琳教授基于八纲辨证，常予益气健脾、滋肾助阳药与化痰除湿、清热利湿药配合治疗，同时结合月经周期不同阶段，分期论治。基于《素问·阴阳应象大论》关于阴阳消长转化的理论，排卵期的卵巢内部存在“重阴化阳”的阴阳消长转化过程。生理状况下，卵泡期属于阴精蓄积状态，阴精渐盛至极，卵泡渐充，血海满盈；排卵期属于重阴蓄积至极而化生为阳，阳气蒸腾，卵泡得破。待阳盛至极，太冲气盛催动血海，则转化为阴，经血如期而下，周始往复。故治疗胰岛素抵抗不孕患者，常于经期祛瘀逐湿，化瘀导滞；经后卵泡期十分关键，予温肾化痰，或清肝化火，或利湿导痰，配合养血填精助卵药加减出入；围排卵期加重补肾助阳，促阴阳转化，活血通络，促排卵；黄体期多用理气化瘀导滞之药。

2.内服外调，身心同治 针对BMI过高的肥胖患者，在首诊时即嘱患者积极减肥，配合营养门诊，调整膳食，积极运动。中西结合，予减脂化痰中药的同时配合西药二甲双胍改善胰岛素抵抗。PCOS合并IR患者，往往伴随焦虑情绪，予心理疏导的同时加用疏肝理气解郁中药，身心同调。嘱患者节饮食、慎起居、畅情志，以养其身。

3.用药特色 元代朱丹溪首次提出“肥白人多痰湿”之说，何嘉琳教授针对脾虚痰湿内盛型胰岛素抵抗，常用益气健脾化痰湿药，如补中益气汤合平胃二陈汤或二陈汤加味；针对痰、湿、瘀内阻甚者，常用苍附导痰丸加减，重用化痰减脂药，如荷叶、决明子、生山楂、生蒲黄等。《灵枢·五变》曰：“刚则多怒……转而为热，热则消肌肤，故为消瘅。”说明郁怒伤肝，气郁化火，发为脾瘅。针对肝火旺盛，焦虑心烦者，常用焦栀子、石决明、绿萼梅、牡丹皮、丹参等。肾为先天之本，内寄元阴、元阳，以资五脏六腑，肾主水，下焦开阖失司，浊者不降，清者不升，水饮内停；肾虚命门火衰，不能温煦脾土，脾阳亏虚，运化失司，痰湿内生。针对肾虚痰阻，常用温肾涤痰药，予巴戟天、肉苁蓉、鹿角片、紫石英等。针对胰岛素抵抗伴不孕者，何嘉琳教授注重孕前调治，积极调经助孕；针对胰岛素抵抗合并高雄激素血症者，常中西结合，改善内分泌。

三、医案实录

验案一　妊娠期合并胰岛素抵抗

杨某某，女，33岁。

初诊：2021年3月16日

主诉：未避孕未孕2年余。

现病史：患者与其丈夫结婚2年余，未避孕而未孕2年，2020年外院检查诊断"PCOS-胰岛素抵抗"，输卵管造影提示双侧输卵管通畅，其丈夫精子检查未提示异常，左侧精索静脉曲张。2020年8月因丈夫染色体异常（47，XYY），PCOS IR，在某生殖中心取卵16枚，配7个囊胚，筛3个正常胚胎。患者平素月经不规律，周期40天，经期4～6天，反复经间期出血，LMP：2021年3月8日，痛经（+）。拟胚胎移植前调理，目前服用二甲双胍。

症见：精神紧张，焦虑不安，夜寐欠佳，胃纳可，小便无殊，大便偏稀，舌淡、苔薄白，脉沉细。

体格检查：生命体征平稳。体重：63kg；身高：172cm。妇科检查：外阴无殊，阴道畅，宫颈尚光，未见赘生物。

辅助检查：2020年5月外院输卵管造影：双侧输卵管通畅。

中医诊断：不孕症（脾肾两虚证）。

西医诊断：①女性不孕症；②多囊卵巢综合征；③胰岛素抵抗。

治法：补肾健脾调经。

处方：

当归12g	川芎10g	黄精20g	枸杞子12g
丹参15g	茺蔚子15g	泽兰10g	香附10g
淫羊藿15g	菟丝子30g	覆盆子15g	蛇床子6g
鸡内金20g	白芥子15g	防风6g	砂仁后下6g
生甘草3g			

7剂，水煎服，日1剂。

二诊：2021年3月23日

患者近2日阴道少量出血，量少，色淡红，腰膝酸软，小腹隐痛，胃纳可，夜寐一般，舌脉同前。

处方：上方去茺蔚子、泽兰，加太子参20g、乌梅6g、艾叶5g、小茴香5g、炒白芍15g、炒川楝子10g温经止痛。14剂。

三诊：2021年4月20日

LMP：2021年4月13日。今查AMH 8.27ng/ml。余未诉不适。舌淡红、苔薄白，脉沉细。

处方：

当归12g	川芎10g	黄精20g	枸杞子12g
香附10g	淫羊藿15g	菟丝子30g	覆盆子15g
蛇床子6g	鸡内金20g	白芥子15g	防风6g
砂仁后下6g	生甘草3g	太子参20g	炒白芍15g
丹参15g	茺蔚子15g	鸡血藤15g	

14剂，水煎服，日1剂。

患者经期疼痛症状改善明显，其后规律随诊。

四诊：2021年7月17日

患者因其丈夫性染色体三体核型（47，XYY），于外院生殖遗传科咨询门诊后计划行三代试管，复测AMH 7.15ng/ml，LMP：2021年7月5日。现患者月经未来潮，测尿妊娠（-），乏力明显，焦虑不安，舌淡红、苔薄白，脉沉细。

处方：

柴胡10g	丹参15g	赤芍15g	黄精15g
枸杞子15g	鸡内金15g	白芥子15g	菟丝子40g
覆盆子10g	茯苓15g	泽泻10g	郁金12g
炒枳壳10g	当归12g	川芎10g	香附10g
泽兰10g	益母草30g	桃仁10g	川牛膝30g
鸡血藤30g			

14剂，水煎服，日1剂。

五诊：2021年8月1日

患者B超提示子宫内膜息肉，拟月经干净后行宫腔镜手术，现患者腰酸改善，神疲乏力仍有，舌脉同前。

处方：上方加熟地黄12g滋阴补肾。7剂。

六诊：2021年8月30日

LMP：2021年8月5日。患者8月11日于我院行宫腔镜手术提示子宫内膜息肉，右侧卵巢滤泡性囊肿。患者现未见拉丝状白带，拟下周进入移植周期。目前情绪紧张，夜寐不佳，舌淡红、苔薄白，脉细弱。

处方：

柴胡10g	丹参15g	赤芍15g	黄精15g
枸杞子15g	鸡内金15g	白芥子15g	菟丝子40g
覆盆子10g	茯苓15g	泽泻10g	郁金12g
炒枳壳10g	当归12g	川芎10g	香附10g
泽兰10g	生地黄炭12g	牡丹皮12g	山茱萸12g
枸杞子12g	淫羊藿15g	鸡血藤15g	

14剂，水煎服，日1剂。

七诊：2021年9月15日

LMP：2021年9月1日。患者目前移植后第1天，腰膝酸软明显，乏力，不耐久行，胃纳不佳，舌淡红、苔薄白，脉细。

处方：

黄芪15g	太子参20g	炒白术10g	当归10g
生白芍30g	黄芩10g	砂仁后下5g	川续断15g
菟丝子30g	杜仲15g	桑寄生15g	苎麻根15g
生甘草3g			

14剂，水煎服，日1剂。

八诊：2021年10月10日

移植后25天，患者目前偶感小腹坠胀，神疲乏力，未见阴道出血，胃纳一般，夜寐欠佳。查血hCG 3054IU/L，P 90nmol/L，E_2 223pg/ml，B超提示宫内小暗区，子宫动脉阻力尚可，舌脉同前。

处方：上方加生地黄炭15g、仙鹤草30g、白及粉2包、煅牡蛎15g。7剂。

九诊：2021年10月25日

患者腰酸仍有，未见腹痛，有少量阴道出血，夜寐不佳，胃纳一般，查血激素上升可，B超提示宫内暗区增大（33mm × 16mm × 9mm），孕囊内可见胚芽（4mm），可及原心搏动。舌淡红、苔薄白，脉细。

处方： 上方加藕节炭15g、侧柏炭15g。7剂。

其后随访，患者未见阴道出血，血激素上升可，NT无殊，孕38周顺产1婴。

【按语】 胰岛素抵抗是指胰岛素的生物学效应降低，机体胰岛素分泌代偿性增加，形成代偿性高胰岛素血症，这与PCOS生殖内分泌紊乱密切相关。有专家认为，胰岛素抵抗是PCOS的重要病理机制，高胰岛素血症与高雄激素血症共同影响下丘脑–垂体–卵巢轴的功能，导致卵泡发育异常。胰岛素抵抗导致的不孕约占无排卵性不孕的50%～70%。

中医学根据其临床特征及历代医家的相关论述，将本病归属于“不孕”“闭经”“月经过少”等范畴。何嘉琳教授认为，胰岛素抵抗导致不孕的中医病机多以肾虚为本，兼痰湿膏脂壅阻、瘀血停留胞宫、胞脉闭塞，以致经闭不行，属虚实夹杂之证。其发病与肾的关系密切，肾为先天之本，主生殖，《素问·上古天真论》云：“二七而天癸至，任脉通，太冲脉盛，月事以时下，故有子……七七任脉虚，太冲脉衰少，天癸竭，地道不通，故形坏而无子也。”说明了肾气充、天癸至是月经产生的决定因素。傅山更是直接指出：“经水出诸肾。”故治疗该疾病时，当以补肾为主，根据患者不同表现进行辨证，兼以祛湿化痰、活血化瘀等。

本案中何嘉琳教授以黄精、茺蔚子、枸杞子、菟丝子、覆盆子填精固摄，且该患者先天禀赋不足，同时配伍黄芪、太子参、白术健脾益气，使气血生化充足以养胎元。孕后患者孕囊旁小暗区，动则阴道出血。故用药上除了以寿胎丸加减补肾安胎以外，更益以黄芪、太子参等补气之不足；生地黄炭、藕节炭、侧柏炭、黄芩凉血清热燥湿，泻火之有余。

第五节　甲状腺疾病

一、西医概述

妊娠合并甲状腺疾病主要包括甲状腺功能亢进和减退，诊断除临床表现外主要依靠血清TSH和甲状腺激素水平，治疗目的是将血清TSH和甲状腺激素水平恢复到正常，减少围产期不良结局的发生。

（一）病因病机

1. 甲状腺功能亢进（hyperthyroidism） 简称甲亢，是甲状腺腺体本身产生甲状腺激素过多，导致体内甲状腺激素水平过高，引起机体的神经、循环、消化等系统兴奋性增高和代谢亢进的内分泌疾病。妊娠期甲状腺处于相对活跃状态，导致血清总甲状腺素

（TT_4）、总三碘甲状腺原氨酸（TT_3）增加，甲亢未治疗或治疗欠佳的孕妇于分娩或手术应激、感染及停药不当时，可诱发甲亢危象。此外，重症或未经治疗控制的甲亢孕妇容易发生流产和早产、胎儿生长受限及胎儿甲状腺功能减退和甲状腺肿等。

2.甲状腺功能减退（hypothyroidism） 简称甲减，是由甲状腺激素合成和分泌减少或对组织作用减弱导致的全身代谢减低的内分泌疾病，可分为临床甲减和亚临床甲减。甲减患者妊娠早、晚期产科并发症均明显增加，如子痫前期、胎盘早剥、心力衰竭等。此外，未经治疗的甲减孕妇，其胎儿流产、死亡、畸形、生长受限、先天性缺陷与智力发育迟缓的发生率增加。

（二）西医诊断

1.妊娠合并甲状腺功能亢进的诊断 临床表现：妊娠期甲亢与非孕期相同，表现为代谢亢进、易激动、怕热多汗、皮肤潮红、脉搏快、脉压＞50mmHg等。体格检查可见皮温升高、突眼、手震颤，严重者心律不齐、心界扩大。实验室检查血清TSH降低，游离T_4（FT_4）或总T_4（TT_4）增高。根据症状、高代谢率、甲状腺对称性弥漫性肿大以及突眼等体征，结合实验室检查多可确诊。

2.妊娠合并甲状腺功能减退的诊断 临床表现：主要有全身疲乏、困倦、记忆力减退、食欲减退、声音嘶哑、便秘、言语徐缓、活动迟钝、表情呆滞、头发稀疏、皮肤干燥、体温低等，严重者出现心脏扩大、心包积液、心动过缓、腱反射迟钝等。

妊娠期甲减包括甲减患者妊娠及妊娠期新诊断甲减两类。根据妊娠特异性TSH和FT_4参考范围诊断临床甲减和亚临床甲减。对有下列高危因素者建议早期筛查：①妊娠前已服用甲状腺激素制剂者；②有甲亢、甲减、产后甲状腺炎、甲状腺部分切除及^{131}I治疗史者；③有甲状腺疾病家族史者；④已知存在甲状腺自身抗体者；⑤甲状腺肿大者；⑥存在甲减症状或体征者；⑦1型糖尿病患者；⑧患有其他自身免疫性疾病者；⑨有颈部不适病史者；⑩不育妇女也应行TSH检查以除外甲减。

临床甲减：TSH高于妊娠期参考值上限，FT_4低于妊娠期参考值下限，结合症状及体征可诊断；亚临床甲减：TSH高于妊娠期参考值的上限，FT_4正常；单纯低T_4血症：TSH正常，仅FT_4降低。

（三）西医治疗

1.妊娠合并甲状腺功能亢进的治疗

（1）甲亢患者孕前管理：甲亢患者在孕前应该达到甲状腺功能正常的稳定状态。^{131}I对胎儿有影响，治疗后至少6个月方可妊娠。

（2）妊娠合并甲亢处理：原则是既要控制甲亢发展，又要确保胎儿的正常发育，安全度过妊娠及分娩期。丙硫氧嘧啶与甲巯咪唑是治疗孕期甲亢的首选药物，具体用法：丙硫氧嘧啶100～150mg/次，每日3次；甲巯咪唑10～20mg/次，每日2次。不能控制者或对抗甲状腺药物过敏者可在妊娠中期考虑行甲状腺部分切除术。妊娠期严禁使用^{131}I进行诊断或治疗。

2.妊娠合并甲状腺功能减退的治疗

治疗目的是将血清TSH和甲状腺激素水平恢复到正常范围，降低围产期不良结局的发生率，常需与内科医师共同管理。主要治疗药物为左旋甲状腺素（$L-T_4$）。

（1）孕前处理：既往患有甲减的生育期妇女计划妊娠，调整$L-T_4$剂量，使TSH在正常范围，最好使TSH＜2.5mIU/L。

（2）临床甲减妊娠期处理：妊娠期母体与胎儿对甲状腺激素的需求量从妊娠第6周开始增加，直到孕20周达到平衡状态。所以，妊娠期间$L-T_4$用量较非孕期增加30%～50%，甲状腺功能应于妊娠28周前每4周监测1次，妊娠28～32周至少监测1次，根据甲状腺功能调整用药剂量，使TSH值于妊娠早期、中、晚期分别控制在0.1～2.5mIU/L、0.2～3.0mIU/L、0.3～3.0mIU/L。

（3）亚临床甲减妊娠期处理：对于单纯亚临床甲减孕妇是否需要治疗，目前尚无一致意见。2017年美国甲状腺学会推荐如下：①对以下人群推荐使用$L-T_4$：亚临床甲减合并TPOAb阳性；TPOAb阴性，TSH＞10mIU/L；②对以下人群不推荐使用$L-T_4$：TPOAb阴性，TSH正常（TSH在妊娠期特异性参考范围内，或者无参考范围时＜4mIU/L）。

（4）对单纯低T_4血症患者目前不推荐使用$L-T_4$治疗。

（5）分娩后，$L-T_4$应减至孕前的剂量，产后6周需要再进行甲状腺功能检测。

（6）除上述治疗外，孕期应加强营养指导，监测胎儿宫内发育情况；加强孕期和分娩期对胎儿的监护，及时发现胎儿窘迫；除外其他产科因素，应鼓励阴道试产，注意预防产后出血及产褥感染。

（7）新生儿监护：新生儿出生后应查甲状腺功能，孕妇血中TGAb和TPOAb均可通过胎盘，导致胎儿甲减，影响胎儿发育。大多数甲减患儿症状轻微，T_4及TSH的测定是目前筛查甲减的主要方法。当出现T_4降低、TSH升高时，则可确诊为新生儿甲减。新生儿甲减治疗一般需维持2～3年。

二、何嘉琳诊治思路与特色

（一）中医病因病机

1.妊娠合并甲状腺功能亢进 本病属中医学“瘿病”“瘿瘤”等范畴。瘿病是由于情志内伤、饮食及水土失宜，以致气滞、痰凝、血瘀壅结颈前所引起的。《外科正宗·瘿瘤论》云：“夫人生瘿瘤之症，非阴阳正气结肿，乃五脏瘀血、浊气、痰滞而成。”妊娠期甲亢的发生与情志失调、饮食失调、体质因素等多方面原因密切相关。日久引起血脉瘀阻，以气、痰、瘀三者合而为患。其病机复杂，涉及肝火亢盛、阴虚火旺、气阴两虚、痰火内蕴等多种病理变化。

2.妊娠合并甲状腺功能减退 本病可归属于中医学“虚劳”“瘿病”等范畴，病因主要涉及情志失调、饮食失调、体质因素和外邪侵袭。其病机复杂，常表现为脾肾阳虚、气血亏虚、肝郁脾虚、寒湿阻滞等。其发病以阳虚为根本，病位主要在脾、肾、肝，属本虚标实。

（二）诊治心得

1.妊娠合并甲状腺功能亢进 中医治疗妊娠合并甲亢需辨证施治，调畅情志，合理饮食，注意体质调养，以达到平衡阴阳、改善症状、保护母婴健康的目的。临床主要分为以下三型进行辨证治疗：①阴虚火旺型，治以滋阴清热，宁心安神，方用知柏地黄汤加味；②肝火旺盛型，治以清肝泻火，疏肝解郁，方用丹栀逍遥散加减；③气阴两虚型，治以益气养阴，安神定悸，方用生脉散合归脾汤加减。

2.妊娠合并甲状腺功能减退 妊娠合并甲减不仅影响孕妇的健康，还对胎儿的发育有潜在的危害。中医治疗妊娠甲减的目的是调和阴阳、补益气血、温补脾肾，并尽量减少对胎儿的副作用。临床主要分为以下四型进行辨证治疗：①脾肾阳虚型，治以温补脾肾，健脾益气，方选金匮肾气丸合四君子汤加减；②气血亏虚型，治以益气养血，健脾补肾，方用八珍汤加减；③肝郁脾虚型，治以疏肝解郁，健脾益气，方选逍遥散加减；④寒湿阻滞型，治以温中散寒，健脾化湿，方选理中汤加减。

三、医案实录

验案一 妊娠期甲状腺功能减退

张某某，女，39岁。

初诊：2022年4月19日

主诉：停经44天，发现宫腔积液4天。

现病史：患者月经周期规则，5/30天，末次月经2022年3月6日，量色如常，停经7周测尿妊娠阳性。2022年4月15日B超提示：宫内早孕，未见胚芽，宫腔积液2.06cm×0.65cm，子宫肌瘤1.3cm。患者无腹痛及阴道出血。目前予口服黄体酮软胶囊0.2g qd黄体支持治疗，左甲状腺素钠片50μg qd纠正甲状腺功能。孕产史：0-0-0-0。

症见：面色少华，夜寐欠安，胃纳差，偶有恶心，无腹痛及阴道出血。舌淡红，苔薄白，脉细滑。

辅助检查：2022年4月7日浙江省中医院 hCG 711IU/L，E_2 438pmol/L，P 69nmol/L，TSH 5.2mIU/L；2022年4月15日邵逸夫医院子宫附件（经阴道）超声提示：宫内早孕，未见胚芽，宫腔积液2.06cm×0.65cm，子宫肌瘤1.3cm。

中医诊断：胎动不安（肾虚证）

西医诊断：①先兆流产；②子宫肌瘤；③亚临床甲状腺功能减退。

治法：补气健脾，益肾安胎，清热固冲止血。

处方：

黄芪15g	太子参20g	炒白术10g	当归炭10g
炒白芍15g	黄芩10g	砂仁后下5g	川续断15g
菟丝子30g	杜仲15g	桑寄生15g	苎麻根15g
生甘草3g	藕节炭15g	仙鹤草15g	栀子10g
生地黄炭12g	艾叶炭3g	山药15g	白及粉吞服1包

7剂，水煎服，日1剂。

另予黄体酮软胶囊0.2g qd 口服，左甲状腺素钠片50 μ g qd 口服。

服药1周复查宫腔积液减少，孕12周停黄体酮软胶囊和左甲状腺素钠片，TSH正常范围，孕36周$^{+3}$天顺产1胎。

【按语】本案患者停经44天，B超提示宫内出血，子宫肌瘤1.3cm，合并亚临床甲状腺功能减退，目前予黄体酮抑制子宫出血、左甲状腺素钠片恢复甲状腺功能。中医学中并没有甲状腺功能减退这一病名，其可归属于“虚劳水肿”范畴，病机为脾肾两虚，气不化津，治宜补肾健脾。该患者以肾虚为主，兼有脾虚，气虚不足以摄血，血证日久，燥热内生，血热迫血妄行。《傅青主女科》曰：“脾为后天，肾为先天……补肾而不补脾，则肾之精何以遽生也，是补后天之脾，正所以补先天之肾也。补先后二天之脾与肾，正所以固胞胎之气与血。”故处方黄芪、太子参、炒白术、山药、当归炭、炒白芍、杜仲健脾益气养血，桑寄生、菟丝子、川续断补肾固冲，取寿胎丸合胎元饮加减之意，去阿胶珠，并以生地黄易熟地黄，恐其加重血热，无滞故不用陈皮，又以苎麻根、藕节炭、仙鹤草、生地黄炭、艾叶炭等药收敛止血，白及粉活血止血，止血而不留瘀之弊，栀子、黄芩清热凉血止血，甘草调和诸药。全方补中寓清，清中寓补，凉血而不留瘀，共奏补肾健脾、清热固冲止血之效。

第三章 感染与妊娠

第一节 上呼吸道感染

一、西医概述

妊娠期患者与非妊娠期患者呼吸道感染的临床特征、诊断和治疗大致相似。但妊娠期需考虑一些其他因素，包括孕妇感染易感性的改变、孕妇生理改变，以及感染及其治疗对胎儿的影响。

（一）病因病机

上呼吸道感染是由病原体感染所引起的鼻腔、咽或喉部急性炎症的总称，是具有传染性的。主要通过含有病原体的飞沫发生空气传播，少数也可通过手与被污染的物体表面接触、污染的食品而传播。上呼吸道感染大多由病毒引起，少数由细菌感染所致。妇女在妊娠期间，呼吸道黏膜增厚、充血、水肿，局部抵抗力下降，容易被感染而发病。

（二）西医诊断

1.临床表现 患者的临床主要表现为发热、流涕、鼻塞、打喷嚏、咳嗽、头痛、咽痛等。妊娠期的妇女上呼吸道感染的症状与常人没有明显的差异。患者症状大多类似，但根据病因及累及范围不同，临床表现会稍有差异。

（1）普通感冒：起病较急，早期有咽部不适、咽干、咽痒或烧灼感，数小时后，可打喷嚏、流清水样鼻涕及鼻塞。可伴有畏寒、低热、咽痛、头痛、全身不适、声嘶、咳嗽等症状。鼻腔黏膜充血、水肿、有分泌物，咽部轻度充血。

（2）咽炎、喉炎：急性咽炎临床特征为咽部发痒和灼热感，可有疼痛。部分患者会有吞咽疼痛，咳嗽少见。急性喉炎临床特征为声嘶、讲话困难，咳嗽时疼痛，常有发热、咽炎或咳嗽。

（3）细菌性咽－扁桃体炎：临床表现为起病急，明显咽痛，畏寒、发热，体温可达39℃以上。

2.实验室检查

（1）血液检查：病毒感染所致的上呼吸道感染，血液检查可见白细胞计数正常或偏低，伴淋巴细胞比例升高。细菌感染所致的上呼吸道感染可有白细胞计数与中性粒细胞增多和核左移现象。

（2）病原学检查：病毒所致的上呼吸道感染一般来说无需特殊的病原学检查。怀疑为细菌感染所导致发病的患者，细菌培养可判断细菌类型并做药物敏感试验以指导临床用药。

3.影像学检查 孕妇发生上呼吸道感染时，一般来说无需进行特殊的胸部X线检查，当患者症状严重，需要与其他疾病相鉴别时，可进行相应的X线检查。

4.诊断原则 医生应仔细询问患者的病史，结合相应的临床表现、血液及病原学检查以明确病因。

（三）西医治疗

1.一般治疗 对于发热的患者，可使用温毛巾擦拭身体等物理方法进行降温。注意保暖，避免过度劳累。

2.药物治疗 单纯病毒感染无需使用抗菌药物，有白细胞计数升高、咽部脓苔、咳黄痰等细菌感染证据时，可酌情使用青霉素、第一代头孢菌素、大环内酯类药物；对于无发热、免疫功能正常、发病不超过2天的患者，一般无需应用抗病毒药物。奥司他韦和利巴韦林有较广的抗病毒谱，对流感病毒、副流感病毒和呼吸道合胞病毒等有较强的抑制作用，可缩短病程。

3.注意事项 孕妇应特别慎用感冒药物。孕妇尽量不使用双氯芬酸钠、苯海拉明、布洛芬、右美沙芬等，以免影响胎儿发育。妊娠3个月内禁用愈创木酚甘油醚。

二、何嘉琳诊治思路与特色

（一）中医病因病机

上呼吸道感染为临床常见疾病，中医学认为，本病是由于卫外不固，邪气乘虚侵入人体所致。由于人体抵抗力的强弱不同，以及季节气候变化因素影响，其临床表现有风寒、风热、暑湿、暑热等类型。外邪从口鼻、皮毛而入，首先犯肺，肺主气，外合皮毛。外邪侵袭则肺气不宣，卫外功能失调，故出现鼻塞、咳嗽、发冷、发热等一系列症候。

（二）诊治心得

妊娠期是一个特殊的生理时期，女性的免疫功能相对较弱，更容易受到外界病邪的侵袭，导致上呼吸道感染。治疗以疏风解表为基本原则，临床上应区分主证和兼证辨证论治。治疗主证时根据不同的证型相应治以辛温解表、辛凉解表、清暑化湿及清热解毒等。治疗兼证时应在解表的基础上，分别佐以化痰、消导之法，其中兼有寒痰者，宜宣肺化痰，兼有热痰者，宜清肺化痰，从而达到邪祛胎安的目的。

三、医案实录

验案一 妊娠合并急性呼吸道感染

沈某某，女，34岁。

初诊：2021年4月13日

主诉：停经35天，咳嗽半个月，加重1周余。

现病史：患者半个月前感染风寒后开始咳嗽，咳白痰，伴有流清涕、鼻塞、咽痛，无发热，未服药治疗。1周前咳嗽加重，咳黄痰，仍有流涕、鼻塞，无发热，无呕吐、腹泻等。外院血常规提示炎症指标偏高（具体不详）。目前患者停经35天，平素月经周期准，周期30天，5~6天净，量中，无血块，无痛经，末次月经2021年3月4日。2013年剖宫产1女，产程顺利，智力发育迟缓。2017年夫妻双方查染色体未见明显异常，2021年1月8日查叶酸利用能力低风险。孕产史：1-0-0-1。

症见：咳嗽严重，咳黄痰，伴有咽痛、流涕、鼻塞，无恶寒发热。目前情绪较焦虑，无阴道出血，无小腹坠痛，小便偏黄，大便无殊，寐纳尚可。舌红苔少，脉滑数。

体格检查：体温36.8℃，脉搏78次/分，呼吸19次/分，血压127/78mmHg。咽部稍红，扁桃体Ⅰ度肿大。妇科检查：外阴正常，阴道畅，宫颈光，宫颈口未开，子宫后位，大小正常，活动性可，压痛（-），双侧附件区压痛（-）。

辅助检查：2020年12月20日抗米勒管激素2.18ng/ml；2021年4月6日查血hCG 757.32mIU/ml；2021年4月9日查血hCG 3432.25mIU/ml，P 46.01nmol/L；2021年4月12日查血hCG 9332.05mIU/ml，P 35.75nmol/L，E_2 374.25pg/ml，TSH 1.01nmol/L。

中医诊断：咳嗽（痰热蕴肺证）。

西医诊断：妊娠合并急性上呼吸道感染。

治法：清热化痰。

处方：

桑叶15g	黄芩10g	牛蒡子15g	杏仁10g
象贝母10g	化橘红6g	冬瓜子10g	前胡10g
枇杷叶15g	连翘6g	焦栀子10g	鱼腥草30g
款冬花10g	炙紫菀10g	芦根30g	生甘草5g
金银花12g			

7剂，水煎服，日1剂。

另予头孢呋辛钠片0.25g口服，每日2次，连续5天；黄体酮注射液40mg肌内注射，每日1次，连续7天。

二诊：2021年5月24日

患者目前孕10周余，常规检查无殊。咳嗽好转，无鼻塞、流涕、咽痛等。无腹痛，无阴道出血，无恶心呕吐，偶见腰酸，寐纳尚可，舌淡红、苔薄白，脉滑。

处方：

炒白术10g	当归10g	炒白芍15g	黄芩10g
砂仁后下5g	菟丝子15g	桑寄生15g	苎麻根15g
甘草3g	紫苏梗4g	陈皮5g	黄芪12g
赤芍12g	茯苓15g		

14剂，水煎服，日1剂。

随访：胎儿发育正常，孕38周$^{+3}$天顺产1婴。

【按语】妊娠期合并上呼吸道感染属于中医学“妊娠感冒”的范畴，临床表现有发热、恶寒、鼻塞、流涕、喷嚏、咳嗽、咽干及全身不适等，多因病毒和细菌感染引起。本病的发病率较高，持续高热不解可致胎儿畸形，且能加快子宫收缩，引起早产或流产。西医学对本病的治疗主要包括抗病毒、抗菌，及解热镇痛等对症处理。由于本病的特殊性，西医治疗本病用药较为局限，且副作用较多，妊娠期妇女常担心服用西药对胎儿产生不良影响而拒绝西药治疗。中医药治疗本病具有安全有效、副作用少、患者容易接受等优势。

关于妊娠感冒的病因病机尚无统一的认识，但多数医家对于其“阴虚阳盛”的体质特点表示认同，正如《傅青主女科·妊娠恶阻》所云：“夫妇人受妊，本于肾气之旺也，肾旺是以摄精。然肾一受精而成娠，则肾水生胎，不暇化润于五脏。”妇女受孕后，脏腑、经络之气血，下注胞宫以濡养胞胎，此时处于阴血偏虚，阳气偏亢的生理状态，即“阴虚阳盛”。妊娠期妇女由于特殊的生理和体质特点，加上寒热失调、情绪扰动或起居不慎等诱因，导致卫外不固，外邪侵袭肌表皮毛，入里犯肺，肺气失宣则发生感冒。患者外感后咳嗽半月余，近1周加重，咳黄痰，伴有咽痛、流涕、鼻塞，小便偏黄，查血常规炎症指标升高，是为表邪入里化热之证。处方以清热化痰止咳为主，以桑叶、连翘、金银花、鱼腥草清解肺热，以紫菀、款冬花、前胡、杏仁止咳平喘，以化橘红、象贝母、枇杷叶化痰宣肺，佐以黄芩清热安胎，诸药合用，共奏疏风宣肺，养阴安胎之功，即治病与安胎并举，临床疗效满意。

验案二 **妊娠之上呼吸道感染**

吴某某，女，36岁。

初诊：2021年1月5日

主诉：未避孕未孕2年余，咳嗽伴咽痛、鼻塞3日余。

现病史：患者目前备孕中，3天前受凉后出现咳嗽，咳白痰，伴有咽痛、鼻塞、流清涕，无发热。未避孕未孕2年余。2017年因空囊清宫，2019年于泰国取卵2次（末次取卵时间2019年10月），未移植，2020年5月输卵管造影提示通而不畅，2020年6月于上海市红房子妇产科医院行输卵管疏通术。平素月经周期尚规则，周期26～27天，7～8天净，近2年经量较之前减少，轻微痛经，经前乳房胀痛。末次月经2020年12月17日。丈夫精子常规检查均无殊。孕产史：1-0-2-1（空囊清宫1，社会因素人工流产1，2015年顺产1子，体健）。

症见：咳嗽，咳白痰，伴有咽痛、鼻塞、流清涕，无恶寒发热。口稍干，二便无殊，寐纳尚可。舌红、边有齿痕，苔白润，脉浮滑。

体格检查：体温36.5℃，脉搏75次/分，呼吸18次/分，血压123/75mmHg，咽部稍红，扁桃体Ⅰ度肿大。妇科检查：外阴正常，阴道畅，宫颈光，宫颈口未开，子宫后位，大小正常，活动性可，压痛（-），双侧附件区压痛（-）。

辅助检查：2020年5月10日输卵管造影提示双侧输卵管通而不畅；2020年12月2日抗米勒管激素 2.07ng/ml。

中医诊断：①咳嗽（风热犯肺证）；②不孕症。

西医诊断：①急性上呼吸道感染；②女性不孕症。

治法：祛风解表，清热解毒。

处方：

荆芥6g	桑叶10g	黄芩10g	辛夷6g
炒苍耳子10g	牛蒡子15g	金银花12g	连翘10g
焦栀子10g	杏仁10g	化橘红6g	前胡10g
冬瓜子15g	干芦根15g		

7剂，水煎服，日1剂。

建议月经后行宫腔镜检查明确诊断。

二诊：2021年1月19日

患者2021年1月13日晨起自测尿妊娠试验阳性，现患者停经33天，阴道有少许褐色分泌物，无腹痛，偶感腰酸。舌淡红、苔薄白，脉滑。

辅助检查：2021年1月14日查血hCG 370mIU/ml；2021年1月16日查血hCG 650mIU/ml。患者外感已清，予中药补肾养血安胎。

处方：

黄芪15g	太子参20g	炒白术10g	当归10g
炒白芍15g	阿胶珠[烊化]9g	黄芩10g	砂仁[后下]5g
川续断15g	杜仲15g	巴戟天10g	生甘草3g
陈皮5g	菟丝子30g	桑寄生15g	苎麻根15g
紫苏梗5g	炒枳壳10g	生地黄炭12g	

14剂，水煎服，日1剂。

随访：患者后续血激素上升正常，常规产检无殊，足月剖宫产1子。

【**按语**】肾为先天之本，肾主藏精，主生殖。本案患者备孕二胎时，年过五七，身体功能开始下降，“阳明脉衰，面始焦，发始堕”，肾气亏虚，阴津不足，血海亏虚，故近年来月经量较之前减少，加上患者曾大产一次，行清宫术两次，多次行取卵手术辅助生殖，胞脉受损，瘀血留滞胞络作癥，故难受孕。患者初诊时正值备孕期间，不慎外感，咳嗽咳痰，伴有咽痛、鼻塞、流涕，结合舌脉辨证为风热犯肺，予感冒方加减，方中荆芥祛风解表，桑叶、黄芩、金银花、连翘、焦栀子、冬瓜子等清热解毒，化橘红、杏仁、前胡止咳化痰；又因热邪易耗伤津液，患者出现口干，佐以干芦根养阴生津。二诊时，患者已停经33天，外感症状好转，检验血hCG值尚可，遂改用安胎方以保胎。备孕期或者妊娠期间的外感并不少见，多数普通感冒和流行性感冒均有一定的自限性，无需用药处理，但一旦出现严重症状，则需第一时间就医，以免延误病情，而在此期间的用药应当更为谨慎，严禁使用一切可能致畸的药物。中医药在这方面有独特的优势，其风险小，可因人、因地、因时制宜，往往能达到较佳的疗效。

验案二 妊娠咳嗽

李某，女，31岁。

初诊：2021年8月3日

主诉：孕18周，咳嗽、咳痰3日余。

现病史：患者目前孕18周，自述孕早期激素上升可，3天前外出后出现咳嗽、咳痰，咳白痰，无鼻塞、流涕，无发热，自感咽痒。既往有3次不良妊娠史（2015年、2017年、2018年各胎停清宫一次）。平素月经周期规则，周期28～30天，经期5～6天。末次月经2021年5月25日，量中，无痛经。

症见：咽痒，咳嗽，咳白痰，无咽痛、流涕、鼻塞，无恶寒发热。目前无阴道出血，无小腹坠痛，无恶心呕吐，偶感腰酸乏力，小便无殊，大便偏干难解，2～3日一行，寐纳尚可。舌淡红、苔薄白，脉细滑。

体格检查：体温36.3℃，脉搏72次/分，呼吸17次/分，血压123/74mmHg。咽部稍红，扁桃体无肿大。妇科检查：外阴正常，阴道畅，宫颈光，宫颈口未开，子宫后位，大小正常，活动性可，压痛（－），双侧附件区压痛（－）。

辅助检查：暂无。

中医诊断：①子嗽（肺肾气虚证）；②滑胎。

西医诊断：①咳嗽；②习惯性流产。

治法：补肾清肺止咳。

处方：

桑叶10g	黄芩10g	牛蒡子15g	金银花12g
连翘10g	焦栀子10g	杏仁10g	象贝母10g
化橘红6g	前胡10g	干芦根15g	蜜枇杷叶15g
款冬花10g	炙紫菀10g	冬瓜子15g	桑寄生15g
苎麻根15g	桔梗6g		

7剂，水煎服，日1剂。

二诊：2021年8月17日

患者咳嗽好转，目前孕20周余，无明显不适。近3天偶有少许阴道血性分泌物，色淡。食后偶见反酸，偶见腰酸，无明显腹痛和小腹下坠感。

辅助检查：2021年8月12日Ⅰ级产科超声－生长测量：胚胎40cm；hCG 163454.12IU/L，E_2 2812.32pg/ml，P 94.75nmol/L。2021年8月15日超声提示胎儿发育无殊，未见明显液性暗区，子宫动脉血流正常。

处方：

黄芪15g	党参15g	炒白术10g	当归10g
升麻10g	桔梗12g	柴胡5g	黄芩10g
炒白芍15g	川续断15g	菟丝子12g	杜仲15g
桑寄生15g	紫苏梗5g	陈皮5g	苎麻根15g
藕节15g	生甘草3g		

7剂，水煎服，日1剂。

随访：患者后续常规产检无殊，足月顺产1子，体健。

【按语】妊娠咳嗽（子嗽）之病名最早见于《诸病源候论》，本病的发生主要责之于肺，但随四时之变更，五脏应之，皆能令人咳。子嗽一般无寒热之表证，中医学认为子嗽的病因有三：一者素体阴虚，肺阴不足，孕后血聚以养胎，致阴血愈虚，阴虚则火旺，上灼肺金，肺失濡润，发为子嗽。《女科经纶》云：“胎前咳嗽，由津血聚养胎元，肺乏濡润，又兼郁火上炎所致。”二者素体阳旺，孕后胎气亦盛，二因相感，火乘肺金，炼液成痰，肺失宣降，发为子嗽。《医宗金鉴·妇科心法要诀》曰：“妊娠咳嗽，谓之子嗽，嗽久每致伤胎。有阴虚火动、痰饮上逆，有感冒风寒之不同。”三者肾阳盛。妊娠期肾气旺盛，其中尤以肾阳偏盛为主，肾阳旺，一身之阳皆旺。肾司二阴，主藏精，主生殖，肾虚则肾精匮乏，胎失所养，或肾气虚弱，胎失所系，胎元不固。由以上论述可见，胎儿的孕育皆有赖于肾精充养。因此，本病的病机为肺阴不足，痰热上扰，胎火上炎，热灼伤肺，肺失濡润，遂发子嗽；又有外感风寒邪气所致者；同时也有脾虚生痰，素体肾虚而致咳嗽者。

本案患者孕18周出现咳嗽、咳痰，无咽痛、流涕、鼻塞，结合舌脉，并无明显寒热之表证。患者年过四七，曾有三次胎停清宫史，肾气本虚，肾精匮乏，孕后血聚于胞宫，致阴血愈虚，阴虚则火旺，肺失濡润，发为子嗽。方中以桑叶、黄芩、银翘、金银花、焦栀子等清热，以杏仁、化橘红、蜜枇杷叶、前胡等化痰止咳，以干芦根、象贝母等养阴生津，佐以紫菀、桔梗理气行气。妊娠咳嗽，因孕而咳，故在治疗中必须止嗽与补肾安胎并举，故方中加入桑寄生、苎麻根补益肝肾以安胎元。二诊时患者咳嗽缓解，阴道少许血性分泌物，故去止咳清热之药物，改用安胎方，加用菟丝子、杜仲、川续断等补肾填精之品，以黄芪、党参、炒白术等益气健脾。

中医药治疗妊娠咳嗽具有安全、有效、方便等西医西药无可替代的优势，临床上被广泛应用。中医药对于妊娠咳嗽的干预，尤其是早期干预具有非常重要的意义。

第二节　尿路感染

一、西医概述

妊娠期尿路感染是指妊娠期各种微生物侵及尿路引起的炎症，主要表现为无症状细菌尿、急性膀胱炎和急性肾盂肾炎。各地区妊娠期妇女合并尿路感染的发病率不同，发展中国家妇女的发病率明显高于发达国家。妊娠期妇女无症状细菌尿发病率为2%～13%，但20%～40%的无症状细菌尿可发展为急性肾盂肾炎，妊娠期尿路感染的住院率为2.9%。

（一）病因病机

女性尿道宽而短，距离肛门较近，尿道口开口于阴唇下方，尤其是在性生活时可将尿道口周围的细菌挤压入尿路而引起感染。妊娠期尿路感染的常见病因包括以下几点。

1.解剖结构改变　妊娠期增大的子宫（尤其在孕中晚期）压迫盆腔内的输尿管，尤其是右侧（因子宫右旋），导致肾盂和输尿管扩张（生理性肾盂积水）。尿液滞留，为细菌繁殖提供了有利环境。此外，子宫增大使膀胱位置上移，膀胱壁充血水肿，收缩力减弱，导致残余尿量增加，易引发细菌感染。

2.激素水平变化 妊娠期女性雌、孕激素水平显著增高。孕激素水平升高可松弛输尿管和膀胱平滑肌，降低输尿管蠕动频率和强度，进一步加重尿液滞留。雌激素可使尿道黏膜充血水肿，增加细菌黏附于尿路上皮的机会。

3.尿液成分及理化性质改变 妊娠期肾小球滤过率增加，碳酸氢盐排泄增多，尿液呈碱性，利于细菌（如大肠杆菌）繁殖。此外，妊娠期肾糖阈降低（生理性糖尿）和氨基酸尿为细菌提供营养来源，利于细菌生长。

4.免疫状态改变 妊娠期母体为维持胎儿免疫耐受，Th1型细胞免疫应答受抑制，导致对病原体的清除能力下降。若合并妊娠期贫血，可加重组织缺氧，降低局部抗感染能力。

（二）西医诊断

1.临床表现

（1）无症状细菌尿：无临床症状但清洁中段尿培养病原菌菌数≥10^5CFU/ml。

（2）急性膀胱炎：出现排尿不畅、尿频、下腹痛或耻骨膀胱区痛，无发热。

（3）急性肾盂肾炎：多发生在妊娠末期3个月，症状包括发热、寒战及畏寒、腰痛、恶心、呕吐、可合并脱水等症状，较少出现排尿困难。

2.诊断 妊娠期尿路感染的临床诊断应结合病史、体格检查，并评估胎儿健康状况。诊断标准与非妊娠妇女相同，清洁中段尿培养是诊断金标准。如疑似肾盂肾炎，建议行泌尿系超声检查。疑似存在尿路结构和功能异常者，为避免辐射对胎儿的影响，应选择超声或MRI。其余检查还包括血培养（包括厌氧菌和需氧菌）、阴道高部和低部拭子、全血细胞计数、肾功能及电解质检测。

（三）西医治疗

妊娠期尿路感染严重影响母婴健康，可导致母体羊膜炎、贫血甚至败血症；胎儿低体重、早产甚至死产。目前关于抗生素选择和疗程并无统一意见，可根据尿液细菌培养和敏感性试验选用抗生素，同时需要考虑母体和胎儿的用药安全及有效性。

1.无症状细菌尿和急性膀胱炎 妊娠期无症状细菌尿应给予抗生素彻底根治，急性膀胱炎应给予充分治疗。体外药敏试验不是治疗的唯一依据，选择尿中能达到有效浓度的抗菌药物，否则即使体外药敏试验敏感，但尿中药物浓度不足，效果亦欠佳。表3-1为妊娠期无症状细菌尿和膀胱炎的常用抗生素。

表3-1 妊娠期合并无症状细菌尿或膀胱炎的治疗方案

抗生素	方案/疗程
阿莫西林	500 mg，q8h，口服3～5d
阿莫西林/克拉维酸	500 mg，q12h，口服3～5d
头孢氨苄	500 mg，q8h，口服3～5d

2.急性肾盂肾炎 妊娠期急性肾盂肾炎治疗的抗生素选择不仅需要尿中有较高浓度，血液中也需要保证较高浓度。如果症状轻微，并能够密切随诊，可门诊给予抗生素治疗，推荐的静脉用抗生素治疗方案如表3-2。临床症状改善后可改为口服抗生素继续治疗，总疗程7～10d。

表3-2 妊娠期急性肾盂肾炎的治疗方案

抗生素	方案
头孢曲松钠	1～2g，静脉注射或肌内注射，q24h
哌拉西林/他唑巴坦	3.375～4.5g，静脉注射，q6h
头孢吡肟	1g，静脉注射，q12h
亚胺培南-西司他丁	500 mg，静脉注射，q6h
氨苄青霉素	2 g，静脉注射，q6h

合并尿路结构和功能异常者的治疗原则同非妊娠期妇女的复杂性尿路感染：纠正尿路异常因素，选择敏感的抗生素治疗7～10d。

二、何嘉琳诊治思路与特色

（一）中医病因病机

妊娠期间出现尿频、尿急、淋沥涩痛等症，中医学称为“妊娠小便淋痛”，或“妊娠小便难”，俗称“子淋”，相当于西医学的妊娠合并尿道炎、膀胱炎、肾盂肾炎等泌尿系统感染疾病。本病最早见于《金匮要略·妇人妊娠病脉证并治》。隋代巢元方《诸病源候论·诸淋候》明确指出，淋证病位在肾与膀胱，其机制是“淋者，由肾虚而膀胱热故也”。中医学认为，子淋一证，多因于热，但有虚热、实热之分。应重点了解尿频、尿急、尿痛的情况以辨其虚实。虚热者小便淋沥不爽，溺后尿道刺痛不适，色淡黄；实热者小便艰涩不利，灼热疼痛，溺短赤。治疗上均以清润为主，不宜过于苦寒通利，以免重耗阴液，损伤胎元。

中医辨证标准：根据《中医妇科学》的相关标准，本病病因总因于热，机制是热灼膀胱，气化失司，水道不利。其热有虚实之分，虚者阴虚内热；实者心火亢盛，湿热下注。分为阴虚津亏、心火偏旺、膀胱湿热三证。

（二）诊治心得

何氏妇科认为，怀孕之后，母体内脏器均因妊娠而发生相应改变，在此阴阳气血逐步调节适应之时，若寒温不当，起居不慎，每易感受外邪而致病。《诸病源候论》中就载有“妊娠伤寒”“妊娠时气”“妊娠温病”“妊娠下利”等，并在各条后都注有“甚则伤胎”。在妊娠期感邪疾病的治疗方面，应以祛邪和安胎并举，使“病去母安，胎亦无殒”。在祛邪药物的运用上，要做到祛邪而不伤母，祛邪而不伤胎。《神农本草经》中就有“水银”等药可以堕胎的记载。《珍珠囊·补遗》中有妊娠服药禁忌歌，凡峻下滑利、行血破血、耗气散气及一切有毒之品，皆当禁用或慎用，以免妨害胎儿健康。何嘉琳教授在临床用药时十分注意顾及母体和胎儿两个方面，并且认为妊娠期应尽量避免使用针灸治疗，尤其是在下腹部取穴或外敷膏药等，恐直接伤胎，更应慎重。

何嘉琳教授喜用苎麻根，既能利水清热，又能安胎。同时在固肾安胎基础上选用忍冬藤、连翘、焦栀子、黄芩、黄柏清热解毒；生地黄、知母养阴清热；通天草为荸荠的地上茎，性味甘寒，与白茅根同用，利水不伤阴；牡丹皮、赤芍清热活血；车前草、砂仁利湿。临床收效迅捷。单纯尿频、尿急、尿痛而化验检查未见感染证据者，在中药中配伍应用当归贝母苦参丸，也可取得较好疗效。

三、医案实录

验案一 **妊娠期尿路感染**

卢某，女，26岁。

初诊：2015年4月13日

主诉：停经52天，尿频、尿急、尿痛6天。

现病史：患者平素月经规则，周期28天，经期5～6天，量中，色红，无痛经。末次月经2015年2月21日，目前停经52天。6天前劳累后出现小便短赤、频急，尿痛，小便5～6次/日。孕产史：0-0-0-0。

症见：目前小便短赤、频急，尿痛，5～6次/日，大便偏干，晨起口干，无阴道出血，无小腹坠痛，无恶心呕吐，无发热恶寒等其他不适，胃纳尚可，夜寐欠安。舌红苔薄，脉滑。

体格检查：体温36.8℃，脉搏78次/分，呼吸19次/分，血压127/78mmHg。妇科检查：外阴正常，阴道畅，宫颈光，宫颈口未开，子宫后位，大小正常，活动性可，压痛（-），双侧附件区压痛（-）。

辅助检查：今查尿常规示：尿隐血（++），尿蛋白（+），镜下白细胞（+++）；B超提示：宫内2.7cm×1.8cm×0.7cm孕囊。

中医诊断：子淋（湿热证）。

西医诊断：妊娠期尿路感染。

治法：清热利湿安胎。

处方：

忍冬藤30g	连翘10g	焦栀子15g	黄芩10g
知母10g	生地黄10g	怀山药15g	木香6g
生白芍15g	桑寄生15g	苎麻根15g	牡丹皮10g
赤芍10g	甘草3g	车前草15g	砂仁后下5g

7剂，日1剂，水煎服。

嘱患者多饮水，注意休息，清淡饮食。

二诊：2015年4月18日

服上药5剂后，患者尿频、尿急、尿痛症状明显缓解，今日复查尿常规示：尿隐血（-），尿蛋白（-），镜下白细胞4~5个/HP。再服用前方5剂巩固疗效。

【按语】妊娠期尿路感染是孕妇的常见病，治疗不及时或不彻底易致邪气久羁，缠绵难愈，发展为慢性病。《素问·灵兰秘典论》云："膀胱者，州都之官，津液藏焉，气化则能出矣。"一般泌尿系感染，治疗以清热通淋为主。而妊娠期母体生理改变，血聚养胎，易造成脾气、肝血、肾精不足，导致胞胎失养、冲任失固，这时并发尿路感染，若一味通淋，易造成小产、滑胎。故治疗时尤重补肾安胎。另外孕期喹诺酮等大多数治疗尿路感染的特效抗生素均不可使用，中成药也大多标明孕期慎用或禁用，中药辨证处方治疗可取得理想效果。本案方中以桑寄生、苎麻根固肾安胎，选用忍冬藤、连翘、焦栀子、黄芩清热解毒，生地黄、知母养阴清热，牡丹皮、赤芍清热活血，车前草、砂仁利湿。诸药合用，共奏益肾安胎，清热通淋之功。

第三节　阴道炎

一、西医概述

病菌入侵阴道并繁殖引起的炎症称为阴道炎，根据发病原因可分为非特异性阴道炎和特异性阴道炎，两者共同的特征是阴道分泌物增多及外阴瘙痒。

（一）病因病机

1.非特异性阴道炎　不是由特异的病原体引起的阴道炎症统称为非特异性阴道炎。具有多方面的病因，如阴道损伤、异物（子宫托、阴道塞、遗留棉球等）、腐蚀性药物、避孕用具或油膏、刺激性的阴道冲洗等。盆腔炎、附件炎、子宫内膜炎、流产及分娩后子宫分泌物增多，长期子宫出血或阴道手术损伤等均可使阴道的正常防御机制遭到破坏，为病菌的生长繁殖创造了条件。常见的病原菌有葡萄球菌、链球菌、大肠杆菌、变形杆菌等。

2.特异性阴道炎　由特异的病原体引起的阴道炎症，常见的病原体有阴道毛滴虫、外阴阴道假丝酵母菌、阴道加德纳菌、解脲支原体、人型支原体等。

（二）西医诊断

特异性阴道炎是由多种不同病因侵害阴道黏膜、肌层产生的炎症，按炎症类型常分为急性和慢性两种。

1.临床表现 阴痒、阴痛或肿、白带增多或臭、尿频、尿痛，甚者阴道糜烂等。

2.诊断 阴道微生态检测已经成为诊断各种阴道炎症的最常用方法。2016年中华医学会妇产科学分会感染性疾病协作组推出的《阴道微生态评价的临床应用专家共识》可作为规范性标准。采用形态学检测（阴道分泌物涂片革兰染色油镜镜检或病原体培养）及功能学检测（阴道微生物的代谢产物及酶的活性）相结合，有助于同时诊断多种阴道炎症。也可应用各种阴道炎症的诊治规范逐一诊断。

（1）阴道毛滴虫病：①悬滴法：在阴道分泌物中找到阴道毛滴虫。②核酸扩增试验：是诊断阴道毛滴虫病的“金标准”，诊断的敏感性和特异性均超过95%。③阴道毛滴虫培养：也是诊断阴道毛滴虫病的“金标准”，其敏感性为75%～96%，特异性高达100%。以上检查任何一项阳性即可诊断。

（2）外阴阴道假丝酵母菌病（vulvovaginal candidiasis，VVC）：①悬滴法：10%KOH镜检，菌丝阳性率70%～80%。②涂片法：革兰染色法镜检，菌丝阳性率70%～80%。③培养法：复发性VVC或有症状但多次镜检阴性者，应采用培养法诊断，同时进行药物敏感试验。

（3）细菌性阴道病（bacterial vaginosis，BV）：①Amsel标准：下列4项临床特征中至少3项阳性可诊断为BV：线索细胞阳性，胺试验阳性，阴道pH值＞4.5，阴道分泌物呈均质、稀薄、灰白色；其中线索细胞阳性必备。②阴道分泌物涂片革兰染色Nugent评分≥7分诊断为BV。

（4）支原体阴道炎：可选择阴道拭子、宫颈拭子，首选阴道拭子标本（证据等级B），其次为宫颈拭子。

混合性阴道炎诊断要点：①同时存在至少两种病原体或同时满足两种或以上阴道炎症的诊断标准；②同时存在两种或以上阴道炎症相应的症状和体征，需要同时进行药物治疗。

（三）西医治疗

1.妊娠合并阴道毛滴虫病 对妊娠合并阴道毛滴虫病进行治疗可缓解患者症状，避免阴道毛滴虫传播。为降低新生儿感染的风险，妊娠期应对阴道毛滴虫病患者积极治疗。妊娠期应用硝基咪唑类药物需权衡利弊，知情选择，尽量避免在妊娠早期应用硝基咪唑类药物，在妊娠中晚期应用甲硝唑通常是安全的。推荐方案：甲硝唑400mg，口服，2次/d，共7d；或甲硝唑2g，单次口服。

2.妊娠合并VVC 较为常见，孕妇好发。在怀孕期间病程可能会延长并伴有更严重的症状，治疗需要更长的时间。在妊娠期只推荐使用局部的唑类抗真菌药物。可能需要使用外用咪唑类药膏和阴道内的栓剂进行治疗，时间最长为14天。怀孕期间应避免口服氟康唑，因为其可能增加法洛四联症的风险。口服氟康唑在第二和第三孕期的安全性还没有被证实。在怀孕的前4个月使用阴道内硼酸，出生缺陷的风险会增加2倍以上，因此应避免在这段时间使用。

3.妊娠合并BV 可选择甲硝唑和克林霉素。目前的研究数据未发现甲硝唑及克林霉素存在明显的致畸作用；尽管属于妊娠期相对安全药物，妊娠期应用时仍建议充分告知应用药物的利弊。妊娠早期尽量避免应用硝基咪唑类药物。

（1）妊娠期：阴道局部用药可能存在胎膜早破等风险，建议口服用药。可参考的用药方案包括：①甲硝唑400mg，口服，2次/d，共7d；②克林霉素300mg，口服，2次/d，共7d。

（2）哺乳期：选择局部用药，尽量避免全身用药。

4.妊娠合并支原体阴道炎 妊娠期有症状者，可应用阿奇霉素治疗，安全性良好；但对大环内酯类药物耐药者可能治疗无效，可考虑在分娩后应用喹诺酮类药物治疗。莫西沙星、西他沙星、多西环素和米诺环素妊娠期禁用。欧洲和澳大利亚指南中认为，普那霉素在孕期是安全的，推荐剂量1g，口服，4次/d，连用10d。

二、何嘉琳诊治思路与特色

（一）中医病因病机

阴道炎属于中医学“阴痒”范畴，是妇科常见病。隋代巢元方详细论述了阴痒的病因病机，内为脏腑气虚，外为风邪虫蚀所侵。《诸病源候论》云：“妇人阴痒，是虫食所为。三虫、九虫在肠胃之间，因脏虚虫动，作食于阴，其虫作势，微则痒，重则痛。”《医宗金鉴》云：“妇人阴痒，多因湿热生虫。甚则肢体倦怠，小便淋漓……”说明本病乃脏腑功能减弱，致原虫、细菌等外邪入侵而发生。尤其是青年妇女，多由脾虚肝郁，化为湿热，湿热蕴结，注入下焦，外邪乘虚而入，遂发阴痒。本病以湿、热、虫三者为因，而又是“三有”（带下、肿痛、阴痒）的主要因素。因湿而带下；因热而肿痛；因虫而痒；故出现一系列症状。

中医辨证标准：根据《中医妇科学》的相关标准，阴痒者，内因脏腑虚损，肝、肾功能失常，外因湿、热或湿热生虫，虫毒侵蚀，则致外阴瘙痒难忍。可分为肝经湿热、肝肾阴虚两证。

同时，阴痒与带下关系密切，其虚实辨证，除了根据瘙痒主证的性质、程度，结合年龄与兼证，舌脉分析，所伴带下量、色、质、气味亦是辨证的重要参考。论治之时，可根据妇科及白带检查的结果，针对性地选择用药或内外合治之。对病情反复、病程迁延、经久难愈的患者，又当注意查明导致阴痒的原发疾病，辨病与辨证结合施治。有学者通过临床和实验研究结果表明：肝肾不足、精血虚少是本病发生的主要内因；血虚风燥、脉络瘀阻是本病的病理机转；补泄兼施、内外同治为本病的主要治则；滋养肝肾、养血活血，佐以祛风除湿止痒为本病的主要治法。临床对本病的治疗以外治法为主，除药物外，还可配合针灸、穴位注射、激光穴位照射等治疗。

（二）诊治心得

何氏妇科认为，本病既有外感六淫邪毒之气，又有内伤七情、脏腑亏损之变，病因不外乎虚损和湿热两类，病机关键是肝肾阴虚、湿热互结。其本在肝肾不足，其标在瘙痒带下。治疗宜在遵循女性生理特点基础上调理肝、脾、肾功能，从整体观念出发，与局部相结合进行辨证论治。湿热之象较重者，用臭椿皮、土茯苓、黄柏、墓头回、地肤子、白鲜皮、白毛藤、苦参、重楼、薏苡仁清化湿热为主，兼用山茱萸、制何首乌调补肝肾；湿热已轻而肝肾不足之证凸现时，则以生黄芪、生地黄、山茱萸、菟丝子、川续断、制何首乌补肝肾、填精为主，兼清余邪。

何嘉琳教授认为，凡有湿者，责之于脾。正如《叶天士女科》论治带下所云："当升阳益阴则清浊自分，补脾养胃则湿热自除，尤当断厚味，补元阳，而带下可止矣。"临床上，若见脾虚湿重为主，用保和丸、姜半夏、大腹皮、鸡内金等，使郁结开通，湿去燥除而自愈；若湿热之象较显，则用大剂清热利湿解毒之品，既治脾利水燥湿，又治肝泻火开郁，使木气柔和，不致克伐脾土。脾气一旺，何难分消水浊。何嘉琳教授治病探本求源，圆机活法，宗古而不泥古，由此可见。

三、医案实录

验案一 妊娠期阴道炎

张某某，女，31岁。

初诊：2021年12月21日

主诉：胚胎移植术后62天，阴道瘙痒1天。

现病史：患者因"女性原发不孕"在当地医院行"IVF-ET术"。现移植术后62天，胎儿发育正常。既往无重大疾病史。孕产史：0-0-0-0。今日外阴瘙痒，白带量增多，无腥臭味。

症见：带下量多，无腥臭味，面色少华，胃纳可，夜寐安，二便调。舌淡红、苔薄白，脉细。

体格检查：体温37℃，脉搏72次/分，呼吸18次/分，血压110/76mmHg。妇科检查：外阴正常，阴道畅，分泌物较多，无异味，宫颈光，子宫前位，大小正常，活动性可，压痛（－），双侧附件区压痛（－）。

辅助检查：白带常规、生殖道分泌物培养无殊。

中医诊断：①带下过多（脾肾两虚证）；②不孕症。

西医诊断：①慢性阴道炎；②试管婴儿妊娠状态。

治法：健脾补肾，滋阴疏肝。

处方：

太子参20g	当归10g	炒白芍10g	黄芩10g
砂仁后下5g	川续断15g	菟丝子15g	杜仲15g
桑寄生15g	苎麻根15g	甘草3g	紫苏梗5g
陈皮5g	麦冬10g	绿萼梅5g	

7剂，水煎服，日1剂。

另予清炎洗剂150ml每日外洗。

二诊：2021年12月28日

患者白带量减，色偏黄，略有烦躁，舌淡红、苔薄白，脉细弦。

处方：在初诊处方基础上加栀子、桑叶清肝泻火润燥。再服7剂。

三诊：2022年1月4日

患者胚胎移植术后69天，NT正常范围，白带量减。

处方：在二诊处方基础上加石决明补益肝肾，滋阴清热。

随访：患者后续中药保胎治疗，足月顺产1女。

【按语】本案患者脾肾两虚，脾虚湿停，肾虚不摄，带脉失约，白带增多，病机属虚实夹杂，治当补脾益肾、滋阴疏肝。方中太子参补益脾气，杜仲、川续断、菟丝子、桑寄生补肾填精，固涩止带，当归、芍药养血调血，陈皮、砂仁、紫苏梗、绿萼梅疏肝理气、调和气机，麦冬滋阴润燥。二诊、三诊时肝热之象明显，则以栀子、石决明、桑叶滋阴润燥、清肝泻火，同时守健脾益肾之法不变。辨证施治，有守有变，方得痊愈。

第四节　TORCH感染

一、西医概述

（一）病因病机

流产原因非常复杂，甚至同一个患者每次发生自然流产的原因亦各自不同。据报道，因为胎儿感染引起复发性自然流产的概率低于4%。流产的可能机制包括有毒的代谢产物、胎儿或胎盘感染、慢性子宫内膜感染以及绒毛膜羊膜炎，常见感染因素包括TORCH感染，生殖道人型支原体、解脲支原体和衣原体感染，新型冠状病毒感染。其中，弓形虫、风疹病毒、巨细胞病毒和疱疹病毒等感染合称TORCH感染。

弓形虫病是世界性分布的一种人畜共患疾病，弓形虫可因人们接触了含有卵囊的猫粪而传染，感染时胎龄越小，受损越严重，若孕前3个月感染，多引发流产。

风疹病毒（rubella virus，RV）是一种呼吸道病毒，其传播途径主要为呼吸道，对胎儿的损害与感染时的胎龄关系非常密切，感染的孕周越早，胎儿畸形的发生率越高，孕20周后发生感染，则胎儿畸形很少出现。人可通过自然感染或疫苗接种获得对风疹病毒的终身免疫。建议孕前行优生优育检查，抗体阴性者，建议注射风疹病毒疫苗。

巨细胞病毒（cytomegalovirus，CMV）在成人主要为性接触传播，母婴间为垂直传播，在孕早期感染可引起流产及死胎。

单纯疱疹病毒（herpes simplex virus，HSV）有Ⅰ型和Ⅱ型之分，Ⅰ型称口腔型，主要侵犯口腔、鼻腔、颜面部；与流产相关的主要是Ⅱ型，又称生殖器型，主要侵犯泌尿生殖道黏膜。孕妇于妊娠20周前患生殖器疱疹，可以感染胎儿，会引起流产或胎儿畸形，新生儿单纯疱疹病毒感染几乎都是产时经产道感染。

（二）西医诊断

孕妇发生TORCH感染时的共同特点是自身症状大多轻微，甚至无明显症状和体征，但却可能垂直传播给胎儿，感染的孕周越早，对胎儿的影响越大。人体TORCH急性感染后会产生IgM抗体。IgG抗体表明既往感染史，人体并不能消除这些病原体，即使产生了特异性抗体，CMV、HSV、RV仍将以潜伏状态长期存在于宿主体内，在机体免疫力降低时或其他诱发因素作用下，病原体可能被激活而引起复发感染，目前并没有特效药可以杀灭这些病毒。

临床上筛查TORCH感染的方法主要是酶联免疫吸附分析（ELISA）。但是，对449例血标本RV-IgM抗体阳性孕妇为期3年的追踪研究显示，重复检查只有31%仍为阳性，最终只有6例被确诊为风疹病毒初次感染。而且TORCH感染的IgM抗体阳性并不是原发感染的特异性指标，因为自身免疫病患者，往往会因为非特异性免疫应答激活产生IgM抗体。因此，对血清学检查为阳性的妇女，最好继续检测TORCH感染特异性免疫球蛋白抗体，应用PCR检测病原体核酸，收集含有感染病原体的体液或分泌物进行病原体分离鉴定、培养、形态学检测或病理检查等进一步确诊。

TORCH感染血清学检测的基本判断：急性感染时，首先产生的抗体是IgM，2~4周后产生IgG抗体，因此IgM抗体阳性提示近期感染，急性期也可以合并IgG阳性；IgG阳性、IgM阴性提示既往的感染，有免疫保护作用；IgG、IgM均阴性，提示无感染。若IgG阳性或滴度升高，IgM在阴性后再次转为阳性，可能是再发感染。一般来说，再发感染对胚胎的影响没有原发感染明显。

针对TORCH感染的特点和我国TORCH感染的发生率，2007年我国人口和计划生育委员会建议育龄妇女应在孕前半年筛查风疹病毒IgG抗体，抗体阳性说明已经具备免疫力，不需要再做其他相关抗体检测；如果抗体阴性，则建议到有关机构接种风疹病毒疫苗，接种3个月后再怀孕。育龄妇女在备孕前筛查CMV IgG抗体，结果为阳性者不需要再做相关检测。对产前诊断为CMV宫内感染的孕妇，若超声检查未发现胎儿异常，一般不建议终止妊娠。孕期口服阿昔洛韦治疗CMV宫内感染，可显著降低胎儿血中CMV的含量，减少胎儿畸形的风险，但有关治疗的安全性和有效性还没有相关临床和实验研究。孕期HSV感染对胎儿的主要危害是产时传播，如果无相关高危因素，孕前及孕期不需要常规筛查HSV。

在孕前即对孕妇进行TORCH感染筛查，并治疗TORCH原发活动性感染和复发性感染，尤其是多种病原体感染，是降低自然流产发生率的重要措施。

第五节　支原体与衣原体感染

一、西医概述

支原体与衣原体是女性常见的生殖道感染病原体，与流产、不孕等密切相关。

（一）病因病机

支原体是目前国际上非常关注的与不良妊娠有关的病原体之一，人类发现的支原体主要有解脲支原体（ureaplasma urealyticum，UU）和人型支原体（mycoplasma hominis，MH）；它们是一种处于细菌与病毒之间的原核微生物，主要寄生于泌尿生殖道黏膜，属于条件致病菌，是正常女性菌群组成的一部分，当达到一定值或混合其他微生物时可导致子宫内膜炎和急性输卵管炎。

衣原体（chlamydia）是革兰染色阴性的原核细胞型微生物，含DNA和RNA，因缺乏三磷酸腺苷酶而必须寄生在宿主细胞内，在胞质内形成包涵体。衣原体主要通过性交而传染。

（二）西医诊断

当女性生殖道感染支原体、衣原体后可引起各种妇科炎症，甚至导致不孕不育，给女性的身心健康带来伤害。有研究对孕妇的阴道分泌物培养后发现，MH检出率是6.8%，衣原体的检出率是9.6%，UU检出率是28.8%，并认为衣原体增加氧化应激可能是导致先兆流产和早产的发病机制。也有研究显示，衣原体感染在怀孕期间增加早产、低出生体重及围产儿死亡的风险，但无证据表明衣原体感染与胎膜早破、流产和产后子宫内膜炎有关。

二、医案实录

验案一 妊娠之支原体感染

张某某，女，35岁。

初诊：2021年4月20日

主诉：难免流产1次。

现病史：患者既往曾孕50⁺天难免流产。2021年1月26日因“先兆流产”住院保胎治疗，2021年2月2日查血hCG 180000IU/L，2021年2月8日复查血hCG已下降，B超提示胚胎停止发育，药流后查胚胎染色体正常。2021年2月23日因“不完全性流产”住院治疗，行宫腔镜下残留取出术。末次月经2021年3月22日，7天净。

症见：带下量多、色黄，外阴瘙痒，偶有腰酸，胃纳可，夜寐安，二便调。舌红、苔薄白，脉细。

体格检查：体温36.5℃，脉搏70次/分，呼吸18次/分，血压113/76mmHg。妇科检查：外阴正常，阴道畅，分泌物较多，无异味，宫颈光，子宫前位，大小正常，活动性可，压痛（–），双侧附件区压痛（–）。

辅助检查：2021年2月2日外院hCG 180000IU/L。2021年2月8日外院子宫附件（经腹部）超声提示：胚胎停止发育。2021年2月22日外院子宫附件（经阴道）超声提示：宫腔中上段可见不均回声（2.4cm×1.8cm×0.8cm）；支原体培养：解脲支原体阳性。

中医诊断：①带下病（肝肾亏损证）；②数堕胎。

西医诊断：①支原体感染性阴道炎；②复发性流产。

治法：补益肝肾，燥湿止带。

处方：

黄芪15g	川芎10g	炒白术10g	当归炭10g
熟地黄12g	砂仁后下6g	龟甲10g	枸杞子12g
川续断15g	杜仲10g	怀牛膝15g	桑寄生15g
淫羊藿15g	菟丝子15g	鸡血藤15g	忍冬藤30g
白毛藤30g	茯苓12g	泽泻10g	

7剂，水煎服，日1剂。

二诊：2021年5月4日

患者末次月经2021年4月22日，量少，诉腰酸缓解，带下量多、色黄，无异味，舌淡苔薄，脉弦。

处方：在初诊用方基础上去龟甲、淫羊藿，加香附、覆盆子调理三焦气机、固涩止带。

三诊：2021年6月15日

患者诉带下量减少，且色转白，胃纳可，外阴偶瘙痒。舌脉同前。

处方：

黄芪15g	炒白术10g	当归12g	川芎10g
熟地黄12g	砂仁[后天]6g	枸杞子12g	桑寄生15g
鸡血藤15g	淫羊藿15g	菟丝子15g	忍冬藤30g
泽泻10g	香附10g	覆盆子12g	白毛藤15g
土茯苓24g			

7剂，水煎服，日1剂。

经期予益母草颗粒早晚各1袋，连服4天。

四诊：2021年8月10日

患者服药后外阴瘙痒缓解，末次月经2021年7月21日，量中，今已净，近日腹泻，大便溏，焦虑，夜寐欠安。舌淡苔薄，脉弦滑。复查支原体培养阴性。

处方：

太子参20g	熟地黄炭12g	砂仁[后下]6g	枸杞子12g
香附10g	黄精15g	泽泻10g	丹参15g
赤芍15g	炒白芍15g	怀山药15g	五味子9g
首乌藤15g	百合12g	菟丝子15g	黄芪15g
炒白术12g	广木香6g	茯苓10g	

7剂，水煎服，日1剂。

五诊：2021年12月7日

患者停经50天，末次月经2021年10月17日。2021年11月30日超声：胚芽3mm，可见心搏，孕囊下方暗区5mm × 3mm × 5mm，RI 0.92/0.89；2021年12月7日查血hCG 49246 IU/L，E_2 533pg/ml，P 104nmol/L。患者带下量少，无阴道出血及腹痛，复查生殖道分泌物培养均无异常，故予安胎合剂50ml，每日口服。

随访：患者孕期无殊，足月剖宫产1子。

【按语】近年来我国支原体感染发病率有所上升，复发性支原体感染性阴道炎对女性患者的影响较大。《傅青主女科》载："夫带下俱是湿症。"支原体感染性阴道炎在中医学中归属于"带下过多"范畴，以肝、脾、肾不足为本，湿邪下注为标。该患者难免流产1次，损伤胞络，肝肾亏虚，抵抗力下降。初诊处方以黄芪益气扶正，提高机体免疫力，茯苓、白术、泽泻、砂仁补气健脾燥湿，菟丝子、枸杞子、桑寄生、怀牛膝、淫羊藿、川续断、杜仲、熟地黄、龟甲补益肝肾，固冲止带，当归、川芎养血活血，白毛藤、忍冬藤清利下焦湿热。二诊加香附调气和血，覆盆子益肾止带。四诊患者精神焦虑，最易损伤脾胃，见腹泻、便溏，以怀山药补脾益气，广木香醒脾宽中，调畅气机，首乌藤交通心肾。调治近1年，补先天之精以固本，养后天气血之源以养冲任，终于成功受孕。

第四章 血栓前状态与妊娠

一、西医概述

血栓前状态（prethrombotic state，PTS）为一种易致血栓形成的，以多种血液学改变为主的病理状态，既往称为高凝状态（hypercoagulable state，HCS）、易栓症（thrombophlilia）等，有研究显示伴血栓前状态或血液高凝趋势的患者占不明原因复发性流产（recurrent spontaneous abortion，RSA）患者的78%左右，故血栓前状态先兆流产，是复发性流产领域研究的热点。生理状态下，机体的血细胞成分和血液循环中的凝血因子、抗凝因子和纤溶系统之间相互作用，血管功能处于动态平衡，血液正常流动。孕期特殊生理导致血液凝血活性增高，纤溶、抗凝活性降低，形成生理性的高凝状态，加上病理因素如凝血因子V Leiden基因突变、活化蛋白C抵抗、高同型半胱氨酸血症、抗磷脂综合征等原因可能导致子宫内膜血供减少，子宫螺旋动脉、蜕膜和绒毛血管及胎盘血流状态改变，微血栓形成，绒毛梗死及蜕膜血管纤维素样坏死，从而引起胚胎缺血、缺氧，最终导致发育不良及流产。同时后期可产生胎儿宫内生长受限、胎死宫内、早产、先兆子痫等风险。

（一）病因病机

血栓前状态是多种因素引起的止血、凝血和抗凝系统失调的一种病理状态。除了凝血-抗凝系统方面的一些基因突变导致血栓前状态，亦常继发于多种疾病。

血栓前状态分为遗传性易栓症和获得性易栓症两类。前者是遗传性的抗凝血因子或纤溶蛋白活性缺陷导致血栓形成的凝血机制异常；后者主要是抗磷脂综合征、获得性高同型半胱氨酸血症等各种疾病引起机体血液高凝状态。

遗传性易栓症是由于凝血、抗凝和纤溶相关基因突变，多为常染色体显性遗传，可见以下几种。

1.活化蛋白C抵抗和凝血因子V Leiden基因突变　正常凝血机制下，活化蛋白C使凝血因子V（factor V，FV）氨基酸序列第506位点的精氨酸裂解而失活。FV Leiden基因突变是FV基因核苷酸序列1691位G→A的点突变，使FV第506位点的精氨酸被谷氨酰胺所替代，从而导致其对活化蛋白C的裂解作用不敏感，即活化蛋白C抵抗（activated protein C resistence，APCR），导致血栓形成倾向。

2.凝血酶原基因突变　凝血酶原（prothrombin，PT）基因G20210A突变是PT3'-UT区20210位G→A的点突变，导致血中PT水平增高1.5～2倍。

3.蛋白C和蛋白S缺陷　蛋白C（protein C，PC）是肝脏合成的维生素K依赖性丝氨酸蛋白酶抑制物，被凝血酶及胰蛋白酶等活化，在蛋白S辅助下灭活凝血因子Ⅴa及凝血因子Ⅷa而发挥抗凝作用。PC缺陷与超过160种基因突变有关，可导致凝血因子Ⅴa、凝血因子Ⅷa无法被有效灭活，使凝血活性增强，纤溶活性降低。蛋白S（protein S，PS）是活化PC的重要辅助因子。PS缺陷包括游离PS水平和活性降低，与一个静默基因和一个突变基因有关。

4.抗凝血酶Ⅲ缺陷　抗凝血酶Ⅲ（antithrombin Ⅲ，AT Ⅲ）由肝脏和内皮细胞合成，对凝血酶、凝血因子Ⅹ、凝血因子Ⅸ、凝血因子Ⅺ、凝血因子Ⅻ等有抑制作用。AT Ⅲ缺陷是一种遗传性或者获得性的凝血障碍，可导致血液中AT Ⅲ活性降低或者数量不足，增加血栓形成风险。

5.高同型半胱氨酸血症及亚甲基四氢叶酸还原酶基因突变　同型半胱氨酸（homocysteine，HCY）由蛋氨酸通过蛋氨酸循环产生。血清HCY水平过高，对胚胎有直接毒性作用，还可刺激自由基的产生和释放，损伤血管内皮细胞，影响其表面的多种凝血因子，促进血栓形成。亚甲基四氢叶酸还原酶（methylenetetrahydrofolate reductase，MTHFR）是 HCY代谢过程中的关键酶，其基因677位C→T突变使编码后丙氨酸被缬氨酸替代，导致MTHFR的活性和耐热性下降，形成高HCY血症。

（二）获得性易栓症

主要是抗磷脂综合征（antiphospholipid syndrome，APS）、获得性高HCY血症以及各种引起血液高凝状态的疾病等。

1.抗磷脂综合征　抗磷脂综合征是指抗磷脂抗体（antiphospholipid antibody，APA）与不良妊娠结局和血管内血栓形成之间密切相关的综合征。主要所指不良妊娠结局包括孕10周前3次或以上连续的自然流产，孕10周后1次或以上胎儿丢失，孕34周前由于胎盘疾病（包括子痫前期）所致的1次或以上早产。APS在RSA患者中约占15%，是RSA最重要的可治病因之一。

APA主要包括抗心磷脂抗体（anticardiolipin antibody，ACA）、狼疮抗凝物（lupus anticoagulant，LA）、抗 β_2-糖蛋白1（β_2-glucoprotein 1，β_2-GP1）抗体。APA是以血小板和内皮细胞膜上带负电荷的磷脂为靶抗原的自身抗体，其引起血栓形成的机制主要涉及内皮细胞、单核细胞、血小板的激活，包括：①与血管内皮细胞和血小板膜上的磷脂结合，使前列环素合成减少，血小板活性因子合成增加，激活血小板，使其黏附、聚集并释放血栓素A_2，引起血栓形成；②抑制PC的活性及ATⅢ的活化；③与β_2-GP1结合，干扰其对磷脂依赖性凝血反应的抑制功能；④干扰纤溶酶原激活剂的释放，抑制纤溶酶原向纤溶酶转化，引起纤维蛋白聚集。

2.获得性高HCY血症 获得性高HCY血症最常见的原因是食物中缺乏HCY代谢所必需的辅助因子，如叶酸、维生素B等。维生素B_2和叶酸是蛋氨酸合酶的辅助因子，因此补充叶酸和维生素B_2可以降低血浆HCY水平。

二、何嘉琳诊治思路与特色

（一）中医病因病机

根据自然流产发生的时间和临床症状，中医学将先兆流产称为“胎漏”“胎动不安”；若未获得有效治疗，可进一步发展导致“堕胎”“小产”；若多次堕胎或小产，即名曰“数堕胎”“滑胎”。

中医学对流产的记载，最早见于汉代《金匮要略·妇人妊娠病脉证并治》中的“半产”（即“小产”），张仲景创立了安胎方“当归散”“白术散”。晋代《脉经》载有“堕胎”“胎漏”；隋代的《诸病源候论》记载“胎动不安”之名，同时记载“数堕胎”，指出“血气虚损者，子脏为风冷所居，则血气不足，故不能养胎，所以数胎数堕”。清代《女科证治秘方》中正式提出：“屡孕屡堕者……名曰滑胎。”

（二）诊治心得

血栓前状态与中医学对“血瘀”“血行不畅”的论述相类似，如《素问·至真要大论》记载的“血脉凝泣”，《素问·调经》记载的“留血”，以及《素问·举痛论》中“脉不痛”等，是古代医家对“血瘀”的最早阐述。基于中医学对“血瘀证”的研究，西医学的血栓性疾病与中医学的血瘀证具有相同的内在特征，即微循环障碍。《黄帝内经》中所记载的“脉道以通，血气乃行”“疏其血气，令其调达”是治疗血瘀证的初步探索。清代唐宗海在《血证论》中阐述了“有瘀血肿痛者，宜消瘀血……瘀血消散，则痛肿自除”的观点，提出了“活血化瘀”的治则。

三、医案实录

验案一 易栓症

马某某，女，30岁。

初诊：2022年2月15日

主诉：胚胎移植术后20天，腰酸1天。

现病史：患者平素月经规则，28～30天一行，7天净，量中，经期腰酸。因“女性原发不孕”于2022年1月25日移植冻胚2枚，2022年2月3日测血hCG阳性。

症见：腰酸，胃纳欠佳，稍恶心，小便频数，夜尿多，大便每日一行。舌质黯、苔薄白，脉沉滑尺弱。

体格检查：生命体征平稳，查体无殊。妇科检查：因保胎暂缓。

辅助检查：2022年2月3日外院血hCG 215IU/L。既往D–二聚体升高，目前口服阿司匹林75mg qd抗凝治疗。

中医诊断：胎动不安（肾虚血瘀证）。

西医诊断：①先兆流产；②试管婴儿妊娠状态；③易栓症。

治法：补肾安胎。

处方：

菟丝子15g	桑寄生15g	阿胶烊化3g	续断片15g
炒白芍15g	黄芩10g	砂仁后下5g	川续断15g
菟丝子30g	杜仲15g	苎麻根15g	黄精15g
川芎10g	炒白术15g	生甘草3g	

7剂，水煎服，日1剂。

二诊：2022年2月22日

患者胚胎移植术后27天，现无明显腰酸，小便频数，大便秘，纳可，偶有恶心干呕，感乏力，口干口渴，舌脉同前。

处方：前方去白术，加黄芪15g、麦冬10g、炒枳壳10g、生地黄12g。14剂。

三诊：2022年3月8日

患者胚胎移植术后41天，5日前出现阴道少量出血，色暗，现上厕所擦拭时有少量褐色血丝，无腰酸，小便频略减，大便偏干，手心热，舌暗红、苔薄黄，脉滑数。辅助检查：B超提示双胎中一胎胎停，一胎胚芽1.9cm，子宫动脉血流双侧舒张期反向。

处方：

太子参20g	当归10g	生白芍15g	黄芩10g
砂仁后下5g	菟丝子15g	桑寄生15g	苎麻根15g
生甘草3g	紫苏梗5g	陈皮5g	麦冬10g
焦栀子10g	藕节炭15g	黄芪15g	桑叶15g

7剂，水煎服，日1剂。

四诊：2022年3月15日

患者胚胎移植术后48天，药后阴道出血停止，上述症状减轻，舌脉同前。

处方：前方去藕节炭。续服7剂。

五诊：2022年3月22日

患者胚胎移植术后55天，间断性阴道少量出血2周，近2日大便干结难解，夜寐欠安，小便黄，舌红、苔薄黄，脉滑数。

处方：

太子参20g	当归10g	生白芍30g	黄芩10g
砂仁后下5g	菟丝子15g	桑寄生15g	苎麻根15g
生甘草5g	紫苏梗5g	陈皮5g	麦冬10g
生地黄15g	焦栀子10g	黄芪15g	桑叶15g
牡丹皮10g	制大黄10g	白及粉吞服2包	三七粉吞服1包

7剂，水煎服，日1剂。

六诊：2022年3月29日

患者胚胎移植术后55天，间断性阴道少量出血3周，阴道出血较前减少，间断性少量褐色出血，大便较前变软，夜寐差，小便色黄，舌黯红、苔薄，脉滑数。辅助检查：2022年3月28日超声：胎儿顶臀径52mm，孕囊下方积液26mm×18mm×15mm，胎盘内可见2～3处液性暗区，较大范围32mm×23mm×9mm，透声欠佳（绒毛稀疏区考虑），子宫动脉血流左侧舒张期反流。

处方：

太子参20g	当归10g	生白芍30g	黄芩10g
砂仁后下5g	菟丝子15g	桑寄生15g	苎麻根15g
生甘草5g	紫苏梗5g	陈皮5g	麦冬10g
生地黄15g	焦栀子10g	黄芪15g	桑叶15g
牡丹皮10g	生地黄炭15g	龙骨15g	煅牡蛎15g
侧柏炭15g	白及粉吞服2包	三七粉吞服1包	

7剂，水煎服，日1剂。

随访：保胎后已无阴道出血，足月产子，母子平安。

【按语】妊娠患者血小板数量及活性可能增加，在妊娠期更易导致血液呈高凝状态，称为“血栓前状态”，这种高凝状态可以使胎盘内的凝血与纤溶平衡状态被破坏，子宫螺旋动脉与绒毛微小血管发生病变，不仅影响胚胎着床，还会形成胎盘血栓、梗死，影响胎盘正常血液供应，导致胎停流产的发生。血栓前状态是胚胎不着床、反复胎停、胎儿发育迟缓等不良妊娠发生的重要因素之一。西医治疗以低分子肝素、阿司匹林肠溶片为主。

何嘉琳教授认为，患者先天禀赋不足，肾气亏虚，故不能固摄胎儿，肾虚日久，肾之温煦气化不利，冲任血行缓慢滞涩，进一步耗损肾之元气精血，故患者就诊时凝血指标高，腰膝酸软，脉沉滑尺弱，表现为一派肾虚血瘀之象。故首诊治疗以扶正为主，化瘀为辅，方中桑寄生、黄精、川续断、菟丝子、覆盆子补肾以填精，川芎养血活血，整体调理患者状态。三诊时患者阴道出血，何嘉琳教授运用生地黄炭、藕节炭除热滋阴，凉血止血，仙鹤草收敛止血补虚，白及粉、三七粉化瘀止血，同时配伍固肾健脾、益气、清热滋阴之品，标本同治，攻补兼施，达到补肾止血安胎之效。妊娠子宫动脉血流缺失，除了采用抗凝类西药治疗以外，何嘉琳教授在精准辨证的前提下遵循“有故无殒”的原则，在补益安胎的基础上，配伍太子参、黄芪等健脾益气之品以推动血行，三七、川芎、牡丹皮之属活血化瘀，达到祛瘀安胎、养胎之功效。

第五章 子宫内膜异位症与妊娠

一、西医概述

子宫内膜异位症（内异症）是指子宫内膜组织（腺体和间质）在子宫腔被覆内膜以及宫体肌层以外的部位出现、生长、浸润，反复出血，继而引发疼痛、不孕及结节或包块等。是育龄妇女的多发病、常见病。内异症病变广泛、形态多样，极具侵袭性和复发性，具有性激素依赖的特点。综合文献报道，约10%的育龄妇女患有内异症，即全球约有1.76亿妇女为内异症患者；20%~50%的不孕症妇女合并内异症，71%~87%的慢性盆腔疼痛妇女患有内异症。

（一）病因病机

内异症的发生与性激素、免疫、炎症、遗传等因素有关，但其发病机制尚不明确。以Sampson经血逆流种植为主导理论，即逆流至盆腔的子宫内膜需经黏附、侵袭、血管性形成等过程而得以种植、生长、发生病变；在位内膜的特质起决定作用，即"在位内膜决定论"；其他发病机制包括体腔上皮化生、血管及淋巴转移学说以及干细胞理论。最新的研究观点认为，内异症与基因、表观遗传学、血管新生、神经新生、上皮间质转化、孕激素抵抗、异常增殖和凋亡、炎症等多种因素密切相关。

（二）西医诊断

内异症的临床表现为以下1种或多种：①痛经，表现为继发性、进行性加重的痛经，影响日常活动和生活。②慢性盆腔痛。③性交痛或性交后疼痛。④与月经周期相关的胃肠道症状，尤其是排便痛；以及与月经周期相关的泌尿系统症状，尤其是血尿或尿痛。⑤合并以上至少1种症状的不孕。具有以上1种或多种症状可以临床诊断内异症。

（三）西医治疗

治疗目的：减灭和消除病灶，减轻和消除疼痛，改善和促进生育，减少和避免复发。

1. 药物治疗　内异症的长期管理应最大化发挥药物治疗的作用。内异症的治疗药物主要分为非甾体类抗炎药、孕激素类、复方口服避孕药、促性腺激素释放激素激动剂及中药五大类。

2. 手术治疗

（1）手术治疗的目的：①切除病灶；②恢复解剖结构；③促进生育。

（2）手术方式包括：①病灶切除术；②子宫切除术；③子宫及双侧附件切除术。

二、何嘉琳诊治思路与特色

（一）中医病因病机

子宫内膜异位症属于中医学"痛经""癥瘕"范畴。何嘉琳教授认为，异位内膜周期性的出血为"离经之血"，瘀血留于体内为邪实，瘀血属"阴"。血依赖于人之阳气的运化，肾主藏精而寓元阳，为水火之脏，主生殖而系胞脉，与妇女之月经、胎孕关系至为密切。若肾阳不足，则运化经血乏力，经血瘀滞，日久成癥，脾为气血生化之源，主运化，脾虚则运化无力，聚湿生痰而成积聚，故内异症的形成与脾肾阳虚有关，诚如《景岳全书·妇人规》所谓："妇人久病宿疾，脾肾必亏。"本病为本虚标实之证，脾肾不足为本，而出血粘连阻滞经脉造成局部癥块则是其标。

（二）诊治心得

何嘉琳教授认为，本病形成的病因是肾虚气弱，经、产的余血停滞，伤及冲任，气血失畅，以致蕴结而成血瘀，肾虚血瘀为发病病机。何嘉琳教授认为，从肾虚血瘀的病机出发，该病常见证型为偏血瘀型、偏肾虚型。临证时辨病和辨证相结合，以痛经为主的，温通止痛，活血化癥；以不孕为主的，消补兼施，畅络助孕；以癥瘕包块为主的，化瘀消癥；以术后防复发为主的，内外合治，防止复发。

三、医案实录

验案一 妊娠之子宫内膜异位症

李某，女，39岁。

初诊：2022年3月22日

主诉：经行腹痛1年余。

现病史：患者末次月经2022年3月15日，量偏多，色紫暗，痛经剧，持续1天，伴少量血块，5天净。2019年6月25日因双侧卵巢内异囊肿行腹腔镜下卵巢囊肿剔除+子宫肌瘤剔除，术后肌注亮丙瑞林针6次预防复发（2019年11月停药）；2020年6月12日因"子宫腺肌病"放置曼月乐，因反复阴道出血已取出。近1年出现经行腹痛，并呈渐进性加剧。2021年9月14日B超：内膜双层厚约1.1cm，左卵巢内见一囊性回声区，大小约4.1cm×3.8cm×3.0cm，透声差，内充满细密光点回声，右卵巢内见三个囊性回声区，大者大小约4.2cm×3.7cm×2.7cm，透声差，内充满细密光点回声。现口服地诺孕素片，阴道少量出血。

症见：常感腰酸腰痛，夜寐可，胃纳一般，二便如常。舌边瘀斑、苔薄白，脉细弱。

体格检查：体温37.1℃，脉搏70次/分，呼吸20次/分，血压116/85mmHg。妇科检查：外阴、阴道正常，宫颈光滑，子宫后位，左、右附件可触及囊性包块，压痛。

辅助检查：2021年9月14日B超：内膜双层厚约1.1cm，左卵巢内见一囊性回声区，大小约4.1cm×3.8cm×3.0cm，透声差，内充满细密光点回声，右卵巢内见三个囊性回声区，大者大小约4.2cm×3.7cm×2.7cm，透声差，内充满细密光点回声。

中医诊断：癥瘕（肾亏血瘀证）。

西医诊断：①子宫内膜异位症；②子宫腺肌病。

治法：补肾活血化瘀。

处方：

膈下逐瘀汤加减

大血藤30g	败酱草30g	半枝莲30g	猫爪草15g
三棱10g	莪术10g	茯苓10g	海藻20g
炒白芍15g	赤芍15g	黄芪15g	焦山楂15g
薏苡仁30g	山萸肉10g	枸杞子12g	生蒲黄包煎10g
鸡内金20g	马齿苋15g	贯众20g	猫人参30g

14剂，水煎服，日1剂。

另辅以三七粉5剂，每日3g吞服止血。

二诊：2022年4月12日

患者2022年3月25日阴道出血即止，胃纳一般，二便无殊，舌边瘀斑、苔薄白，脉细弱。

处方：前方去山萸肉、马齿苋、贯众，加丹参15g。14剂，水煎服，日1剂。

三诊：2022年5月10日

患者末次月经2022年4月16日，经量中等，色红，血块少许，6天净，行经时小腹疼痛较前略有减轻，持续半天左右，纳寐一般，二便无殊，舌边瘀斑、苔薄白，脉细弱。

处方：续服前方。14剂，水煎服，日1剂。

四诊：2022年6月7日

患者末次月经2022年5月13日，经量多，色鲜红，无血块，经行腹痛明显减轻，舌边瘀斑减少，苔薄白，脉细弱。辅助检查：CA125 42.2U/ml，CA199 19.35U/ml；E_2 163pg/ml，

LH 4.33U/L，FSH 5.87U/L。

处方：

大血藤30g	败酱草30g	半枝莲30g	猫爪草15g
三棱10g	莪术10g	茯苓10g	海藻20g
炒白芍15g	赤芍15g	黄芪15g	焦山楂15g
薏苡仁30g	枸杞子12g	生蒲黄包煎10g	丹参15g
鸡内金20g	猫人参30g	益母草15g	桃仁5g

14剂，水煎服，日1剂。

五诊：2022年6月21日

患者末次月经2022年6月8日，经量中等，色红，行经时疼痛已完全消失，舌质红、苔薄白，脉细弱。

处方：前方去益母草，加泽泻10g。14剂，水煎服，日1剂。

六诊：2022年7月5日

患者2022年6月24日超声示双侧卵巢巧克力囊肿均较前明显缩小。超声：宫体大小约5.5cm×5.8cm×5.4cm，肌层回声分布欠均匀，内膜双层厚约1.7cm，左卵巢内见一透声欠佳囊性无回声，大小约2.6cm×2.4cm×2.4cm，右卵巢内见一透声差的囊性结构，大小约为2.8cm×2.6cm×1.9cm。

后患者定期随诊至2023年11月26日，其间月经按时来潮，无明显腹痛。后电话随访，患者服中药后自然怀孕，孕12周超声：NT 1.4mm，孕37周$^{+6}$天顺产1胎。

【按语】子宫内膜异位症（endometriosis，EMT），简称“内异症”，是具有生长功能的子宫内膜组织（腺体和间质）出现在子宫腔被覆内膜以及宫体肌层以外部位，引起包括疼痛、包块和不孕三大主要症状和体征的一种妇科疾病。70%～80%的内异症患者有不同程度的疼痛，包括痛经（继发性，进行性加重）、慢性盆腔痛、深部性交痛、肛门坠痛等，是内异症患者最常见、也最痛苦的症状，长期周期性的剧烈疼痛给患者身心健康及生活质量造成极大影响。中医学根据内异症的主要临床表现，把它归属于为“痛经”“月经病”“癥瘕”“不孕”等妇科疾病的诊治范围，而血瘀这一病理因素是内异症的病因病机基础。

明代王肯堂《证治准绳·女科》云：“血瘕之聚，令人腰腹不可以俯仰……少腹里急苦痛……此病令人无子。”何嘉琳教授基于前人经验，认为内异症是一种本虚标实的疾病，妇女经期、产后调养不慎，或剖宫产、人工流产等手术损伤，导致肾精亏损，气血失调，脏腑功能失常，冲任损伤，造成血不循经，“离经之血”瘀积阻滞冲任、胞宫、胞脉、胞络，可见经水色紫暗、血块、舌质瘀斑；瘀血积滞，“不通则痛”，固经行腹痛；瘀血日久，则形成有形之异位包块、囊肿等；天癸、冲任、胞宫功能失调，胞脉失养，不能摄精成孕。在治疗上，何嘉琳教授主张标本兼治，攻补兼施，将补肾活血化瘀贯穿始终。考虑到本案患者病程较长，加之手术损伤，正气亏虚，不耐攻伐，故在治疗上除了给予三棱、莪术、赤芍活血消积止痛，猫人参、猫爪草、海藻、半枝莲清热解毒消癥，大血藤、败酱草清热解毒、消肿止痛外，酌情配伍黄芪、枸杞子、山萸肉、白芍等温通气血，补肾养血滋阴。全方攻补兼施，标本兼顾，最后使内异病灶缩小，胎孕自成。

验案二 妊娠之子宫内膜异位症

陈某某，女，33岁。

初诊：2015年11月30日

主诉：发现巧囊2年余，不良妊娠1次。

现病史：患者平素月经尚规律，7~8/28~30天，末次月经2015年11月26日，量少，色鲜红，痛经不明显。2003年顺产1子。2013年B超示右卵巢内异囊肿4.8~3.7cm。2014年10月孕30天⁺自然流产。诉平素工作繁忙，时感疲劳乏力，腰酸，现有备孕计划。

症见：疲劳乏力，腰酸，纳寐一般，二便无殊，舌红苔薄，脉细。

体格检查：体温36.6℃，脉搏87次/分，呼吸18次/分，血压112/88mmHg。妇科检查：外阴正常，阴道畅，宫颈光，子宫前位，大小正常，活动性可，压痛(–)，双侧附件区压痛(–)。

辅助检查：2013年B超示右卵巢内异囊肿4.8~3.7cm。

中医诊断：癥瘕(肾虚血瘀证)。

西医诊断：①子宫内膜异位症；②不良孕产个人史。

治法：补肾益精，活血化瘀。

处方：

黄芪15g	太子参20g	焦白术10g	当归12g
川芎10g	熟地黄12g	砂仁后下3g	香附10g
郁金10g	川续断15g	菟丝子30g	覆盆子12g
蒲公英18g	蛇床子6g	淫羊藿15g	

7剂，水煎服，日1剂。

二诊：2015年12月7日

患者查血E_2 56.11pmol/L，FSH 11U/L，LH 6.5U/L，CA125 52.9U/ml，大便2日一行，夜寐尚可，舌质稍红，脉细。

处方：前方去蛇床子，加焦山楂15g、茯苓12g、泽泻10g。7剂，水煎服，日

1剂。

三诊：2015年12月14日

患者查AMH 2.5ng/ml，未见明显拉丝白带，腰酸乏力，纳寐一般，二便无殊，舌红苔薄，脉细。

处方：

黄芪15g	太子参20g	焦白术10g	当归12g
川芎10g	熟地黄12g	砂仁后下3g	川续断15g
菟丝子15g	覆盆子12g	蒲公英18g	淫羊藿15g
生甘草3g	茯苓12g	炒白芍15g	杜仲15g
巴戟天10g	桑寄生15g		

7剂，水煎服，日1剂。

四诊：2015年12月21日

患者查三维B超：子宫内膜厚1.1cm；右侧卵巢内异囊肿3.2cm×3.5cm×2.8cm，较前缩小。纳寐可，二便无殊，舌红苔薄，脉细。

处方：前方去蒲公英、茯苓，加生地黄12g、枳壳10g。7剂，水煎服，日1剂。

五诊：2015年12月28日

患者末次月经2015年12月25日，量少，色暗，伴少量血块，无痛经。现未避孕1月余，2015年12月21日查hCG 0.5IU/L，予阿司匹林100mg qd。

处方：

黄芪15g	太子参20g	焦白术10g	当归12g
熟地黄12g	砂仁后下15g	菟丝子15g	覆盆子12g
淫羊藿15g	大血藤30g	败酱草30g	枸杞子12g
肉苁蓉12g	枳壳10g	巴戟天10g	杜仲15g
川续断15g			

7剂，水煎服，日1剂。

宗此方意加减服用3月余，2016年3月2日B超提示右侧卵巢内异囊肿 1.5cm×1.1cm×0.7cm。2016年5月9日查血hCG 2472IU/L；B超：宫内小暗区。续予保胎方：黄芪15g、太子参30g、焦白术10g、黄芩10g、生白芍30g、川续断15g、菟丝子30g、桑寄生15g、杜仲15g、苎麻根15g、阿胶珠烊化12g、炙甘草5g、当归10g、紫苏梗5g、陈皮5g、艾叶炭3g。14剂，日1剂，水煎服。

后患者定期随诊，随访胎儿发育正常，妊娠38周$^{+3}$天顺产1婴。

【按语】何嘉琳教授认为，子宫内膜异位症为本虚标实之病，治疗上当标本同治、攻补兼施，以扶正化瘀法贯穿治疗始终。选方用药因人而异，根据患者的体质、症状及内膜异位的不同部位，辨证施用，避免一味攻伐带来的副作用。本案患者平素工作繁忙，时感疲劳、腰酸，脾肾之气亏虚，若直接攻逐，难以使内异囊肿吸收消散，反易耗伤气血。故在治疗上首先予扶正益气之品，以鼓舞阳气，使气充血调，疾病自除。临床常选用生黄芪、川续断、菟丝子、覆盆子、杜仲、淫羊藿益气补肾行滞；另予大血藤、川芎、郁金、蒲公英、焦山楂、败酱草之品活血化瘀、清热解毒。全方益气扶正与化瘀散结兼顾，宗此方意加减调理数月，患者复查B超包块明显缩小，并能摄精成孕。

验案三 妊娠之子宫内膜异位症

孟某某，女，35岁。

初诊：2015年12月18日

主诉：未避孕未孕2年余，内异术后3月余。

现病史：患者2015年8月19日行腹腔镜下左侧卵巢内异囊肿剥离术，术后予醋酸戈舍瑞林缓释植入剂3.6mg qd皮下注射4天，无明显阴道出血、腰酸腹痛等不适。患者平素月经欠规律，5～6/35～40天，内异术后末次月经2015年11月10日，量少，色暗红，痛经不明显。

症见：自觉上火，烦躁，腰酸乏力，夜寐欠佳，胃纳一般，二便无殊，舌红苔薄，脉细。

体格检查：体温37.0℃，脉搏88次/分，呼吸17次/分，血压108/80mmHg。妇科检查：外阴正常，阴道畅，宫颈光，子宫前位，大小正常，活动性可，压痛（-），双侧附件区压痛（-）。

辅助检查：2015年12月14日CA125 9.5IU/L；B超：子宫大小正常，双侧附件区无殊。

中医诊断：①不孕症；②癥瘕（肾虚血瘀证）。

西医诊断：①女性不孕症；②子宫内膜异位症术后。

治法：补肾益精，活血化瘀。

处方：

太子参20g	天冬10g	五味子6g	菟丝子15g
首乌藤15g	淮小麦30g	枸杞子12g	黄芩10g
丹参15g	赤芍15g	炒白芍15g	石决明18g
绿萼梅5g	侧柏叶10g	桑叶10g	苦丁茶10g
制何首乌15g	生甘草3g		

14剂，水煎服，日1剂。

二诊：2016年1月29日

患者末次月经2016年1月13日，量中，色鲜红，无痛经，无血块。诉感泛酸，烧心，掉发明显，二便尚可，夜寐尚可，舌质红，脉细。

处方： 前方去天冬，加当归12g、川芎10g、吴茱萸5g、益母草30g、桃仁5g。14剂，水煎服，日1剂。

三诊：2016年3月21日

患者末次月经2016年2月11日，量中，色鲜红，2016年3月15日月经过期未至，查血hCG 499IU/L，P 40nmol/L。2016年3月17日血hCG 1146IU/L，E_2 247pg/ml，P 138nmol/L。2016年3月20日血hCG 1531IU/L，E_2 305pg/ml，P 137nmol/L；B超提示：宫内早孕，子宫动脉：左侧RI：9.96，右侧RI：0.92。现停经41天，腰酸乏力，纳寐一般，二便无殊，舌红苔薄，脉细尺滑。

处方：

黄芪15g	太子参30g	焦白术10g	黄芩10g
炒白芍15g	川续断15g	菟丝子30g	桑寄生15g
杜仲15g	苎麻根15g	阿胶珠烊化12g	生地黄10g
生甘草3g	覆盆子12g	巴戟天10g	当归10g
怀山药15g			

7剂，水煎服，日1剂。

后患者定期随诊，随访胎儿发育正常，妊娠37周$^{+6}$天顺产1婴。

【按语】 何嘉琳教授强调，子宫内膜异位症不孕是由于外邪损伤正气或素体本虚，外邪乘虚内侵，导致气血失调，脏腑功能失常，冲任损伤，部分经血不循常道，流溢脉外，“离经之血”瘀积局部，结于体内，阻滞冲任、胞宫、胞脉、胞络，瘀血日久，则形成有形可见的内异结节、包块、囊肿。因此，肾-天癸-冲任胞宫生殖轴功能失调，胞脉失养，不能摄精成孕。该患者内异症数年，正气本虚，瘀血内结，内异术后，宫腔为金刃所伤，亦伤正气，瘀血留阻，故治疗上应补肾益气健脾，化瘀散结助孕，以丹参、赤芍、川芎、益母草、桃仁、绿萼梅等理气活血之品，配合太子参、黄芪、白术、菟丝子、枸杞子等健脾补肾、扶正益气，同时内异症日久会影响子宫内膜容受性，故孕后应及时保胎，加用补肾健脾、养血安胎之品，如黄芪、太子参、白术、怀山药、川续断、菟丝子、桑寄生、杜仲、覆盆子、巴戟天、苎麻根、阿胶珠等。

验案四 妊娠之子宫内膜异位症

虞某，女，40岁。

初诊：2023年6月27日

主诉：未避孕未孕5年余。

现病史：患者平素月经尚规律，8/30天，末次月经2023年6月11日，量中等，伴血块，无痛经。2022年5月于邵逸夫医院行腹腔镜下巧囊剥离术，2022年11月取卵10枚，配成6枚（1代，长方案），移植2枚鲜胚失败，2023年3月移植2枚冻胚失败，目前剩余2枚胚胎。

症见：情绪焦虑，稍动即乏力，纳寐尚可，二便无殊。舌红、苔薄白，脉弦细。

体格检查：体温36.1℃，脉搏72次/分，呼吸18次/分，血压101/76mmHg。妇科检查：外阴正常，阴道畅，宫颈光，子宫前位，大小正常，活动性可，压痛（–），双侧附件区压痛（–）。

辅助检查：2022年11月查ANA（–），LA（–），ACL（–），抗β_2GP1 16.9RU/ml，CA125 17.29U/ml。

中医诊断：不孕症（肾虚血瘀证）。

西医诊断：①女性不孕症；②子宫内膜异位症术后；③自身免疫病。

治法：补肾益精，活血化瘀。

处方：

黄芪15g	太子参15g	当归12g	川芎10g
熟地黄12g	砂仁后下3g	郁金10g	淫羊藿15g
菟丝子30g	覆盆子12g	枸杞子12g	生甘草5g
炒白术10g	浙黄精20g	大血藤30g	败酱草30g
赤芍12g	巴戟天10g	炒白芍15g	茯苓12g
泽泻12g			

14剂，水煎服，日1剂。

二诊：2023年7月11日

患者经水未转，诉感心情烦闷不疏，双侧乳房微胀，大便略溏，夜寐尚可，舌质红，脉弦细。予活血通经，助月经来潮。

处方：

当归12g	川芎10g	红花6g	山桃仁6g
益母草30g	醋香附10g	砂仁后下3g	北柴胡10g
淫羊藿15g	生蒲黄15g	郁金10g	通草5g
炒路路通15g	甘草5g	赤芍15g	丹参15g
鸡血藤15g	川牛膝15g	熟地黄12g	

4剂，水煎服，日1剂。

待月经来潮后，初诊之方去熟地黄，续服14剂。

三诊：2023年8月8日

患者末次月经2023年7月15日，量偏少，色鲜红，痛经不明显，7天净。近期有拉丝白带，二便无殊，纳寐一般，舌质红，脉弦细。

处方：

黄芪15g	太子参15g	当归12g	川芎10g
砂仁后下3g	淫羊藿15g	菟丝子30g	覆盆子12g
枸杞子12g	生甘草5g	炒白术10g	浙黄精20g
大血藤30g	败酱草30g	赤芍12g	巴戟天10g
麸炒白芍15g	桑寄生15g	杜仲15g	紫苏梗6g
陈皮5g			

10剂，水煎服，日1剂。

四诊：2023年8月22日

患者月经过期未至，2023年8月19日查hCG 237IU/L，考虑“早早孕？”；2023年8月21日hCG 603IU/L；2023年8月23日hCG 1671.3IU/L。诉稍感腰酸腹痛，无阴道流血等不适，舌淡苔薄，脉细滑尺弱。

处方：

黄芪15g	太子参20g	焦白术10g	当归10g
炒白芍15g	阿胶珠烊化9g	黄芩10g	砂仁后下5g
川续断15g	菟丝子30g	杜仲15g	桑寄生15g
巴戟天10g	苎麻根15g	甘草3g	紫苏梗5g
陈皮5g			

10剂，水煎服，日1剂。

后患者定期随诊至12周，随访胎儿发育正常，妊娠38周$^{+5}$天顺产1婴。

【按语】本案患者40岁，肾气本虚，加之行腹腔镜下巧囊剥离术，金刃损伤胞宫胞膜，精血亏虚，气血运行不畅，离经之血留滞成瘀，瘀血内停，天癸、冲任、胞宫功能失调，胞脉失养，不能摄精成孕，故两次胚胎移植均未能着床。针对此类内异术后肾虚血瘀的患者，何嘉琳教授强调分期施治，标本兼顾，结合妇女月经周期特点，采用经前、经期、经后三阶段疗法。经前1周以补肾温通气血为主，常用覆盆子、淫羊藿、菟丝子、巴戟天、当归、川芎、大血藤、败酱草等；经期以温经化瘀止痛为主，常用红花、山桃仁、益母草、生蒲黄、郁金、通草、炒路路通、赤芍、丹参、鸡血藤、川牛膝等；经后以补肾健脾化瘀为主，常用黄芪、太子参、白术、淫羊藿、菟丝子、覆盆子、枸杞子、炒白术、大血藤、败酱草、赤芍等。按照月经周期变化温通消补，适时有度，使冲任气血流畅，胎孕乃成。

第六章 妊娠并发症

第一节 妊娠期高血压疾病

一、西医概述

妊娠期高血压疾病（hypertensive disorders of pregnancy，HDP）是妊娠与血压升高并存的一组疾病，发生率为5%～12%，该组疾病包括妊娠期高血压（gestational hypertension）、子痫前期（preeclampsia）、子痫（eclampsia），以及慢性高血压并发子痫前期（chronic hypertension with superimposed preeclampsia）和妊娠合并慢性高血压（chronic hypertension），严重影响母婴健康，是孕产妇和围产儿病死率升高的主要原因。

（一）病因病机

妊娠期高血压疾病的孕妇发病背景复杂，尤其是子痫前期-子痫存在多因素发病异源性、多机制发病异质性、病理改变和临床表现的多通路不平行性，也就是存在多因素、多机制、多通路发病综合征性质。妊娠期高血压疾病的病理生理改变包括：慢性子宫胎盘缺血、免疫不耐受、脂蛋白毒性、遗传印记、滋养细胞凋亡和坏死增多，及孕妇过度耐受滋养细胞炎性反应等。

（二）西医诊断

见表6-1。

表6-1 妊娠期高血压疾病分类及诊断标准

分类	诊断标准
妊娠期高血压	妊娠20周后首次出现高血压，收缩压≥140mmHg和（或）舒张压≥90mmHg，于产后12周内恢复正常；尿蛋白（-）；产后方可确诊
子痫前期	妊娠20周后出现收缩压≥140mmHg和（或）舒张压≥90mmHg，伴有尿蛋白≥0.3g/24h，或随机尿蛋白（+） 或虽无蛋白尿，但合并下列任何一项者： ①血小板减少（且血小板＜100×10^9/L） ②肝功能损害（血清转氨酶水平为正常值2倍以上）

续表

分类	诊断标准
子痫前期	③肾功能损害（血肌酐水平＞1.1mg/dl或为正常值2倍以上） ④肺水肿 ⑤新发生的中枢神经系统异常或视觉障碍
子痫	子痫前期基础上发生不能用其他原因解释的抽搐
慢性高血压并发子痫前期	慢性高血压妇女妊娠前无蛋白尿，妊娠20周后出现蛋白尿；或妊娠前有蛋白尿，妊娠后蛋白尿明显增加，或血压进一步升高，或出现血小板减少（$<100\times10^9$/L），或出现其他肝、肾功能损害，肺水肿，神经系统异常或视觉障碍等严重表现
妊娠合并慢性高血压	妊娠20周前收缩压≥140mmHg和（或）舒张压≥90mmHg（除外滋养细胞疾病），妊娠期无明显加重；或妊娠20周后首次诊断高血压并持续到产后12周以后

（三）西医治疗

妊娠期高血压疾病的治疗目的是预防重度子痫前期和子痫的发生，降低母儿围产期并发症发生率和死亡率，改善围产期结局。及时终止妊娠是治疗子痫前期-子痫的重要手段。治疗基本原则：正确评估整体母儿情况；孕妇休息镇静，积极降压，预防抽搐及抽搐复发，有指征地利尿，有指征地纠正低蛋白血症；密切监测母儿情况以预防和及时治疗严重并发症，适时终止妊娠，治疗基础疾病，做好产后处置和管理。

二、何嘉琳诊治思路与特色

（一）中医病因病机

妊娠中晚期，肢体、面目发生肿胀者，称为“子肿”，亦称“妊娠肿胀”。若出现头目晕眩，状若眩冒，甚者眩晕欲厥者，则称为“子晕”，亦称“妊娠眩晕”“子眩”。若妊娠晚期、临产时，或新产后，突然发生眩晕倒仆，昏不知人，两目上视，牙关紧闭，四肢抽搐，全身强直，须臾醒，醒后复发，甚或昏迷不醒者，称为“子痫”，亦称“妊娠痫证”“子冒”。子肿、子晕、子痫虽为不同病证，但三者在病因病机、疾病演变上相互间有内在的联系，故归属一类疾病进行论述。西医学的妊娠期高血压疾病根据不同阶段的临床表现，可参照本类疾病进行辨证论治。

本病主要以脏腑虚损，阴血不足为本，风、火、湿、痰为标。脾虚、肾虚或气滞，导致水湿痰聚，发为子肿；阴虚阳亢，或痰浊上扰，发为子晕；若子肿、子晕进一步发展，肝风内动，痰火上扰，则发为子痫。

（二）诊治心得

妊娠期高血压疾病，多以血压升高或伴见蛋白尿为主症，何嘉琳教授认为初证以少阴肾为本，厥阴肝为要，治以滋水涵木为法，取清肝、凉肝、滋肾之品，佐以宁心凉血：取桑寄生、杜仲、川续断、枸杞、龟甲滋益肾水，生地黄、麦冬、葛根、石斛甘柔增液；清肝以桑叶、菊花、绿梅为先，取清泻肝阳之意；凉肝以钩藤、石决明，重者加羚羊角粉吞服，或以重剂珍珠母，咸寒镇惊以防生变，发为子痫。本病妇女处在妊娠阶段，多有紧张焦虑之情，何嘉琳教授多加用竹茹轻清通络，及合欢皮、百合，取宁心凉血之意，重用龙牡，取重镇潜阳之意。治风先治血，活血安胎亦为何氏妇科治疗妊娠诸疾的一大特色，妊娠期高血压者，风火相煽，耗阴劫液，恐耗血动血，加以当归、赤白芍、丹参、牡丹皮等养血调血，柔肝舒筋；重者可见身面浮肿，要以脾肾为重，扶土利水，平肝活血，以参、芪、术扶脾，紫苏梗、陈皮理气，芦根利水；危重者可见抽搐不醒，伴有多器官功能损害等，需结合西医治疗方法及时对症处理，积极救治，必要时及时终止妊娠。

三、医案实录

验案一 妊娠期高血压

张某，女，38岁。

初诊：2011年7月20日

主诉：停经66天，妊娠期血压偏高1月余。

现病史：患者1年前备孕调理时发现血压偏高，平时140~150/96~100mmHg，形体偏胖，身高152cm，体重70kg。平素月经后期，35～40天一行，经期3～4天，量少，无痛经。后经营养减肥、中药调理2月余，体重降至60kg，月经恢复正常，30天一行，经期5～6天，量中，色红，无痛经，但血压仍在140/90mmHg左右波动，活动或紧张后稍高，心、肾功能检查均无殊。2011年6月发现妊娠，末次月经2011年5月15日，量中，色红，无痛经，5天净。目前血压仍在130~145/84~96mmHg波动，偶有头晕头痛，休息后可缓解，无恶心呕吐，无腹痛，大便偏稀，精神易紧张。孕产史：0-0-1-0（2009年妊娠8周难免流产1次）。

症见：情绪较焦虑，易激动，偶有头晕头痛，无恶心呕吐，无腹泻。目前无阴道出血，无小腹坠痛。小便无殊，大便偏稀，胃纳尚可，夜寐欠安。舌红苔少，脉滑。

体格检查：体温36.8℃，脉搏82次/分，呼吸19次/分，血压145/93mmHg。妇科检查：暂缓。

中医诊断：子晕（脾肾不足证）。

西医诊断：妊娠期高血压。

治法：补肾健脾。

处方：

黄芪15g	焦白术10g	当归10g	炒白芍12g
桑叶12g	黄芩10g	续断15g	菟丝子30g
炒杜仲15g	桑寄生15g	巴戟天10g	苎麻根15g
枸杞子12g			

7剂，每日1剂，水煎服。

嘱患者放松心情，适当运动。

二诊：2011年7月28日

患者自述头晕头痛明显缓解，仍易焦虑，夜寐一般，便溏好转，血压稳定在130/80mmHg。无其他明显不适。遵前方再服7剂。嘱患者放松心情，适当运动，清淡饮食。

三诊：2011年8月15日

患者3天前不慎外感风寒，发热1天，最高体温37.5℃，自行恢复正常。咳嗽偶作，咽稍红，头晕头痛，血压升高至140/90mmHg。

处方：前方加入钩藤15g、合欢皮9g、龙骨15g。每日1剂，水煎服。

随访：患者孕35周血压稳定，尿常规、肾功能检查均无殊，嘱其改为每日1剂中药服用至36周停药待产。孕37周停药后血压渐升高至180/100mmHg而剖宫产一女婴，母女平安，产后前半个月血压在150/90mmHg左右，半个月后降至130/80mmHg。

【按语】本案患者本为脾肾不足、痰湿壅阻胞宫、冲任失调之证，故经中药健脾补肾、祛湿化痰后获孕，但妊娠期高血压轻则子晕，重则子痫，故在孕后中药治疗以益气补肾安胎为大法，方中重用菟丝子为君补肾益精，固摄冲任；续断、桑寄生、杜仲等既能补肾清肝降压，又能养血安胎；黄芪健脾益气，扩张血管；黄芩、焦白术、桑叶坚阴清热，健脾除湿以滋化源。当患者外感风寒，血压再度升高时，加入钩藤清热平肝息风，合欢皮、龙骨镇静安神，以防火热上扰清阳而发为子痫。患者坚持治疗至36周，终剖宫产一女婴，母女平安，疗效满意。

第二节　妊娠合并急性阑尾炎

一、西医概述

妊娠合并急性阑尾炎（acute appendicitis）是妊娠期最常见的外科急腹症，发病率占妊娠总数的1/1000～1/2000。在妊娠各期均可发生，但常见于妊娠期前6个月。妊娠期阑尾炎穿孔及腹膜炎的发生率明显增加，对母儿均极为不利。因此，早期诊断和及时处理对预后有重要的影响。

（一）西医诊断

在不同妊娠时期，急性阑尾炎的临床表现差别较大。妊娠早期急性阑尾炎的症状和体征与非孕期基本相同，腹部疼痛仍是最常见症状，约80%的患者有转移性右下腹痛，及右下腹压痛、反跳痛和腹肌紧张；妊娠中、晚期因增大的子宫使阑尾的解剖位置发生改变，常无明显的转移痛，腹痛和压痛的位置较高；当阑尾位于子宫背面时，疼痛可能位于右侧腰部；妊娠中、晚期，增大的子宫撑起壁腹膜，腹部压痛、反跳痛和腹肌紧张常不明显。炎症严重时可以出现中毒症状，如发热、心率增快等；常合并消化道症状，如恶心、呕吐、厌食等。由于妊娠期有生理性白细胞增加，当白细胞计数超过15×10^9/L、中性粒细胞增高时有诊断意义，尿液检查常无阳性发现，同时采用超声检查可发现肿大阑尾或脓肿。

（二）西医治疗

妊娠合并阑尾炎发生穿孔率为非妊娠期的1.5～3倍。若炎症累及子宫浆膜层，可刺激子宫诱发宫缩，且容易导致阑尾炎症扩散，从而引起流产、早产，甚至胎儿窒息死亡。胎儿预后与是否并发阑尾穿孔直接相关，单纯性阑尾炎未并发阑尾穿孔时胎儿死亡率为1.4%，而并发阑尾穿孔导致弥漫性腹膜炎时，胎儿死亡率高达21%～35%。因此，妊娠期急性阑尾炎般不主张保守治疗。一旦诊断确立，应在积极抗感染治疗的同时立即行阑尾切除术。妊娠中、晚期高度怀疑急性阑尾炎而难以确诊时，应积极考虑剖腹探查。

二、何嘉琳诊治思路与特色

（一）中医病因病机

阑尾炎属于中医学“肠痈”范畴，为气血失调，瘀滞不通，化腐成脓或瘀结成块而发病。妊娠期特殊阶段，遵“有故无殒，亦无殒也”，治疗上辨证论治。瘀阻期以活血凉血解毒为主，热毒期治以解毒泻火活血。

（二）诊治心得

何氏妇科认为，妊娠合并急性阑尾炎，有着“急”“难”“易转重”三大特点，需在尊重患者意愿的前提下采用中药保守治疗。“急”，妊娠合并急性阑尾炎，多症状轻而病变重，症状多为腹痛腹胀、恶心乏力、腰酸等，发热不显，血象可不高，然而却有较平常更易化脓穿孔的可能，需尽早识别并在12h内尽快用药或手术。“有是证，用是药”，何氏妇科用药胆大心细，大黄牡丹汤涤荡泄浊，大血藤、败酱草清热解毒，术后则以清热调畅气血为要。

三、医案实录

验案一 妊娠合并急性阑尾炎

马某，女，28岁。

初诊：2016年8月2日

主诉：孕8周，发热、腹痛半天。

现病史：患者未避孕3年未孕，服用中药后自然受孕，孕初期hCG上升在正常范围，今晨突然右下腹疼痛难忍，急诊查血常规：WBC 13×10^9/L，CRP 21mg/L。超声：宫内早孕，胚芽13mm，心脏搏动可见；阑尾区可见轻度肿胀的管样结构，直径7.5mm，阑尾壁增厚，壁层次尚清晰，阑尾腔内呈无回声，可见少许粪石强回声团。急诊医师建议手术治疗，患者拒绝。

症见：痛苦面容，恶心呕吐，右下腹疼痛明显，大便3天未解，胃纳欠佳。舌红、苔黄腻，脉弦滑。

体格检查：体温38.3℃，脉搏92次/分，呼吸20次/分，血压135/88mgHg。右下腹压痛，轻微反跳痛。妇科检查：暂缓。

中医诊断：妊娠肠痈（湿热内结证）。

西医诊断：妊娠合并急性阑尾炎。

治法：急则治标，清热通腑。

处方：

金银花15g	紫花地丁30g	牡丹皮10g	制军10g
赤芍15g	茯苓10g	制没药6g	生甘草5g

3剂，每日1剂，水煎服。

嘱患者密切关注体温和腹痛情况，必要时急诊手术治疗。

二诊：2016年8月6日

患者自诉服药后大便转畅，体温次日恢复正常，腹痛好转。舌淡红、苔略腻，脉弦滑。

处方：前方去紫花地丁、金银花、没药，加入苎麻根30g、白芍15g、砂仁5g、陈皮5g、黄芩10g安胎。7剂，水煎服，日1剂。

随访：患者服用二诊药物后复查超声未见明显增粗阑尾。胚胎发育正常。之后用何氏安胎饮治疗至孕3月。孕38周$^{+1}$天顺产1胎，母子平安。

【按语】“急则治其标，缓则治其本”，本案患者妊娠合并急性阑尾炎，为疾病初期阶段，虽有明显腹痛，但仅为单纯性阑尾炎，未达到化脓性阑尾炎、坏疽性阑尾炎程度。何嘉琳教授以清热通腑立法，以金银花、紫花地丁清热解毒，此二药“擅治一切肿毒，不问已溃未溃，或初起发热，并疔疮便毒”，制军急下存阴，通腑泄热，牡丹皮、赤芍清热凉血之余，更具活血散瘀之功，茯苓利水渗湿，佐助没药散瘀止痛。对于孕早期妇女，此药使用严守“有故无殒”的原则，仅服用3天后大便通，体温降，腹痛缓，则中病即止，去寒凉之紫花地丁、金银花，活血之没药，加入白芍、当归缓急止痛，黄芩、苎麻根凉血安胎，砂仁、陈皮理气安胎以收功。

第三节　妊娠合并急性胆囊炎

一、西医概述

妊娠合并急性胆囊炎是指孕妇在妊娠期间发生的急性胆囊炎。急性胆囊炎是外科的常见病种，仅次于阑尾炎。在妊娠期间，该病症的发生率约为0.8‰，较非孕期高，且50%～70%的患者伴有胆囊结石。

（一）病因病机

妊娠合并急性胆囊炎的病因主要包括以下几个方面。

1.激素影响　妊娠期雌、孕激素大量增加，导致胆囊壁肌层肥厚，胆囊平滑肌松弛，胆囊收缩力下降，胆囊容量增大2倍，胆囊排空延迟。

2.胆汁淤积　胆汁中胆固醇含量增高，胆固醇和胆盐的比例改变，胆汁黏稠度增加，容易发生胆囊炎。此外，90%以上的胆汁淤积由结石嵌顿引起，结石可引起胆囊出口梗阻、胆囊内压增高、胆囊壁血运不良，从而引发炎症。

3.细菌感染　由于胆汁淤积，细菌可以繁殖，并经血流、淋巴或胆道逆行进入胆囊，引起感染。感染源以革兰阴性杆菌为主，70%为大肠杆菌。其次有葡萄球菌、链球菌及厌氧菌等。

4.其他因素　饮食不当、营养过剩、缺乏运动等因素也可能导致血清胆固醇升高，造成脂类代谢异常，进而引发胆囊炎和胆结石。

（二）西医诊断

妊娠合并急性胆囊炎临床表现与非孕期相同。典型症状为发热、右上腹痛和Murphy征阳性。一般在进餐后或夜间急性发作，突然上腹绞痛，阵发性加重，疼痛可向右肩或后背放射，常伴低热、恶心、呕吐。在急性化脓性胆管炎时，因胆总管有梗阻，除上述表现外，还可出现黄疸。患者右上腹胆囊区有压痛、肌紧张。右肋缘下可触到随呼吸运动而出现触痛的肿大胆囊。Murphy征阳性在孕妇有时不典型。

实验室检查：①白细胞计数升高。如有化脓或胆囊坏疽、穿孔时，白细胞可达20×10^9/L以上。②血清丙氨酸氨基转移酶（ALT）与天冬氨酸氨基转移酶（AST）轻度升高，碱性磷酸酶（ALP）轻度上升。胆总管有梗阻时，胆红素升高。③超声检查可见胆囊肿大、壁厚。合并胆石症时，可见胆石光团及声影。胆总管梗阻时，可见胆总管扩张，直径＞0.8cm。有时还可见到胆总管内的结石或蛔虫的回声。

根据典型病史，突发性右上腹绞痛，阵发性加重，右上腹胆囊区压痛、肌紧张，体温升高，即可诊断。超声见胆囊肿大、壁厚，收缩不良，或合并胆石等，诊断就更明确。如触到张力很大的胆囊或体温在39～40℃、病情不缓解等，应考虑胆囊坏死、穿孔的危险增大，有可能引起腹膜炎。

（三）西医治疗

治疗原则多数主张保守治疗，大部分患者经保守治疗后症状缓解。

1.静脉输液纠正水、电解质紊乱，重症患者应禁食，轻症患者症状发作期应禁脂肪饮食，在缓解期可给予高糖、高蛋白、低脂肪流食，补充维生素。

2.选用对胎儿无不良影响的抗生素，如头孢类等。

3.解痉镇痛用阿托品0.5～1mg，必要时可肌肉注射哌替啶50～100mg。

妊娠期如反复发作，经保守治疗无效，病情仍有发展，或出现严重并发症如胆囊坏死及穿孔、腹膜炎或胰腺炎时，应做胆囊切除术。除非病情危急，一般选择妊娠中期手术，流产率较低。如临近预产期，最好等到产后再行手术治疗。

二、何嘉琳诊治思路与特色

（一）中医病因病机

急性胆囊炎以右上腹疼痛为主要临床表现，可归于“胁痛”范畴。《灵枢·五邪》曰：“邪在肝，则两胁中痛。”《素问·缪刺论》曰：“邪客于足少阳之络，令人胁痛不得息。”《灵枢·胀论》谓：“胆胀者，胁下痛胀。”病因病机主要包括湿热内蕴、肝胆气滞、脾胃虚弱等。湿热内蕴是本病的主要病机，肝胆气滞和脾胃虚弱则进一步加重病情。情志不遂、饮食失节、感受外邪、虫石阻滞及劳伤过度是其发病的主要诱因。外感湿热毒邪，湿热由表入里，内蕴中焦，肝胆疏泄失职，腑气不通；或热毒炽盛，蕴结胆腑，使血败肉腐、蕴而成脓；或因湿热内蕴，肝胆疏泄失职，胆汁郁积，排泄受阻，煎熬成石，胆腑气机不通，不通则痛；外感寒邪，邪入少阳，寒邪凝滞，肝胆疏泄失职，胆腑郁滞；暴怒伤肝，抑郁不舒，情志所伤致肝气郁结，胆失通降，胆液郁滞；嗜食肥甘厚味，或嗜酒无度，损伤脾胃，致中焦运化失职，升降失常，土壅木郁，肝胆疏泄不畅，胆腑不通；久病体虚，劳欲过度，使得阴血亏虚，胆络失养，脉络拘急，胆失通降，不荣则痛。

（二）诊治心得

治疗原则为疏肝利胆、清热利湿、理气止痛等，同时需要注意患者的饮食和生活习惯，避免过度劳累和情绪波动等不利因素。常见辨证分型如下。

1.肝胆郁滞证 右胁胀满疼痛，痛引右肩，遇怒加重，胸闷脘胀，善叹息，嗳气频作，吞酸嗳腐。苔白腻，脉弦大。治法：利胆疏肝，理气通降。方药以柴胡疏肝散加减，选用柴胡、枳壳、白芍、川芎、香附、青皮、陈皮、甘草、紫苏梗、郁金、木香等。

2.肝胆湿热证 右胁胀满疼痛，胸闷纳呆，恶心呕吐，口苦心烦，大便黏滞，或见黄疸，舌红、苔黄腻，脉弦滑。治法：清热利湿，疏肝利胆。方药以大柴胡汤、茵陈蒿汤加减，选用柴胡、黄芩、半夏、芍药、枳实、大黄、茵陈、炒栀子、生姜、大枣等。

3.气滞血瘀证 右胁刺痛较剧，痛有定处而拒按，面色晦暗，口干口苦，舌质紫暗或舌边有瘀斑，脉弦细涩。治法：疏肝理气，活血化瘀。方药以膈下逐瘀汤加减，选用柴胡、当归、川芎、牡丹皮、赤芍、乌药、延胡索、香附、枳壳等。

4.肝郁脾虚证 右胁胀痛，倦息乏力，情绪抑郁或烦躁易怒，腹胀，嗳气叹息，口苦，恶心呕吐，食少纳呆，大便稀溏或便秘，舌淡或暗，苔白，脉弦或细。治法：疏肝理气，健脾助运。方药以归芍六君子汤加减，选用当归、白芍、党参、白术、茯苓、半夏、陈皮、炙甘草、柴胡、葛根、鸡内金、神曲、山楂、麦芽等。

在诊治妊娠合并急性胆囊炎时，应注重辨证施治，结合患者的具体情况制定个性化的治疗方案。在治疗上，主张以清热利湿、疏肝利胆为主要原则，同时兼顾健脾和胃、益气养血等。孕期本病应用当归芍药散机会较多，一方面该方本就可以治疗妊娠腹痛，另一方面，也符合本病的病因病机特点，可谓治病与安胎兼顾。

三、医案实录

验案一 妊娠合并急性胆囊炎

周某，女，42岁。

初诊：2011年5月20日

主诉：胚胎移植术后1个月，腹部隐痛1周。

现病史：患者末次月经2011年4月5日，本月因“继发不孕、输卵管因素”在省妇保行试管婴儿术。2011年4月18日取卵12枚；4月21日植入鲜胚3枚，术后予“黄体酮针、地屈孕酮片和戊酸雌二醇片”支持治疗；5月9日查血hCG上升，诊为“早早孕”。1周前出现腹部隐痛，外院诊断“急性胆囊炎”，予抗炎解痉治疗后缓解。现阴道少量出血，昨晚油腻饮食后腹部隐痛复作，伴腰酸，嗳气吞酸。孕产史：1-0-1-1。顺产1孩，20岁人流1次。

症见：神情焦虑，阴道漏红时间长，量少，色黯，面色少华，大便偏干，嗳气吞酸，腹部隐痛。舌淡胖、苔润，脉细。

体格检查：体温36.8℃，脉搏72次/分，呼吸19次/分，血压121/70mmHg。妇科检查：因保胎暂缓。腹平软，腹部胆囊区轻压痛。

辅助检查：2011年5月20日B超提示：宫内早孕，单孕，可见卵黄囊，未见胚芽。

中医诊断：①胎动不安（肾虚气滞证）；②腹痛。

西医诊断：①先兆流产（体外受精-胚胎移植术后）；②急性胆囊炎。

治法：补肾安胎，疏肝止痛。

处方：

寿胎丸合当归芍药散加减

菟丝子15g	桑寄生15g	川续断12g	熟地黄12g
当归身10g	炒白芍15g	炒白术10g	黄芩10g
蒲公英18g	苎麻根15g	覆盆子12g	紫苏梗5g
甘草5g	柏子仁15g	瓜蒌皮10g	

5剂，水煎服，日1剂。

二诊：2011年5月25日

患者药后大便欠畅，仍有腹部隐痛，夜寐欠安。

处方：在初诊用方的基础上去熟地黄、覆盆子、甘草，改瓜蒌皮为瓜蒌子15g，加太子参30g、阿胶珠10g、酸枣仁15g、绿萼梅5g。再进3剂。

外科会诊后，同时予头孢米诺静脉滴注抗感染治疗。

三诊：2011年5月28日

患者诉3剂后大便通畅，腹痛明显减轻，腹胀仍有。继用补肾安胎之法。

处方：

太子参30g	炒白芍15g	熟地黄10g	生白术20g
黄芪15g	菟丝子20g	枸杞子10g	山药20g
桑寄生15g	炒杜仲15g	川续断15g	阿胶珠烊化12g
苎麻根15g	蒲公英15g	绿萼梅6g	紫苏梗6g
酸枣仁15g	瓜蒌子15g		

5剂，水煎服，日1剂。

之后前法大意不变，随症加减，后定期检查血激素上升正常范围。2011年6月2日B超提示：宫内早孕，单活胎。后予前方加减巩固治疗，随访胚胎发育正常，孕38周$^{+3}$天剖宫产1女，母女安健。

【**按语**】患者年龄较大，且先前有人流史，故肾气较平常人亏虚。而此次妊娠后保胎心切，素体抑郁，孕后血往下行滋养胞胎，肝血偏虚，面色少华，肝气又失于调达，胞脉气血阻滞，故腹部隐痛。又嗜食肥甘厚味，湿热内蕴，气机不畅，损伤脾胃之气，虚实夹杂，有胆囊炎病史。孕后肝血下聚养胎，气机不利，胞脉气血不畅。何嘉琳教授认为，治疗应以安胎为主，同时兼顾母病，并且注意“衰其大半而止”，不可多用理气动血之品。患者漏红时间长，大便偏干，肾虚兼妊娠下血，故以寿胎丸补肾安胎。方中菟丝子补肾益精，肾精足自可孕胎，桑寄生、续断补肝肾，固冲任，强健胎气。二诊加入阿胶等血肉有情之品，补肝与冲任之血，血旺则胎气自固。当归芍药散调肝养血，健脾利湿，血水同治，在《金匮要略》中主治妇人妊娠或经期肝脾两虚，腹中拘急，绵绵作痛等。本案方中以苎麻根代泽泻利水，加清热安胎之黄芩，益气健脾之太子参，益肾固精养肝之覆盆子，行气解郁、亦可防止熟地黄碍胃之紫苏梗，养心安神、润肠通便之柏子仁，利气宽胸、润肠通便之瓜蒌子，疏肝解郁、行气和胃之绿萼梅，配伍白术、山药。肝肾之气同调，共取佳效。

第四节　妊娠合并急性肠梗阻

一、西医概述

妊娠合并急性肠梗阻是一种较为严重的妊娠并发症，对母婴健康构成严重威胁。肠梗阻在妊娠期妇女中的发生率为1/3000～1/15000。自20世纪40年代以来，发病率有所上升，可能与外科手术（包括剖宫产）增多导致粘连增多有关。60%～70%的肠梗阻与既往手术粘连有关。其次是肠扭转，约占25%。其他因肠套叠、疝嵌顿、肿瘤引起者较少见。妊娠期易发生肠梗阻的时间：①孕中期当子宫升入腹腔时；②近足月胎头入盆时，增大子宫挤压、牵扯肠袢；③产后当子宫突然缩小时。肠梗阻是妊娠期开腹手术的第三位原因，仅次于阑尾炎和胆囊炎。孕产妇死亡率和胎儿死亡率与不及时诊断、不及时手术及术前准备不充分直接相关。

（一）病因病机

妊娠合并急性肠梗阻的病因主要包括机械性肠梗阻、动力性肠梗阻以及血运性肠梗阻。机械性肠梗阻常因肠粘连、肠套叠、肠道肿瘤等原因导致；动力性肠梗阻则与肠道神经功能紊乱有关；而血运性肠梗阻则是由肠道血管病变引起的。妊娠期间，由于子宫的增大和激素的影响，肠道功能可能发生改变，增加了肠梗阻的风险。

（二）西医诊断

腹痛、呕吐和不排气是典型的三大症状。

1.腹痛。约85%的患者有持续性或阵发性腹绞痛。

2.呕吐。多为胃内容物，含血的呕吐物常见于绞窄性肠梗阻。

3.腹胀，一般排气或排便停止，但乙状结肠扭转或肠套叠者可频频血便。

4.病程晚期肠扩张、大量液体潴留可导致发热、少尿甚至休克。

5.腹部可见肠形或肠蠕动波，有压痛。出现肠坏死、穿孔时，可有肌紧张、压痛和反跳痛。多有肠鸣音亢进，但部分绞窄性肠梗阻者肠鸣音可消失。移动性浊音或B超发现腹腔积液是绞窄性肠梗阻的重要诊断依据。

孕妇怀疑有肠梗阻时，一定要做腹部X线检查，因为误诊所带来的危害远远大于胎儿暴露于X线的影响。目前认为X线暴露小于50mGy不会导致胎儿流产或畸形，而拍摄一个腹部X线正位片的暴露剂量约为2.5mGy，做一次腹部CT扫描的暴露剂量约为30mGy。早孕期建议使用铅布遮挡盆腔。X线检查亦能帮助确诊扩张且积有液气的肠袢。一旦确诊为肠梗阻，便应仔细鉴别是绞窄性还是单纯性（非绞窄性）肠梗阻。

（三）西医治疗

治疗方面，根据肠梗阻的类型和严重程度制定个性化的治疗方案。非绞窄性肠梗阻可在严密观察下保守治疗，即胃肠减压，纠正水、电解质紊乱，使用抗生素等。48小时仍不缓解或出现腹膜炎时，应尽快手术。绞窄性肠梗阻，不论发生在妊娠任何时期，均应尽早手术，同时采用上述各种非手术治疗措施。妊娠中期，术中尽量避免干扰子宫，术后继续保胎治疗。如妊娠34周以上，估计胎儿肺已成熟，应先剖宫产取出胎儿，使子宫缩小后再探查腹腔，否则膨大的子宫会使术野难以暴露，难以操作。考虑到可能存在一处及以上的粘连梗阻，需请有经验的外科医生检查所有肠管。如有肠管坏死，还需行部分肠管切除与吻合术。若延误了手术时机，还可发展至肠坏死及穿孔、腹膜炎、感染性休克、弥散性血管内凝血、肾衰竭等。

二、何嘉琳诊治思路与特色

（一）中医病因病机

妊娠合并急性肠梗阻的主要临床表现为腹痛、呕吐、恶心、腹胀、排便及排气障碍，中医学将其归纳为“痛、呕、胀、闭”，属于“肠结”范畴。《灵枢·四时气》云：“腹中常鸣，气上冲胸，喘不能久立，邪在大肠……饮食不下，膈塞不通，邪在胃脘。”“肠结”之病名，首见于张锡纯《医学衷中参西录》：“肠结，最为紧要之证，恒于人性命有关。或因常常呕吐，或因多食生冷及硬物，或因怒后饱食，皆可致肠结，其结多在十二指肠及小肠间，有结于幽门者，其证有腹疼者，有呕吐者，尤为难治……”此外，中医文献中关于“关格”“腹痛”“呕吐”“肠胀”“噎膈”等的描述与本病有部分相似之处。其病位在肠道，与肺、脾、胃、肝、肾、心等脏腑功能失调有关，病因病机主要为热结、湿阻、寒凝、燥结、食积、虫积、浊毒等留滞肠道，阻碍气血运行，导致大肠传导功能失常。妊娠期由于生理变化，容易出现气血运行不畅、脏腑功能失调等情况，从而诱发或加重本病。

（二）诊治心得

本病以脏腑功能失调为本，肠道所结实邪及糟粕为标，中医治法以“急则治其标”“有故无殒”为原则。肠道为传化之腑，以通为顺，以降为和，以壅滞上逆为病，故在治疗上“以通为用”，以通里攻下导滞为主，兼活血理气、清热利湿或温化寒湿。胃与肠相连，肠不得通，胃气不能降，反之上逆而出现恶心、呕吐，甚至不能食。临床上，本病常以大承气汤化裁治疗，随证治之，亦兼顾因人而异。腹腔术后患者有90%以上概率发生肠粘连，是造成术后患者肠梗阻的主要原因。术后正气亏虚，气血失调，因虚致实，治疗宜补气和血，祛除瘀滞。方药以四君子汤为基础，或配伍木香、陈皮、厚朴、乌药调畅气机，白芍缓急止痛、调和肝脾，寒凝者伍高良姜温中止呕、桂枝振奋脾阳。有关药理研究表明，大黄的有效成分蒽醌类衍生物可以加快肠蠕动；厚朴中的木脂素类及挥发油类物质能抑制胃酸分泌，与枳实联用能提高胃动素水平，兴奋平滑肌，促进胃运动，加速胃排空；吴茱萸中的吴茱萸烯、罗勒烯对于肠道功能紊乱具有良好的调节作用。临床常见分型证治如下。

1.气机壅滞证 腹胀如鼓，腹中转气，腹痛时作时止，痛无定处，恶心，呕吐，无矢气，便闭。舌淡，苔薄白，脉弦紧。治法：行气导滞，理气通便。方药以厚朴三物汤加味，选用厚朴、生大黄、炒枳实、炒莱菔子、砂仁等。

2.实热内结证 腹胀，腹痛拒按，口干口臭，大便秘结，或有身热，烦渴引饮，小便短赤。舌红，苔黄腻或燥，脉滑数。治法：泄热导泻，通里攻下。方药以大承气汤加味，选用生大黄、炒枳实、芒硝、厚朴、黄芩、延胡索、白芍等。

3.脉络瘀阻证 发病突然，腹痛拒按，痛无休止，痛位不移，腹胀如鼓，腹中转气停止，无矢气，便闭。舌红、有瘀斑，苔黄，脉弦涩。治法：活血化瘀，行气通便。方药以桃核承气汤加味，选用当归、生大黄、赤芍、白芍、牡丹皮、桃仁、芒硝等。

4.气阴两虚证 腹部胀满，疼痛，忽急忽缓，恶心呕吐，大便不通，乏力，面白无华，或有潮热盗汗。舌淡或红，苔薄，脉细弱或细数。治法：益气养阴，润肠通便。方药以新加黄龙汤加减，选用生地黄、人参、生大黄、芒硝、玄参、麦冬、当归等。

早孕期出现阴道出血、腰酸、腹痛、下坠感等胎动不安症状者，适当加用寿胎丸等补肾安胎之品。选方用药不拘于孕期，但应合理搭配，宜治病与安胎并举，活血、理气、泻下药宜中病即止。配合中药灌肠可提高疗效。

三、医案实录

验案一 **妊娠合并急性肠梗阻**

陈某，女，27岁。

初诊：2007年8月6日

主诉：孕4月半，腹痛2天。

现病史：患者平素月经规则，30天一行，经期5～6天，无痛经。末次月经2007年3月20日，2天前无明显诱因出现左下腹阵发性绞痛，肛门排气后能稍缓解。无发热，无恶心呕吐。平素大便干，2天一次，现大便5日未解，当地医生曾给予开塞露塞肛，共用5支，大便仍未解。2004年因左卵巢交界性囊腺瘤行左附件切除术；2005年因急性阑尾炎行阑尾切除术。孕产史：0-0-0-0。

症见：左下腹绞痛难忍，大便数日未解，小便无殊，夜寐欠佳，胃纳差。舌淡、苔白腻，脉弦滑。

体格检查：体温37.3℃，脉搏100次/分，呼吸22次/分，血压135/85mmHg。面色苍白，精神萎靡，痛苦貌，不时阵痛呻吟，左下腹压痛（++），无反跳痛，肠鸣音10次/分。妇检无殊，胎心正常。

辅助检查：查血淀粉酶无殊，B超子宫附件、双肾及输尿管均无殊。

入院后予西医抗炎、解痉、保胎治疗，腹痛未缓解，大便仍未解。

中医诊断：肠结（血虚肠燥证）。

西医诊断：妊娠合并急性肠梗阻。

治法：温中止痛，养血润燥通便。

处方：

生地黄12g	麦冬10g	玄参10g	当归12g
炒白芍15g	炒枳壳15g	荜茇3g	荜澄茄9g
制厚朴6g	全瓜蒌30g	生大黄泡服6g	制何首乌20g
火麻仁15g	生甘草5g		

3剂，水煎服。

药后患者仍有阵发性下腹痛，肛门排气后稍缓解，解出少许水样便。外科会诊考虑粘连性肠梗阻，2007年8月10日转外科治疗。查立位腹部平片示：部分肠腔积气，未见明显气液平面，未见密度增高影。予急腹症3号250ml灌肠，腹痛稍缓解，仍未能解出大便。

二诊：2007年8月12日

患者仍腹痛，大便仍未解。再服前方3剂，服药后腹痛缓解，肛门排气，解出少许水样便，次日解出成形大便。2007年8月14日转回本院西医妇科，继予解痉、保胎治疗，病情稳定。

三诊：2007年8月16日

患者大便已畅，腹痛已除，精神好转。

处方：原方去生大黄、荜茇、荜澄茄，加阿胶珠15g、砂仁5g。

随访：服药后腹痛未作，妊娠期大便基本顺畅，足月顺产1女。

【按语】患者平素大便干燥，又逢妊娠，阴血下聚于胞宫，母体阴血更为亏虚，脏腑功能失调，血虚肠燥，发为“肠结”。本病以脏腑功能失调为本，肠道结实邪为标。该患者腹痛难忍，病程长，容易危及腹中胎儿。中医治法以“急则治其标”“有故无殒”为原则。治宜温通行气，益阴增液，润肠通便，予大承气汤合增液汤加减。方中生大黄泻下通便，清除积滞，火麻仁、瓜蒌、制何首乌、当归润肠通便，厚朴、炒枳壳通泄腑气，玄参、麦冬、生地黄养阴清热、滋液润燥，炒白芍缓急止痛，荜茇、荜澄茄散寒止痛。待患者腹痛缓解，大便通畅后，去生大黄、荜茇、荜澄茄，加以阿胶珠、砂仁养血安胎。妊娠期患者应谨慎使用泻下药物，全方用药精准，药到病除后补养气血，真正做到“有故无殒”。

第五节　妊娠合并肝功能损伤

一、西医概述

妊娠合并肝功能损伤是指孕妇在妊娠期间出现的肝脏功能异常。这种损伤可能由多种因素引起，如病毒感染、胆汁淤积、药物因素、妊娠期高血压等。这些因素可能导致肝细胞受损、肝功能下降，进而引发一系列临床症状。

（一）病因病机

1. 病毒感染　如病毒性肝炎，病毒侵入肝脏，引起肝细胞受损和肝功能异常。

2. 胆汁淤积　妊娠期间，由于激素水平的变化和肝脏代谢功能的增强，可能导致胆汁排泄不畅，引起胆汁淤积，进而损伤肝细胞。

3. 药物因素　孕妇在妊娠期间服用某些药物，如抗结核药、抗甲状腺药等，可能因药物代谢和排泄的改变而引发药物性肝损伤。

4. 妊娠期高血压　严重的妊娠期高血压疾病可能导致肝脏缺血缺氧，进而引起肝功能损伤。

（二）西医诊断

妊娠合并肝功能损伤的诊断主要依据临床表现、实验室检查以及影像学检查。临床表现包括乏力、恶心、呕吐、黄疸等；实验室检查主要包括肝功能检查，如血清转氨酶、胆红素等指标；影像学检查如超声、CT等可辅助诊断肝脏的形态和结构异常。

（三）西医治疗

西医治疗妊娠合并肝功能损伤的主要目标是保护肝细胞、促进肝功能恢复以及预防并发症。治疗措施包括：

1. 病因治疗　针对病毒性肝炎等病因，使用抗病毒药物；对于胆汁淤积，采用利胆药物；对于药物性肝损伤，停用或调整药物。

2. 保肝治疗　使用保肝药物，如还原型谷胱甘肽、多烯磷脂酰胆碱等，以保护肝细胞膜、促进肝细胞再生。

3. 营养支持　加强营养支持，提高孕妇的抵抗力，促进肝功能恢复。

二、何嘉琳诊治思路与特色

（一）中医病因病机

妊娠合并肝功能损伤可参考中医学“妊娠黄疸”“妊娠身痒”等疾病论治，病因主要在于肝经郁火与湿热，病机主要包括气血不和、脏腑功能失调以及湿热内蕴等。气血不和可能导致肝脏疏泄功能失常，脏腑功能失调则可能影响肝脏的代谢和解毒功能，湿热内蕴则可能引发肝脏湿热蕴结，导致肝功能损伤。

（二）诊治心得

何嘉琳教授在诊治妊娠合并肝功能损伤时，注重中西医结合，发挥中医优势，形成独特的诊治思路与特色。她认为，妊娠期间孕妇的生理状态发生变化，容易出现气血不和、脏腑功能失调等问题，因此治疗时应以调和气血、平衡脏腑功能为主。

在诊断方面，何教授注重四诊合参，全面分析病情，结合西医检查结果，确定中医证型。在治疗方面，以疏肝理气、活血化瘀、利湿退黄为原则，针对不同证型进行个性化治疗。在诊治妊娠合并肝功能损伤时，西医实验室检查和影像学检查为我们提供了客观的诊断依据，而中医辨证论治则能更好地针对个体进行治疗。在治疗过程中，何嘉琳教授注重调节孕妇的气血状态，平衡脏腑功能，同时加强营养支持和心理疏导，以促进肝功能恢复和母婴健康。

孕妇在妊娠期间应保持良好的生活习惯和饮食结构，避免过度劳累和情绪波动，定期接受产前检查，及时发现并处理可能引发肝功能损伤的因素。

三、医案实录

验案一 妊娠合并肝功能损伤

方某某，女，38岁。

初诊：2021年1月12日

主诉：停经33天，小腹隐痛3天。

现病史：患者停经33天，末次月经2021年12月9日。2021年1月12日B超提示：宫内见小暗区。

症见：患者自觉小腹隐痛，鼻干、口干，大便不成形，夜寐欠安，无阴道出血。舌淡红、苔薄白，脉滑。

辅助检查：2021年1月12日当地医院子宫附件（经阴道）超声提示：宫内见小暗区。

中医诊断：胎动不安（脾肾亏虚证）。

西医诊断：先兆流产。

治法：补气养血，补肾健脾，理气安胎。

处方：

黄芪10g	太子参20g	当归10g	炒白芍15g
阿胶珠[烊化]9g	黄芩10g	砂仁[后下]5g	川续断15g
菟丝子30g	杜仲15g	桑寄生15g	苎麻根15g
甘草5g	紫苏梗5g	陈皮5g	桑叶10g
山药15g			

7剂，水煎服，日1剂。

二诊：2021年1月19日

患者停经40天，小腹胀满，舌脉同前。辅助检查：2021年1月16日 hCG 14571IU/L；子宫动脉血流正常；D–二聚体0.65mg/L。

处方：在初诊方基础上川芎加6g、炒枳壳加10g调和气血，理气安胎。再服14剂。

三诊：2021年2月8日

患者检查转氨酶偏高：ALT 135U/L，AST 75U/L。

补充诊断：妊娠合并肝功能损伤。

处方：在二诊方基础上去龙骨、党参、川续断，加牡丹皮、栀子、蒲公英、三七粉疏肝清热。再服14剂。

另予三七粉3g每日吞服收敛止血。

四诊：2021年2月23日

患者停经75天，复查转氨酶正常，2021年2月22日子宫附件（经腹部）超声：胎盘下缘覆盖宫颈内口。神疲乏力，舌淡、苔薄白，脉弦滑，治拟益气健脾，补肾安胎。

处方：

高丽参10g	西洋参（泡服）3g	黄芪10g	当归10g
炒白芍15g	黄芩10g	砂仁（后下）5g	菟丝子12g
杜仲15g	桑寄生15g	苎麻根15g	甘草3g
紫苏梗5g	陈皮5g	太子参30g	升麻6g
桔梗12g			

7剂，水煎服，日1剂。

五诊：2021年4月13日

患者自诉外阴瘙痒，白带检查提示真菌性阴道炎，夜寐欠安，舌淡、苔白腻，脉弦滑。

处方：在四诊方基础上加柴胡5g、炒白术12g、五味子6g、酸枣仁12g、巴戟天10g疏肝健脾，祛风止痒，宁心安神。14剂，水煎服，日1剂。

另予清炎洗剂150ml每日外洗。

患者治疗后阴痒愈，随访胎儿发育正常，孕38周$^{+2}$天顺产1婴。

【按语】肾主生殖，脾主气血，在妊娠过程中，脾肾二脏脏气充足，则能濡养胞络、维系胎元。该患者素体脾肾两虚，胞脉系之于肾，脾主化生气血，脾肾不足，胞络受损则系胎无力。患者刻下自觉口唇干燥，可知兼有阴虚内热，热扰冲任，致胎漏下血。《景岳全书·本草正》载："其止血崩、血淋者，以气固而血自止也。"

初诊方重用黄芪、太子参、山药补益脾气，当归、白芍养血调血，川续断、菟丝子、杜仲、桑寄生补肾固冲，砂仁、陈皮、紫苏梗调气行滞，黄芩、桑叶清热润燥，佐制诸药之温燥，苎麻根、阿胶珠收敛止血，甘草调和诸药。二诊患者查子宫动脉血流正常，D-二聚体0.65mg/L，于原方基础上加川芎、炒枳壳活血行气。三诊患者检查转氨酶偏高，故予牡丹皮、栀子、蒲公英疏肝清热，改善肝功能。四诊患者停经75天，复查转氨酶正常，B超提示胎盘下缘覆盖宫颈内口。孕12～28周以内胎盘若附着于子宫下段，甚至覆盖宫颈内口，可称为胎盘低置状态。重用太子参、西洋参、高丽参补益元气，升麻升提，桔梗载诸药上行，共奏补气升提、安胎止血之效，使胎盘升至正常范围。五诊患者诉外阴瘙痒，白带常规提示真菌性阴道炎，加柴胡、白术疏肝健脾，柴胡升提，风能胜湿，清利下焦湿热。治疗全程以寿胎丸合胎元饮加减补脾益肾、益气养血，切合"有故无殒，亦无殒也"之原则，疗效显著。

第六节　妊娠合并卵巢过度刺激综合征

一、西医概述

（一）病因病机

卵巢过度刺激综合征（ovarian hyperstimulation syndrome，OHSS）是辅助生殖技术常见的一种并发症，尤其是在超排卵治疗过程中。其主要病因与大量使用外源性促性腺激素，导致卵巢反应过度有关，妊娠后会加重OHSS的严重程度和延长疾病的治疗过程。OHSS患者卵巢内多个卵泡发育、雌激素水平过高时，会引起全身血管通透性增加，进而引发一系列临床症状。这些临床症状可能包括体液积聚于组织间隙，造成第三间隙水肿、腹腔积液、胸腔积液，伴随电解质紊乱、血液浓缩及血栓形成等。

（二）西医诊断

OHSS的诊断主要依据病史、临床表现和实验室检查。患者通常有接受辅助生殖技术治疗的病史，临床表现为体重增加、腹痛、腹胀、恶心、呕吐、呼吸困难等。实验室检查可能显示血液浓缩、电解质紊乱、低血容量、低氧血症等。

（三）西医治疗

OHSS的治疗包括轻度患者的支持性治疗和重度患者的积极治疗。对于轻度患者，通常通过观察、调整生活方式和营养支持等方式治疗。对于重度患者，可能需要住院治疗，包括使用扩容药物、抗凝药物等以防止血栓形成，以及必要时进行腹腔穿刺引流等。

二、何嘉琳诊治思路与特色

（一）中医病因病机

中医学对本病的认识是伴随着20世纪辅助生殖技术的应用开始的，根据OHSS的不同临床表现，可将之归属于“妇人腹痛”“癥瘕”“水肿”等，当OHSS患者合并妊娠，亦可归为“妊娠恶阻”“妊娠腹痛”等疾病范畴。

人体由于先天禀赋和后天条件的差异，形成不同类型的体质因素，而且这种因素能影响机体对某种致病原因的易感性。年轻体瘦的女性常属肾阴不足，阴虚阳易偏亢。肾气乃肾之阴精所化，肾气盛衰直接与天癸的泌至相关。在OHSS的发生中，人为地在短时间内大量促使天癸分泌，致使肾气过盛，一方面若肾气过盛，天癸泌至，另一方面，癸水滋长过重，影响胞脉、胞络，故两方面均可导致卵巢功能亢盛，卵泡过度充盈、增大，水湿蓄积，从而形成癥瘕。但由于促发肾气过盛，癸水过盈，必耗肾之阴阳，所以形成本虚标实之证。此外，若患者宿有多囊卵巢综合征之病史，属痰瘀互阻、肝气偏亢之体，以促排卵药大量短时投与之后，肝气愈发亢盛，与痰瘀交阻为患；若禀赋为敏感的体质，一旦接触，即时发而为患，而且这一病症常易反复。中医学认为，机体受到医源性因素的影响后，妨碍或破坏了正常的生理功能，导致脏腑功能失常，阴阳失和，气血失调。可以说，妊娠合并卵巢过度刺激综合征的发生与肝肾功能失调、气血不和等因素有关。在超排卵治疗过程中，大量使用外源性激素可能导致肝肾功能受损，气血运行不畅，从而影响子宫、冲任、胞脉，进而产生痰、瘀、水湿等病理产物，病理产物又更加重了脏腑经络气血运行紊乱。

（二）诊治心得

何嘉琳教授在诊治妊娠合并卵巢过度刺激综合征方面，有着丰富的经验和独特的诊治思路。她认为，OHSS的治疗不仅要关注症状的缓解，更要关注患者的整体健康状况和妊娠安全，在疾病发作的轻、中度阶段，可采用中医辨证论治，在重度阶段，建议患者住院治疗，切勿延误病机，以致发展成危象。因此，在治疗过程中，她强调个体化治疗方案的重要性，根据患者的具体情况制定合适的治疗方案，对于反复出现促排卵后OHSS，在未病之时就给予中药治疗，改善体质，避免促排后再次出现OHSS。

在诊治妊娠合并卵巢过度刺激综合征时，何嘉琳教授注重中西医结合。她认为，西医在缓解症状、防治并发症方面具有优势，而中医在调理肝肾功能、调和气血方面则有着独特的疗效。中医临床辨证分型主要为肾虚型、脾虚型、阴虚湿热内阻型、气滞血瘀型。

此外，何嘉琳教授还强调预防的重要性。她建议在进行辅助生殖技术治疗前，患者应充分了解治疗可能带来的风险和并发症，做好充分的心理准备和身体准备。同时，医生也应根据患者的具体情况，制定合适的治疗方案，并密切关注治疗过程中的病情变化，及时调整治疗方案，以降低OHSS的发生率。

三、医案实录

验案一 妊娠合并卵巢过度刺激综合征

陈某，女，32岁。

初诊：2009年10月20日

主诉：胚胎移植术后38天，腹胀38天。

现病史：患者平素月经规则，末次月经2009年8月24日。2009年9月9日在某生殖中心取卵25枚，受精15枚。2009年9月12日因“双侧输卵管梗阻”于某妇产科医院行胚胎移植术，植入新鲜胚胎2枚，胚胎级别8C1。术后即予黄体酮针60mg肌内注射，每日1次，黄体酮软胶囊2粒塞阴道，每日2次。移植后即感腹胀，尿量减少，伴腰酸、小腹隐痛坠胀，刻下自觉口干，无口苦，喜饮，无恶心呕吐、腹泻等不适。

症见：小腹隐痛，腹部胀满，腰酸，夜寐欠佳，胃纳一般。舌红绛少苔，脉细弦滑。

体格检查：腹围76cm。

辅助检查：2009年10月14日B超提示：宫内早孕、活胎，宫腔少量积液，双卵巢囊性增大，盆、腹腔积液；右卵巢大小约7.6cm×6.8cm×5.4cm，左卵巢大小约5.6cm×4.6cm×4.5cm，多房分隔，内回声欠均，盆腔髂窝处游离液体深3.8cm，肝肾隐窝处游离液体深5.2cm。2009年10月19日查血常规：白细胞11.4×10^9/L，中性粒细胞79.5%，高敏C反应蛋白24.6mg/L。

中医诊断：妊娠腹痛（肝肾阴虚证）。

西医诊断：妊娠合并卵巢过度刺激综合征。

治则：健脾滋肾，养阴安胎。

处方：

蒲公英18g	墨旱莲15g	白芍15g	炒桑叶15g
山药15g	苎麻根15g	桑寄生15g	炒续断15g
菟丝子15g	炒杜仲15g	生地黄12g	麦冬10g
石斛^先煎^10g	黄芩10g	绿萼梅5g	甘草3g

7剂，每日1剂，水煎服。

另予铁皮枫斗晶2包，每日2次口服。

二诊：2009年10月26日

患者自述腹胀已减轻，腹围74cm（较前减小），舌淡红，少苔，脉细滑。复查血高敏C反应蛋白12.16mg/L，hCG 88964IU/L，E_2 3236pg/ml，P＞127nmol/L。B超提示：宫内早孕，宫腔内小暗区；腹腔积液已消，双卵巢增大较前减轻。继续予中药健脾滋肾，养阴安胎。

处方：

蒲公英18g	墨旱莲15g	白芍15g	炒桑叶15g
山药15g	苎麻根15g	桑寄生15g	炒续断15g
菟丝子15g	炒杜仲15g	生地黄12g	麦冬10g
石斛先煎10g	黄芩10g	南沙参15g	北沙参15g
玄参10g	甘草3g		

7剂，每日1剂，水煎服。

上药服用7剂后复查B超提示：宫内早孕，胚囊大小约54mm×37mm×26mm，胚芽长径约30mm，原心搏动可见。卵巢过度刺激，左卵巢大小约57mm×35mm×34mm，右卵巢大小约53mm×44mm×39mm，内部回声分布正常。

随访：患者足月剖宫产1子，母子平安。

【按语】卵巢过度刺激综合征是体外授精–胚胎移植过程中常见的并发症，重症卵巢过度刺激综合征主要表现为胸腔积液、腹腔积液、全身水肿、卵巢增大等基本特征。该病可归属于中医学“子肿”“臌胀”“癥瘕”等病症范畴，主要分为肾虚、脾虚、阴虚湿热内阻、气滞血瘀等多个证型。该患者素体湿热较甚，促排卵后阴液亏耗，阴津不布，湿热内阻，故膀胱气化失司，水湿内停，小便减少。舌红绛少苔，脉细弦滑更佐证了患者肝肾阴虚，水湿内阻的本质。治疗时在寿胎丸安胎的基础上加用南沙参、北沙参、麦冬、石斛、墨旱莲等加强滋阴生津之力；蒲公英味苦、甘而性寒，意在清利湿热；桑叶味苦、甘，性寒，入肝经，不但有平抑肝阳之效，还有凉血止血、未病先防功效。另予铁皮枫斗晶，由铁皮石斛加西洋参提炼而成，具有滋养肝肾之阴、养胃生津之效，其“既补又清，补而不腻，清而不伤胃”的特性避免了养阴药滋腻碍胃的缺点，尤其适合阴虚水湿内阻的患者。

第七节　妊娠期肝内胆汁淤积症

一、西医概述

（一）病因病机

妊娠期肝内胆汁淤积综合征（intrahepatic cholestasis of pregnancy，ICP）是一种妊娠期特有疾病，主要发生在妊娠晚期，以皮肤瘙痒、黄疸为临床特点，以血清总胆汁酸及甘胆酸升高为标志，主要危及围生儿的健康。

ICP的病因尚不清楚，发病率为0.8%~12.0%，有明显的季节、地域和种族差异，我国长江流域省份为ICP高发区，其发生率为1%~4%。ICP对孕妇的危害不是很大，但如果未予治疗或治疗不及时，将对围生儿产生严重不良影响，如胎儿窘迫、羊水胎粪污染、新生儿吸入性肺炎、围生儿死亡、新生儿神经系统后遗症等。本病有复发性，40%～70% ICP患者再次妊娠时可复发，多胎妊娠的孕妇亦有较高的复发风险。

（二）西医诊断

目前尚无有效、良好的方法预防及治疗妊娠期肝内胆汁淤积症，临床上以产前检查发现高危孕妇，对已明确诊断的孕妇进行治疗，以适时终止妊娠为主要的处理措施。高危孕妇包括孕妇年龄大于35岁；具有慢性肝胆疾病，如丙型肝炎、非酒精性肝硬化、胆囊炎、胆石症、非酒精性胰腺炎，以及有口服避孕药诱导的肝内胆汁淤积病史；有ICP家族史；前次妊娠有ICP史。

1.轻度ICP诊断标准 ①孕妇空腹血清总胆汁酸水平10~39 μmol/L，或餐后血清总胆汁酸水平19~39 μmol/L；②临床症状以皮肤瘙痒为主，无其他明显症状。（强推荐，证据等级高）

2.重度ICP诊断标准 ①孕妇血清总胆汁酸水平40~99 μmol/L；②血清胆红素水平高于正常值；③伴有其他情况，如多胎妊娠、子痫前期、复发性ICP、曾因ICP致围产儿死亡等情况之一；④早发型ICP。（强推荐，证据等级中）

3.极重度ICP诊断标准 孕妇血清总胆汁酸水平≥100 μmol/L。（强推荐，证据等级中）

（三）西医监测与治疗

1.ICP孕妇妊娠期母胎检测

（1）轻度ICP每1~2周复查1次孕妇血清总胆汁酸水平直至分娩；重度和极重度ICP推荐每周复查1次总胆汁酸水平直至分娩。（弱推荐，证据等级低）

（2）建议通过胎动、电子胎心监护及超声检查监测胎儿宫内情况，但胎儿监测并不能减少死胎的发生。（弱推荐，证据等级低）

2. ICP的药物治疗 推荐将熊去氧胆酸作为ICP治疗的首选用药。S-腺苷甲硫氨酸可作为ICP治疗的二线用药或联合治疗用药。（弱推荐，证据等级低）

3. ICP孕妇终止妊娠时机 ICP孕妇终止妊娠时机应综合考虑孕妇总胆汁酸水平、孕周、孕产史、既往ICP病史和死胎史、产前检查结果、发病孕周等因素。（强推荐，证据等级低）

（1）轻度ICP孕妇于妊娠38~40周告知孕妇继续妊娠或终止妊娠的风险，孕妇权衡利弊后尽可能于妊娠39周后终止妊娠。（强推荐，证据等级中）

（2）建议重度ICP孕妇于妊娠36~38周终止妊娠。（强推荐，证据等级低）

（3）建议极重度ICP孕妇于妊娠36周终止妊娠。当存在以下情况时，可考虑于妊娠35~36周终止妊娠：①剧烈瘙痒且药物治疗无效；②肝功能持续恶化；③既往有ICP导致妊娠36周前死胎史。（强推荐，证据等级低）

（4）妊娠37周前终止妊娠者，应给予促进胎肺成熟治疗。（强推荐，证据等级高）

（中华医学会妇产科学分会产科学组，中华医学会围产医学分会. 妊娠期肝内胆汁淤积症临床诊治和管理指南(2024版)[J].中华妇产科杂志，2024，59(2)：97-107.)

二、何嘉琳诊治思路与特色

(一)中医病因病机

在中医学中，ICP属于“黄疸”的范畴，其病机主要为素体不足，脾胃升降失调，肝胆失其疏泄，且精微不化，湿浊阻于中焦，致使胆汁淤积于肝内，日久外溢于皮肤，遂发为黄疸。“女子以肝为先天”，在妊娠后肝聚血以养胎，如若肝胆出现疏泄失调，可造成湿热瘀毒郁闭冲任，影响脉络畅通，进而引起胎儿失养。

中医辨证标准：参考《中医妇科学》的相关标准。皮肤呈黄染、瘙痒，患者表现出情绪急躁、口苦咽干、舌质黯红、苔薄白并伴有大便干结、脉弦细，为肝郁血瘀证；如皮肤呈黄染、瘙痒，胸闷，并伴有胁肋不适、大便或干或稀、舌红、苔黄腻、脉弦滑，为湿热瘀阻证。

此外，中医学还认为，情志因素在妊娠期肝内胆汁淤积症的发病中起着重要作用。七情内伤，即喜、怒、忧、思、悲、恐、惊等情志刺激，超过人体正常生理活动范围，可能导致气机紊乱，脏腑阴阳气血失调，进而引发疾病。特别是肝郁气滞，可能导致血行不畅，气血失和，肌肤失养，出现瘙痒等症状。

需要注意的是，中医学对于妊娠期肝内胆汁淤积症病因病机的认识是一个动态的过程，每个患者的具体情况也可能有所不同。因此，在治疗时，应根据患者的具体症状、体质等因素进行辨证施治，制定个性化的治疗方案。同时，患者也应在医生的指导下进行积极的治疗和调理，以缓解症状，改善病情。

(二)诊治心得

何嘉琳教授在治疗妊娠期肝内胆汁淤积症时，诊治思路主要围绕整体观念、脏腑经络辨证以及特色疗法来展开。妊娠期肝内胆汁淤积症的中医病因病机较为复杂，涉及多个脏腑。何嘉琳教授认为，ICP多由脾胃虚弱或肝郁脾虚，导致精微不化，浊阴不降，清阳不升，水湿不运，造成湿热之邪阻滞中焦，脾胃升降失调所引发，以“湿、热、瘀”为主要病机，治疗应以清热利湿、活血化瘀、利胆退黄为原则。

何嘉琳教授临床多以茵陈利胆汤加减治疗，其中栀子、茵陈具有利胆退黄之功效；黄芩、金钱草与车前草能够清肝热、化湿气；而蝉蜕能够疏风散热，黄芩还具有泻火安胎之功；茯苓与泽泻则具有健脾利湿的作用。在基础方中，根据患者中医辨证分型，对于肝郁血瘀者加入赤芍、牡丹皮活血通络，大黄清瘀利胆；而针对肝胆湿热者，在组方中加入薏苡仁、连翘疏风、利湿、散热，从而达到利胆退黄、清热利湿的功效。

三、医案实录

验案一 妊娠期肝内胆汁淤积症

张某，女，25岁。

初诊：2012年8月13日

主诉：孕28周，发现胆汁酸偏高、掌心皮肤瘙痒1周。

现病史：患者平素月经周期规则，周期29～31天，经期5～6天，现孕28周，1周前产检发现胆汁酸偏高，伴掌心皮肤瘙痒。已于2012年8月12日在浙江省人民医院住院治疗，家属慕名带患者来我院就诊。

症见：神疲乏力，畏热口干，腰膝酸软，小腹隐痛，夜寐安，胃纳欠佳，掌心皮肤瘙痒，大便略干结，1～3日一行，无腹痛，无阴道出血。舌红、苔白腻，脉滑。

体格检查：体温37.4℃，脉搏84次/分，呼吸18次/分，血压127/84mmHg。妇科检查：因保胎暂缓。

辅助检查：2012年8月6日当地妇幼保健院查血甘胆酸4556 μg/dl，血清总胆汁酸71 μmol/L。

中医诊断：妊娠瘙痒症（血热证）。

西医诊断：妊娠期肝内胆汁淤积症。

治法：清肝利湿，凉血安胎。

处方：

桑叶10g	黄芩10g	牡丹皮10g	制军10g
丹参15g	赤芍10g	茵陈30g	生栀子15g
石决明先煎18g	蒲公英30g	葛根30g	桑寄生15g
苎麻根15g	紫苏梗5g	陈皮5g	砂仁后下5g
绿萼梅5g			

7剂，水煎服，日1剂。

二诊：2012年8月20日

经中药治疗加丁二磺酸腺苷蛋氨酸静滴、熊去氧胆酸口服，2012年8月17日复查血甘胆酸438.7 μg/dl，掌心瘙痒减轻，今日出院。寐食亦安，纳便正常。

处方：

桑叶10g	黄芩10g	牡丹皮10g	制军10g
丹参15g	赤芍10g	茵陈30g	生栀子15g
石决明先煎18g	蒲公英30g	葛根30g	桑寄生15g
苎麻根15g	紫苏梗5g	陈皮5g	砂仁后下5g
绿萼梅5g	鲜铁皮石斛先煎12g		

7剂，水煎服，日1剂。

随访：患者孕36周⁺剖腹产，新生儿评分佳。

【按语】茵陈蒿汤为治疗湿热黄疸的最常用方剂，何嘉琳教授在中医妇科临床已用于母儿血型不合、妊娠期肝内胆汁淤积症等疾病多年，安全有效。但对于血型抗体滴度较高的患者往往力有不逮。经过不断摸索改进，何嘉琳教授大胆借用治疗重症黄疸肝炎用药经验，在清热化湿基础上加用牡丹皮、丹参、赤芍等凉血化瘀，效果满意，开创了诊疗该类疾病的新思路。全方着眼于“肝”，清肝热化湿、理肝气解郁、平肝凉血化瘀。用药一周而症状及理化指标明显好转，效如桴鼓。

验案二 妊娠期肝内胆汁淤积症

陈某，女，33岁。

初诊：2013年5月1日

主诉：孕26周，皮肤瘙痒1周。

现病史：患者自2012年开始因“难免流产2次”在何嘉琳教授处就诊，常规排查复发性流产原因，同时中药补肾养血调经。2012年10月再次妊娠，中西医保胎至孕12周，胎儿发育正常，在当地医院进行围产保健。本次再次就诊，产检发现甘胆酸偏高（420.9 μg/dl），肝功能正常范围，总胆汁酸2.5 μmol/L。

症见：口干，腰酸，小腹隐痛，掌心皮肤瘙痒，无腹痛、无阴道出血，便秘，2～3日一行。舌淡、苔略厚，脉滑。

体格检查：体温37.5℃，脉搏88次/分，呼吸18次/分，血压122/85mmHg。妇科检查：因保胎暂缓。

辅助检查：2013年4月28日当地医院产检：甘胆酸420.9 μg/dl，肝功能正常范围，总胆汁酸2.5 μmol/L。

中医诊断：妊娠瘙痒症（血热证）。

西医诊断：妊娠期肝内胆汁淤积症。

治法：清热凉血安胎。

处方：

黄芪15g	炒白术10g	牡丹皮10g	丹参15g
赤芍15g	茵陈30g	炒薏苡仁15g	茯苓12g
生栀子15g	黄芩10g	制军10g	葛根30g
砂仁后下5g	苎麻根15g	桑寄生15g	紫苏梗5g
陈皮5g	甘草3g		

7剂，水煎服，日1剂。

患者服药后瘙痒即除，宗原方之意再进14剂，之后于当地医院复查甘胆酸164.0 μg/dl，总胆汁酸2 μmol/L，均在正常范围。

【按语】妊娠期肝内胆汁淤积症是妊娠中、晚期特有的并发症，主要危及胎儿，使得围生儿发病率和死亡率增高，治疗时以泄热利湿为主旨，以茵陈蒿汤合寿胎丸为基础方治疗。何嘉琳教授在继承前辈治疗经验的基础上，受内科治疗胆汁淤积型肝炎类疾病的启发，认识到ICP患者“血热、血瘀、湿热”的病理特点，在常用方茵陈蒿汤清热利湿基础上大胆加用凉血化瘀之品，用药看似险峻，实则深思熟虑，“有故无殒，亦无殒也”，补中有清，清中寓补，相辅相成，使孕妇脾肾足则固胎有本，瘀积除则胎自安，疗效立竿见影。组方中茵陈、栀子、制大黄清热利湿退黄，牡丹皮、丹参、赤芍凉血化瘀，薏苡仁、茯苓健脾利湿，运转中焦枢纽，桑寄生、苎麻根、黄芩补肾健脾，清热凉血安胎，稍加紫苏梗、陈皮理气。全方清热利湿，凉血化瘀，又兼顾胎元。ICP患者常合并肝功能异常，何嘉琳教授多选用垂盆草治疗。治疗时需要注意该病是妊娠合并症，治疗过程中除了按时服药，还需要注意加强产前检查，忌食肥甘厚腻、辛辣刺激食物，因其助生湿热，故应忌食以防食复。ICP是湿热为病，黏腻缠绵，病程迁延，何嘉琳教授认为，整个治疗过程中至少要服药2周以上方有疗效，一般3周为1个疗程，若如此服用1个疗程后仍然无法取效，需及时加服西药等综合治疗，切不可延误病情。病情控制后遵循“衰其大半而止”的原则，何嘉琳教授常说，“不拘于妊娠期，但也不可忘于妊娠期”。

第八节 妊娠瘙痒性荨麻疹性丘疹及斑块

一、西医概述

（一）病因病机

妊娠瘙痒性荨麻疹性丘疹及斑块（pruritic urticarial papules and plaques of pregnancy，PUPPP）是与妊娠有关的慢性炎症性皮肤病。表现为妇女妊娠期间出现腹部及双股部大小不等，直径在1～2mm的水肿性红色丘疹、丘疱疹，皮损周围发现苍白圈之后，皮损可融合成荨麻疹性斑块并累及腹部大部分皮肤，常波及躯干下部、臀部、大腿及肢端，在皮疹的蔓延过程中常伴有剧烈瘙痒，且易反复，严重影响睡眠。

本病的病因病机较为复杂，可能与多种因素有关。具体包括但不限于以下几点：①激素水平变化：怀孕期间，孕妇体内的激素水平会发生显著变化，这可能影响皮肤的免疫反应，从而诱发荨麻疹；②过敏反应：孕妇可能对某些食物、药物或环境中的物质产生过敏反应，进而引发荨麻疹；③遗传因素：荨麻疹的发病可能与遗传因素有关，部分孕妇可能因遗传因素而更容易患病。

（二）西医诊断

妊娠瘙痒性荨麻疹性丘疹及斑块的诊断主要依据其典型的临床表现。该疾病通常发生在妊娠中晚期，特别是在腹部妊娠纹处出现极其瘙痒的风团样丘疹和斑块，这些丘疹和斑块可能逐渐扩散至臀部、股部和四肢，但一般不累及上胸部和面部。这种剧烈的瘙痒是疾病的主要特点之一。

为了进一步确诊，可进行一些实验室检查，如血常规检查，以明确白细胞、中性粒细胞、淋巴细胞计数等是否正常，从而判断是否存在感染、贫血等情况。皮肤镜检查也是一个重要的诊断工具，它可以利用光学原理观察到皮肤的细小变化，有助于判断病情的严重程度。

此外，还需要与其他类似的皮肤病进行鉴别，如妊娠丘疹性皮炎、妊娠疱疹等。这些疾病的皮损特点和实验室检查结果有所不同，因此通过仔细的鉴别诊断可以排除这些可能性。

（三）西医治疗

妊娠瘙痒性荨麻疹性丘疹及斑块为妊娠自限性疾病，分娩后可自行缓解，对母亲和胎儿健康无影响；但其伴随症状如躁热、剧烈瘙痒等常影响孕妇的饮食、睡眠，病情严重时可造成孕妇产生焦虑、恐惧的心理，加重孕妇的精神压力。西医治疗本病的主要目标是缓解症状、控制病情，并尽可能减少对胎儿的影响。具体治疗方法包括：

1.避免接触过敏原　孕妇应尽量避免接触可能诱发荨麻疹的过敏原，如某些食物、药物或环境物质。

2.药物治疗　对于症状较重的孕妇，医生可开具一些抗过敏药物或糖皮质激素类药物进行治疗。然而，在使用这些药物时，需要充分考虑药物对胎儿的潜在影响，因此应在医生的指导下使用。

3.外用疗法　对于皮肤病变较为局限的孕妇，可以使用一些外用药物，如炉甘石洗剂等，以缓解瘙痒和红肿等症状。

4.其他　孕妇在治疗期间应注意休息，保持良好的心态，避免过度劳累和情绪波动。

二、何嘉琳诊治思路与特色

（一）中医病因病机

本病属于中医学“风瘙痒”“痒风”等范畴，病机以风、湿、热为主，病因主要与湿热内蕴，外受风邪，导致营卫不和相关。

1.表虚受风是发病的直接原因，湿热内蕴是主要病机　对于痒的产生，《灵枢·刺节真邪》提到：“虚邪之中人也……搏于皮肤之间，其气外发，腠理开，毫毛摇，气往来行，则为痒。”湿热内蕴，外受风邪，搏击于肌肤，气血不和，或血虚生风化燥，肌肤失于濡养，均可导致本病。

2.综合分析妊娠期特殊生理状态与体质因素是辨证论治的关键 妊娠期母体内环境改变，正如《沈氏女科辑要笺正》所云："妊娠病源有三大纲：一曰阴亏，精血有限，聚以养胎，阴分必亏。二曰气滞，腹中增一障碍，则升降之气必滞。三曰痰饮，人身脏腑接壤，腹中遽增一物，脏腑之机括为之不灵，津液聚为痰饮。"可见阴亏、气滞、痰饮构成了妊娠病发病的基础条件，而素体差异是发病的关键因素。如素体阴血虚弱，妊娠后阴血下注冲任、胞宫以养胎，营血不足，不能濡养肌肤，化燥生风，加之营卫不合，腠理疏松，易于感邪，可表现为皮肤瘙痒，昼轻夜甚，劳累后加重。若素体阳盛，血分蕴热，胎气壅滞，气机不畅，导致水湿内停，郁久化热，加之饮食不节，过食辛辣肥厚，湿热蕴积胃肠，从而形成外有风热、内有湿热的病理状态，可表现为皮肤瘙痒难忍，午后尤甚，病势缠绵。谨察患者体质因素是关系疗效、预后的重要环节。辨证分析是治疗的关键，而风热、阴亏、气滞、湿热等病因病机常相互并存，使辨证更加复杂。通过分析患者体质因素，可抓住发病根本，同时针对发病诱因治疗，标本兼治，才能药到病除。

（二）诊治心得

本病的治疗原则以清热疏风止痒，凉血化瘀安胎为主。麻黄连翘赤小豆饮是张仲景治疗"伤寒瘀热在里，身必黄"的传世方剂，后人用之治疗因湿热引发的皮肤诸症，屡屡有治疗成功的报道。但因麻黄属性温燥烈之品，在孕期使用时医者和患者均会有所顾虑，用量、用法不好把握，故应谨慎使用。何嘉琳教授治疗本病以疏风清热解表为主，辅以益气活血、除湿散邪等法，用药方面以茵陈连翘赤豆饮加减。该方由茵陈、连翘、苦杏仁、赤小豆、黄芩、防风、桑白皮、白鲜皮、炙甘草、蒲公英、牡丹皮组成，能解表散邪、清热除湿、祛风止痒。何嘉琳教授认为，茵陈可以清退湿热而入肝、脾两经，虽以治疗黄疸见长，但治妇科湿热诸症亦疗效颇佳。茵陈味微苦、辛，性微寒，它的最大优点是清热而不伤胃，使用比较安全；连翘泄经络之积热；赤小豆、桑白皮利水消肿；苦杏仁宣散风热；黄芩泻实火、除湿热、安胎；防风味辛、甘，性微温而润，为风药中之润剂，发表散风透疹，蒲公英味苦、甘，性寒，清热解毒；白鲜皮清热燥湿、祛风解毒；牡丹皮清热凉血；炙甘草调和诸药，兼助祛湿排毒。

三、医案实录

验案一 妊娠之瘙痒

张某某，女，25岁。

初诊：2021年7月27日

主诉：孕22周，腿部发湿疹样皮疹1周余。

现病史：孕早期无异常，1周前无明显诱因出现双侧小腿散发湿疹样皮疹，伴有瘙痒，少许渗出液，无皮肤破损，无红肿。3天前起伴有咳嗽、鼻塞，无流涕，无发热。

昨日起阴道少量出血，色淡红，无腹痛。平素月经周期规则，周期30天，4～5天净，量中，无痛经。末次月经2021年2月13日。孕产史：0-0-0-0。

症见：双侧小腿散发湿疹样皮疹，伴有瘙痒，少许渗出液，无皮肤破损，无红肿，伴有咽痛、鼻塞，无流涕，阴道少量出血，色淡红，无腹痛，无肉样物下，无恶寒发热，口干口渴，心烦意燥，纳寐一般，二便无殊。舌质红、苔薄白，脉浮数。

体格检查：体温36.3℃，脉搏72次/分，呼吸18次/分，血压128/77mmHg。咽部稍红，扁桃体Ⅰ度肿大。妇科检查：外阴正常，阴道畅，宫颈光，宫颈口未开，子宫后位，大小正常，活动性可，压痛（-），双侧附件区压痛（-）。

辅助检查：2021年7月25日B超提示：单活胎，孕约22周，胎盘血池4.5cm×4.0cm×2.5cm，宫颈管长4.2cm。

中医诊断：①湿疹（风热蕴肤证）；②胎动不安（血热证）。

西医诊断：①湿疹；②先兆流产。

治法：清热解毒，止血安胎。

处方一：

桑叶10g	黄芩10g	牛蒡子15g	金银花12g
连翘10g	焦栀子10g	杏仁10g	浙贝母10g
化橘红6g	前胡10g	冬瓜子15g	芦根15g
枇杷叶15g	生地黄炭12g	藕节炭12g	仙鹤草30g
侧柏炭15g	牡丹皮10g	赤芍10g	炒白芍10g

14剂，水煎服，日1剂。

另予三七粉3g、白及粉6g每日吞服。

二诊：2021年8月10日

孕24周。偶见少许阴道出血，无腹痛。大便偏干，难解。湿疹好转，咽痛、鼻塞好转，晨起喉间有痰。舌淡红、苔薄白，脉浮滑。

处方：

桑叶10g	黄芩10g	杏仁10g	浙贝母10g
化橘红6g	前胡10g	生地黄炭15g	藕节炭12g
仙鹤草30g	侧柏炭15g	牡丹皮10g	赤芍10g
生白芍15g			

7剂，水煎服，日1剂。

另予三七粉3g、白及粉6g每日吞服。

三诊：2021年8月17日

孕24周$^{+6}$天，反酸1周余，加重3天，食后恶心，无呕吐，无腹痛，仍偶有少许阴道出血，胃纳欠佳，夜寐一般。舌淡红、苔薄白，脉细滑。

辅助检查：2021年8月15日抗核抗体1∶80。

处方一：

桑叶10g	黄芩10g	生地黄炭15g	藕节炭12g
仙鹤草30g	侧柏炭15g	牡丹皮10g	赤芍10g
生白芍15g	黄芪15g	太子参20g	玄参10g
大黄炭6g	焦栀子10g	墨旱莲15g	龙骨15g
牡蛎18g			

14剂，水煎服，日1剂。

另予三七粉3g、白及粉6g每日吞服。

随访：后续患者产检无殊，于2021年11月24日剖腹产1女，产程顺利，胎儿体健。

【按语】本病可归属于中医学“浸淫疮”“黄水疮”范畴。临床表现以多形性损害、对称分布、易渗出、自觉瘙痒和反复发作为主要特征。按病程可分为急性、亚急性和慢性三类。急性、亚急性湿疹如不及时医治，则容易转为慢性湿疹，治疗起来更加困难。患者孕22周，处于妊娠中期，“女子以血为本”，妊娠期间阴血下注胞宫养胎，阴血相对不足；阴血不足，热蕴于内，又复感风、湿、热邪，内外之邪相搏，浸淫肌肤，致发本病。临证治疗应根据疾病的不同阶段确定治法。该患者尚在发病早期，病情较轻，当以清热凉血为主，方中以栀子、黄芩清热解毒，以生白芍、牡丹皮、赤芍、桑叶凉血养血。妊娠期因各类原因，患者免疫力下降，不慎外感，出现咳嗽、咽痛、鼻塞等，方中以杏仁、浙贝母、化橘红、前胡等止咳化痰，防止外感进一步发展。患者阴道少量出血，色鲜红，亦为血热之证，方中以生地黄炭、藕节炭、仙鹤草、侧柏炭止血，并嘱患者吞服三七粉、白及粉。因病发生在妊娠期，用药需要谨慎，不可过用大攻大伐之品，另外饮食宜忌、生活护理也不容忽视，应嘱咐患者禁食辛辣刺激饮食，如鱼、虾、蟹等；湿疹瘙痒时切不可用热水烫洗，不可搔抓，以免破溃感染。二诊时患者湿疹与外感症状明显好转，但仍存在少量出血，同时出现反酸恶阻，遂去杏仁等化痰止咳之品，加以太子参、黄芪等补脾益气，以龙骨、牡蛎重镇安神，以墨旱莲滋补肝肾，诸药合用，以确保胎儿无虞。

第九节　妊娠合并中耳炎

一、西医概述

中耳炎是中耳鼓室、鼓窦、乳突和咽鼓管等部位的炎症，以耳内胀闷堵塞感为主要特征。本病在临床上极为常见，可发生于各个年龄段。若病情不断发展，可造成鼓室黏膜血管充血扩张，鼓室粘连，从而导致听骨链损伤，影响患者听力，并对其正常工作和生活产生较大影响。

（一）病因病机

该病的病因复杂，发病机制尚不完全明确。目前普遍认为，咽鼓管功能障碍时中耳鼓室气压通常呈负压状态，产生听力障碍、耳闷胀甚至闭塞感等；分泌物无法正常流出，从而产生积液，导致分泌性中耳炎。此外，本病与细菌感染、免疫炎症反应等因素密切相关。妊娠期罹患分泌性中耳炎的发病机制与非妊娠期不尽相同，妊娠期黄体酮和雌激素增高可致黏膜充血、肿胀，从而导致咽鼓管等黏膜肿胀和功能紊乱。同时，妊娠期孕妇的免疫功能降低，易出现潜在感染风险，导致本病的发生。

（二）西医诊断

本病主要表现为单侧或双侧耳内胀闷堵塞感，患者常描述为耳胀、耳闷、耳堵或耳闭塞感等不适，病程可长可短，常伴有不同程度的听力下降、自听增强或耳鸣，亦可听力正常。检查外耳道正常，鼓膜正常，或见到以下异常：鼓膜呈微红或橘红色、内陷，有时透过鼓膜可见到液平面或液气泡；病程久者，可见鼓膜极度内陷、粘连，或见灰白色钙化斑。听力检查多呈传导性聋，亦可正常，声导抗测试鼓室导抗图多呈C型或B型，亦可为A型。

（三）西医治疗

主要把改善咽鼓管通气引流功能，清除中耳积液作为本病的基本治疗原则，其中非手术治疗主要是运用抗生素、糖皮质激素、抗组胺药、表面活性物质，以及咽鼓管吹张等。而手术疗法主要包括鼓膜穿刺术、鼓膜切开术、置管术、咽鼓管球囊扩张术，或是针对病因治疗，如腺样体切除术、扁桃体切除术、单纯乳突开放术等。妊娠期患者中耳炎的治疗，不能轻易地等同于非妊娠期患者 。主要采用保守治疗结合物理治疗的方法，抗生素可选用头孢类与青霉素类。另外，在治疗过程中还要考虑抗生素治疗的副作用及其可能导致的多重感染风险。

二、何嘉琳诊治思路与特色

（一）中医病因病机

本病在中医学属“耳胀”“耳闭”的范畴。《素问・阴阳应象大论》云：“浊气在上，则生䐜胀。”耳为清窍，若浊气上逆，阻塞清窍，易致耳胀。如风邪外袭，或生活起居不慎，寒暖不调，风邪乘虚而袭，耳窍经气痞塞而为病；饮食不节，损伤脾胃，脾失健运，湿浊不化，或外感邪热，内传肝胆，或七情所伤，肝气郁结，气机不调，内生湿热，上蒸耳窍而为病。本病为邪毒滞留所致，与脏腑失调有关，因此多为虚实夹杂之证。

（二）诊治心得

1.明辨病因，辨证用药 何嘉琳教授认为，有效地治疗疾病，首在查明病因，辨证用药。风邪外侵，痞塞耳窍，治疗宜疏风散邪，升阳开窍，常用升麻、荆芥、防风等为基本方，辨证加减运用。久病伤脾，脾湿内蕴者，治以益气健脾化湿、升清化浊为主，常用四君子汤合玉屏风散加减以健脾利湿，托邪外出。若伴有腰酸、耳鸣如蝉，入夜为甚，头晕等肾虚之证，可加用熟地黄、山药、杜仲、石菖蒲等滋肾通窍之品，以促使中耳积液消退，防止耳胀复发。

2.调畅气机，治病与安胎并举 《丹溪心法》中记载，“善治痰者，不治痰而治气”，认为“气顺则一身之津液亦随气而顺”。耳胀一病，耳中积液又隶属于中医学“痰湿”之类，故而选用调畅气机，化痰通窍之品。妊娠期间，不宜耗气、散气，但在病情需要的情况下，须严格掌握剂量，并“衰其大半而止”，以免动胎、伤胎。临床上治疗耳胀之证，多选用升麻、陈皮、紫苏、枳壳等药物以调畅气机，茯苓、白术、白芷、石菖蒲等药物以祛湿通窍，从而达到治病与安胎并举之目的。

三、医案实录

验案一 妊娠合并中耳炎

李某，女，30岁。

初诊：2021年2月8日

主诉：人工授精失败2次，耳痛3天，加重1天。

现病史：患者平素月经规则，周期28～30天，经期5～6天，量中，色红，无痛经。末次月经2021年1月24日，量中，无痛经，5天净。3天前劳累后自觉右耳疼痛，可忍，1天前疼痛加重，无发热恶寒，无咽痛、咳嗽，听力正常，遂至外院耳鼻喉科就诊，确诊为“中耳炎”，予局部抗生素治疗（具体不详）。目前备孕中。孕产史：0–0–1–0。曾人工授精2次（具体时间不详），未成功；2020年8月自然受孕，孕8周胎停难免流产清宫。

症见：右耳阵痛，尚可忍，无头晕头痛，无恶心呕吐，无发热恶寒，无咽痛咳嗽。目前无阴道出血，无小腹坠痛，二便无殊，胃纳尚可，夜寐欠安。舌红苔少，脉浮数。

体格检查：体温37.2℃，脉搏74次/分，呼吸17次/分，血压124/78mmHg。身高163cm，体重70kg。右耳外耳道无红肿，无脓液流出，鼓膜完整，偏红充血，无穿孔，咽稍红，扁桃体Ⅰ度肿大。妇科检查：外阴正常，阴道畅，宫颈光，子宫前位，大小正常，活动性可，压痛（-），双侧附件区压痛（-）。

辅助检查：2020年8月输卵管造影提示：双侧输卵管通畅；抗米勒管激素3.33ng/ml；抗核抗体1∶40；自述血常规白细胞轻度升高（具体数值不详），提示炎症。

中医诊断：①耳胀（风热犯耳证）；②不孕症。

西医诊断：①中耳炎；②不孕症。

治法：疏风清热，补肾填精。

处方：

桑叶15g	黄芩10g	金银花10g	连翘6g
栀子10g	葛根15g	炒白术10g	鱼腥草30g
牡丹皮10g	党参15g	赤芍15g	炒白芍15g
山茱萸10g	僵蚕6g	薏苡仁20g	茯苓12g
生甘草3g			

7剂，日1剂，水煎服。

二诊：2021年2月23日

患者昨日自测尿妊娠试验阳性，右耳仍痛，较前稍有缓解。改用安胎方加减，补肾养胎。嘱患者注意休息，完善相关检查。

处方：

黄芪15g	太子参20g	党参15g	炒白术10g
怀山药15g	黄芩10g	当归10g	炒白芍15g
砂仁后下5g	枸杞子12g	覆盆子12g	菟丝子30g
桑叶15g	栀子10g	甘草3g	

7剂，日1剂，水煎服。

三诊：2021年3月2日

患者自述耳痛缓解，刻下阴道无出血，小腹无坠痛。舌脉同前。辅助检查：2021年3月1日人绒毛膜促性腺激素1900IU/ml。2021年3月2日子宫动脉血流左侧舒张早期反向缺失，右侧RI 0.89，S/D 9.17；B超提示：宫内小暗区。

处方：患者耳痛缓解，前方去桑叶、栀子，继续服用7剂。

四诊：2021年3月9日

患者耳痛好转，未复发。目前停经46天，无腹痛，无阴道出血，无恶心呕吐等不适。辅助检查：2021年3月7日人绒毛膜促性腺激素21000IU/ml；2021年3月8日B超提示：

原心搏动隐约可见。继服前方。

随访：患者妊娠期孕检无殊，足月顺产1子。

【按语】中耳炎中医辨病为耳胀，日久为耳闭。外邪入侵，先犯肺卫使肺气郁结，因肺气贯注于耳又开窍于鼻，肺气不畅则影响耳窍与鼻窍的通畅，耳便容易失聪。耳为肾之外窍，脾为气血生化之源，肾虚则肾气不能上达濡养耳窍，脾虚清阳受扼不能温煦耳窍，耳窍空虚，又蒙水湿阴霾蒙蔽，故病情反复缠绵难愈。初诊时患者尚未怀孕，选用大量疏风清热解毒之品，方中桑叶、金银花、连翘清上焦之热，僵蚕祛风解痉，栀子、鱼腥草、黄芩清热解毒，加以党参、白术、薏苡仁、茯苓健脾祛湿，以山茱萸补肾固元，以牡丹皮、赤芍、白芍养血活血。全方兼顾肺、脾、肾三脏，药效显著。患者二诊时惊喜发现自然怀孕，遂改用健脾益肾安胎方固肾安胎，耳痛仍未完全治愈，故佐以桑叶、栀子清热疏风，改善症状。

第七章 妊娠期疑难危重症

第一节 妊娠剧吐

妊娠早期，少数孕妇早孕反应严重，恶心、呕吐频繁，不能进食，以致出现体液失衡及新陈代谢障碍，甚至危及生命，此称为妊娠剧吐（hyperemesis gravidarum，HG），发生率为0.5%~2%。本病属中医学“妊娠恶阻”范畴，亦称“恶阻”“阻病”“子病”“病儿”等。

一、西医概述

（一）病因病机

妊娠剧吐的确切病因不明，可能与孕妇血中β-hCG水平急剧升高有关，但呕吐严重程度不一定与血β-hCG含量成正比。妊娠期胃肠道平滑肌张力降低，贲门括约肌松弛，故胃中酸性内容物可回流至食管下部，产生“烧心感”，胃排空时间延长，易出现上腹部“饱胀感”。此外，还可能与孕妇精神紧张、焦急、忧虑及中枢神经系统功能紊乱有关，说明本病可能与大脑皮层及皮层下中枢功能失调，致使下丘脑自主神经系统功能紊乱有关。

（二）西医诊断

妊娠期恶心和呕吐（nausea and vomiting of pregnancy，NVP）是一种常见的情况，症状从轻度到中度不等。妊娠剧吐通常被视为NVP的严重形式。1897年杜布瓦首次介绍了这种“孕期有害呕吐”综合征。目前妊娠剧吐被定义为妊娠早期（孕16周前）开始出现恶心和呕吐后，严重到不能正常进食或饮水，甚至有脱水迹象，强烈限制日常生活活动的症状。

恶心呕吐是孕妇早孕反应中最为常见的一种，多指出现于妊娠前3个月且排除器质性病变或其他原因引起的恶心及呕吐，研究表明，约50%~80%的孕妇在妊娠早期会出现不同程度的恶心呕吐，当其发展至一定程度时，可引起孕妇脱水、电解质紊乱和酮症酸中毒，严重者甚至危害胎儿发育和孕妇生命安全，这种呕吐被称为妊娠剧吐。妊娠剧吐可致两种严重的维生素缺乏症：①维生素B_1缺乏：可致Wernicke脑病，临床表现为眼球震颤、视力障碍、共济失调，急性期言语增多，以后逐渐出现精神迟钝、嗜睡，个别发生木僵或昏迷。若不及时治疗，病死率可达50%。②维生素K缺乏：可致凝血功能障碍，常伴血浆蛋白及纤维蛋白原减少，可出现鼻出血、骨膜下出血，甚至视网膜出血。

（三）西医治疗

1.一般治疗 对精神情绪不稳定的孕妇，应给予心理疏导，解除其思想顾虑。

2.镇静止呕 每次口服维生素B_6 10~20mg、维生素C 100~200mg，每日3次；小剂量镇静剂如苯巴比妥，每次口服30mg，每日3次，对轻症有一定效果。

3.支持疗法 纠正脱水、电解质紊乱及酸碱失衡，重症患者需住院治疗，禁食，每日补液量不少于3000ml，尿量维持在每日1000ml以上。静滴氯化钾、维生素C、维生素B_6，同时肌注维生素B_1。对合并代谢性酸中毒者，应根据二氧化碳结合力水平，静脉补充碳酸氢钠溶液。对贫血和营养不良者，可在静脉输液中适当加入辅酶A、肌苷，甚至应用氨基酸、白蛋白、脂肪乳注射液等。

经上述治疗2~3日后，病情大多能缓解。呕吐停止后，可少量试进容易消化的饮食；若进食量不足，则仍应适当补液。

二、何嘉琳诊治思路与特色

（一）中医病因病机

妊娠早期冲脉血气旺盛以养胎，如孕妇素有肝胃病变或痰湿中阻，冲气夹胃气、肝气或痰湿上逆，可导致胃失和降而反复发生恶心呕吐。若频繁呕吐，饮食难进，未能及时纠正，则可致精气耗散、气阴两伤。何嘉琳教授认为，发生妊娠恶阻的主要机制是冲脉之气上逆，胃失和降，常见的证型有脾胃虚弱、肝胃不和，严重者出现气阴两虚证。治疗以“调气和中，降逆止呕”为主，需兼顾胎元，不可过用沉降或升提之品。

（二）诊治心得

1.辨体论治，用药轻灵 妊娠剧吐发病与患者体质高度相关，宜依据体质的不同对患者进行辨证调理，维持孕妇妊娠期气血充盈调和，减轻早孕反应。临证用药以轻灵为主，量不宜多。脾虚痰湿证，治宜健脾化痰，降逆止呕，选用香砂六君子汤加生姜。若口腻痰多，时时流涎，加益智仁、白豆蔻、石菖蒲以温脾摄涎。肝胃不和证，治宜清肝和胃，降逆止呕，选用黄连温胆汤（《温热经纬》）合左金丸（《丹溪心法》），去枳实。呕吐严重者，何氏妇科家传方“定呕饮”则是理想选择。何氏定呕饮全方养血清肝，和胃降逆，适用于冲气逆乱，血不养肝，肝气上逆犯胃之恶阻，选药清纯和平，配伍得当，屡试屡验。气阴两虚证治宜益气养阴，和胃止呕。选用生脉散（《内外伤辨惑论》）

合益胃汤(《温病条辨》)加竹茹、芦根、乌梅。若呕吐物带血，可酌加白及、藕节、白茅根以凉血止血。神疲倦怠，精神萎靡者，加西洋参10g煎汤代茶，频频含服。伴呕吐伤阴甚者，宜加石斛。石斛滋养肾中真阴，悦脾益胃生津，具有“强阴益精，厚肠胃，补内绝不足”之功效，与西洋参同时煎煮，少量频服，可加强益气养阴功能，促进肝胃调和，气阴健复。

2.注重心理疏导，合理饮食 许多患者由于疾病与妊娠相关因素而出现焦躁或担忧等不良心理，导致临床疗效相对欠佳。应注意心理的调节与安慰，疏导其负面情绪，改善其心理状态。要学会倾听患者的感受，在药效作用相当的药物中，尽量选用口感好一些的药物，如选用绿萼梅6g、紫苏梗6g、枳壳6g等，中病即止，避免过度治疗，同时，合理控制患者食谱，饮食以清淡为主，避免摄入辛辣、油腻、生冷类的食物，可以少食多餐。

三、医案实录

验案一 妊娠恶阻

李某某，女，33岁。

初诊：2010年2月16日

主诉：停经48天，恶心呕吐3天。

现病史：患者平素月经尚规则，周期28～30天，经期5～6天，量中，色红，经期无明显腹痛。末次月经2010年1月1日。近3日来呕吐频频，7～8次/日，呕吐物为食物残渣及胃液，口苦泛酸，饮食难进，偶有胃痛，易怒，烦躁。孕产史：0-0-0-0。

症见：偶有小腹刺痛，胃脘隐痛不适，夜寐尚可，胃纳差，二便无殊。舌淡红、苔白腻，脉弦滑。

体格检查：体温37.1℃，脉搏72次/分，呼吸18次/分，血压125/76mmHg。妇科检查：暂缓。

辅助检查：2010年2月16日查血hCG＞5000U/L，E_2 555pg/ml，P 78nmol/L，尿酮体(+)；B超提示：宫内早早孕，胎心未见。

中西诊断：妊娠恶阻(肝胃不和证)。

西医诊断：妊娠剧吐。

治法：疏肝和胃，定呕安胎。

处方：

石斛12g	煅石决明(先煎)18g	桑叶15g	炒白芍15g
黄芩15g	姜竹茹10g	砂仁(后下)5g	紫苏梗5g
陈皮5g	绿萼梅5g		

14剂，水煎服，日1剂。

嘱患者少量多次呷服。10日后复诊，诉呕吐明显好转，饮食能进，尿酮体转阴，B超见胎心搏动，原方加减，续服7剂。随诊至孕3月余，呕吐未再发作。

【按语】《女科经纶》云："妊娠呕吐属肝夹冲脉之火冲上。"妇人以冲任之血聚而养胎，孕后肝血益虚，肝火炎上，横逆犯胃，胃失和降，遂致恶阻。呕则伤气，吐则伤阴，故需疏肝理气，育阴潜阳。本方系何氏定呕饮加减。方中煅石决明清肝潜阳，降逆止呕，合白芍养血和血，绿萼梅疏通气机，不损胎元，石斛、黄芩育阴清热，桑叶凉肝清养头目，紫苏梗、姜竹茹降逆止呕，砂仁、陈皮理气和中。何嘉琳教授指出，该患者停经天数尚短，宫内胎心未见，已有恶阻现象，需早期干预，防呕恶太过，冲气上逆而损伤胎元。当归、炒白芍、煅石决明、绿萼梅、茯苓、陈皮、黄芩、砂仁、紫苏梗、桑叶、焦白术药性清润平和，口感微甜不苦，临床收效显著。同时鼓励妊娠恶阻者少食多餐，进食粥汤、谷麦类以养胃和胃，濡润肠道而减轻呕恶，呕吐停止后，饮食也应循序渐进，防止病情反复。

第二节　胎盘低置状态与前置胎盘

一、西医概述

（一）病因病机

前置胎盘（placenta previa）是指妊娠28周之后胎盘附着于子宫下端、下缘，到达或覆盖宫颈内口，胎盘位置低于胎先露部，若发生在孕中期（孕13～27周$^{+6}$天）则称为胎盘前置状态（placenta previa state）。胎盘低置状态（placental low position）属于胎盘前置状态的范畴，是指在孕中期的超声检查中发现胎盘附着于子宫下段，测量胎盘下缘距宫颈内口小于2cm，但未到达宫颈内口。胎盘前置状态是孕中期阴道出血最常见的原因，处理欠妥极易造成产后大出血、胎盘植入、产褥感染等并发症，引发不良妊娠结局，是妊娠期最严重的并发症之一。

胎盘的形成是一个复杂的过程，受多种因素影响，包括前列腺素、性激素、细胞因子和免疫因素。受精后4天，受精卵到达宫腔，迅速分裂，外层的滋养细胞形成胎盘和胎膜，内层的滋养细胞形成胎儿，外层滋养层细胞侵入内膜，局限于底蜕膜。若胎盘细胞侵入子宫体下段，则形成前置胎盘和低置胎盘。胎盘前置状态或低置状态作为前置胎盘和低置胎盘的早期征象，目前病因尚未明确，可能与宫腔操作损伤子宫内膜、高龄、IVF-ET术、前次剖宫产史、多胎妊娠、糖尿病史以及孕早期孕吐史相关。

（二）西医诊断

目前西医诊断主要以既往史、临床表现和影像学检查为依据。前置胎盘典型的临床表现为妊娠晚期或临产时发生无诱因、无痛性反复阴道出血。既往多伴有多次宫腔操作史和分娩史以及孕妇不良生活习惯、应用辅助生殖技术史，或为高龄孕产妇、双胎妊娠等，可应用超声等辅助检查进行诊断分型。若以上诊断发生在孕中期，则称为胎盘前置状态。

目前尚无关于胎盘前置状态分型的专家共识，参照第九版《妇产科学》中关于前置胎盘的分类，根据胎盘下缘与宫颈内口的关系，将前置胎盘分为4类。

1.完全性前置胎盘 或称中央性前置胎盘，胎盘组织完全覆盖宫颈内口。

2.部分性前置胎盘 胎盘组织部分覆盖宫颈内口。

3.边缘性前置胎盘 胎盘下缘附着于子宫下段，下缘到达宫颈内口，但未超越宫颈内口。

4.低置胎盘 胎盘附着于子宫下段，边缘距宫颈内口＜2cm。

妊娠28周之前不同类型的胎盘前置状态与以上分类相对应。

（三）西医治疗

胎盘前置状态的西医治疗方法参考前置胎盘，以抑制宫缩、止血、纠正贫血及预防感染为原则。对于阴道流血量不多、一般情况良好的孕妇以期待疗法为主。根据患者的情况，当有晚期先兆流产的表现时，应卧床休息，禁性生活，间断低流量吸氧；保持心态平和，可根据情况予地西泮等镇静剂，在保证孕妇安全的前提下，尽可能延长孕周，抑制宫缩，若出血时间久，应用广谱抗生素预防感染；出血停止后可适当活动，无阴道出血可日常活动。对于胎盘前置状态合并大出血、羊水栓塞、弥散性血管内凝血等危急重症的患者来说，应尽早终止妊娠。

二、何嘉琳诊治思路与特色

（一）中医病因病机

中医学无前置胎盘的病名记载，根据病因和发病机制，可将其归属于“胎漏”“胎动不安”“妊娠腹痛”“妊娠下血”范畴。《金匮要略·妇人妊娠病脉证并治》中即有“妇人有漏下者，有半产后因续下血都不绝者，有妊娠下血者”的记载。

古代大量文献表明，其病因不外乎素体虚弱，孕妇妊娠期间劳累过度，感受外界六淫邪气，不良的饮食和生活习惯，或者不慎受到外伤等，这些都有可能导致早期先兆流产、阴道出血的发生。《诸病源候论》又提出“漏胞者……冲任气虚则胞内泄漏”的病机，可见导致前置胎盘的原因众多，“冲任气虚”为其中一个主要原因，因孕后血聚子宫以养胎，经血不泄，冲任气血亏虚，若加之脾虚失摄，则可导致本病，进而影响母胎的健康。“邪之所凑，其气必虚”，部分患者既往有手术而致瘢痕子宫病史，手术直接损伤胞宫，故虚为其本。而胞宫在经络和功能上又与肾的关系密切，胞宫受损，必然会影响肾的功能，以致胎元不固。《景岳全书·妇人规》提出："或因脾肾气陷，命火不固而脱血。"可见其总的病机不外乎冲任损伤，胎元不固，也有认为母精不足，脾肾气陷，命火不固可致本病。

（二）诊治心得

何嘉琳教授认为，从症状而言，依"取象比类"之说，前置胎盘从物理状态而言以"下"和"沉"为主要表现，脾主升，脾气主升提，故总责之以脾气亏虚而升提不固，同时见胎漏下血等症，亦与肾气亏虚，胎元不固密切相关。故而本病的发生以脾肾两脏为主因，脾肾气陷为其本质。从病因而言，前置胎盘患者既往多伴有多次宫腔操作史、多次妊娠史等，金刃刀伤损伤冲任带脉，而见冲任虚损；亦多见于高龄、抽烟、多胎妊娠之女子，该类病因总以肾气损伤或亏虚为本质，肾主生殖，肾气亏虚，则胎元不固，胎漏下血。总之，本病以脾肾亏虚为根本，多见小腹坠痛，腰酸，或神疲肢倦，或食欲减退，或大便溏薄，或曾屡孕屡堕，或头晕耳鸣，或夜尿频多。

治以补肾健脾为主，方用寿胎丸加味：黄芪、太子参、炒白术健脾益气升提止血，菟丝子、桑寄生、川续断、杜仲补肾安胎，巴戟天温煦肾气、鼓舞肾阳，苎麻根、生地黄炭、黄芩、焦栀子清热止血安胎，阿胶珠血肉有情栽培体内精血。气虚明显、出血量大者，可重用黄芪、太子参益气止血，或加用红参、西洋参以加强益气摄血功效；漏红者可加藕节炭、狗脊炭；便溏者去阿胶珠，加怀山药健脾补肾。

因前置胎盘患者常伴有时间较长的阴道出血，何嘉琳教授认为，"久漏必留瘀"，或气虚推动无力，血气不畅而成瘀，或肝肾阴亏，阴虚内热，蕴久成瘀。久漏恐宫内感染者，在苎麻根、藕节炭等止血药中加入金银花炭、焦栀子等清热解毒以止血。且善用大黄炭以清热化瘀安胎，大黄虽为苦寒破积之品，但炒熟后攻下之性缓，取其凉血泻火、活血祛瘀之功，与清热凉血止血药相配，疗效显著。

三、医案实录

验案一 胎盘低置状态

张某，女，36岁。

初诊：2021年2月8日

主诉：孕14周，阴道出血1周，量多2天。

现病史：患者平素月经周期规则，周期28～30天，经期5～7天。现孕14周，1周前出现少量阴道出血，色淡黯，伴有腰酸，无明显腹痛。至外院就诊，予黄体酮针40mg im qd，仍有阴道出血。2天前量增多，色黯淡，遂行B超检查提示：单活胎，胎盘下缘距宫颈内口1cm，胎盘下方液性暗区20mm×25mm×22mm。因保胎心切，遂至何嘉琳教授处就诊。

症见：神疲乏力，腰膝酸软，夜寐尚可，胃纳欠佳，二便调，舌淡红、苔白腻，脉滑略弱。

体格检查：体温37℃，脉搏80次/分，呼吸17次/分，血压120/76mmHg。妇科检查：因保胎暂缓。

辅助检查：2021年2月6日超声：单活胎，胎盘下缘距宫颈内口1cm，胎盘下方液性暗区20mm×25mm×22mm。

中医诊断：胎漏（脾肾气虚证）。

西医诊断：胎盘低置状态。

治法：益气健脾升提，补肾固冲安胎。

处方：

生黄芪30g	太子参20g	党参30g	升麻炭10g
炒白术10g	当归身10g	生白芍15g	生地黄炭12g
藕节炭15g	仙鹤草30g	桑寄生15g	杜仲15g
阿胶珠[烊化]12g	黄芩10g	龙骨15g	苎麻根15g
桔梗12g	墨旱莲30g	生甘草3g	

共7剂，水煎服，日1剂。

另予西洋参5g、红参15g炖服，每日1次。

二诊：2021年2月15日

患者诉阴道出血已止，近日夜寐欠安，乏力好转，舌淡红、苔薄白，脉滑。

处方：

生黄芪30g	党参30g	当归身10g	炒白芍15g
黄芩10g	砂仁[后下]5g	菟丝子12g	杜仲15g
桑寄生15g	苎麻根15g	甘草3g	紫苏梗5g
陈皮5g	升麻10g	桔梗12g	柴胡5g
炒白术12g	五味子6g	酸枣仁12g	巴戟天10g

共7剂，水煎服，日1剂。

另予西洋参5g、红参15g炖服，每日1次。

三诊：2021年3月2日

患者无明显阴道出血，夜寐好转。2021年3月1日超声提示：宫内单活胎，胎盘下缘距宫颈内口1.8cm，胎盘下方液性暗区10mm×13mm×18mm。舌脉同前。

处方：

生黄芪30g	党参30g	当归身10g	炒白芍15g
黄芩10g	砂仁后下5g	菟丝子12g	杜仲15g
桑寄生15g	苎麻根15g	甘草3g	紫苏梗5g
陈皮5g	升麻10g	桔梗12g	柴胡5g
炒白术12g	巴戟天10g		

共7剂，水煎服，日1剂。

另予西洋参5g、红参15g炖服，每日1次。

后患者按时产检，经电话随访，孕36周+4天顺产1女，母女健康。

【按语】何嘉琳教授认为，胎元的维系与脾肾二脏关系密切，肾主生殖，固系胎元，脾生气血，充养胎元，若脾肾气虚，则无力维系，而发为此病。治疗当补肾健脾，益气升提，固冲安胎。方用补中益气汤加减，取党参、黄芪大补元气，升提以防下陷，又以升麻、桔梗、柴胡举下陷之气以载胎。同时另炖西洋参、红参配伍，一凉一温，益气固冲，温补而不热，使无形之气得以速固，且无热以动血之弊。又以菟丝子、杜仲、桑寄生补肾固胎，以黄芩清虚热之火以安胎，又以苎麻根、龙骨、墨旱莲凉血止血。全方集补肾健脾，升阳益气，凉血养胎为一体，使出血得止，胎元得固。

验案二 胎盘前置状态

付某，女，25岁。

初诊：2020年2月27日

主诉：孕3月，阴道流血半天。

现病史：患者末次月经2019年11月28日，今日无明显诱因见阴道出血一阵，当地医院B超示：早孕，双活胎，胎盘下缘盖过宫颈内口，内口见1.7cm×3.3cm×1.5cm液性暗区。遂来杭延医。

症见：阴道少量出血，色鲜红，腰膝酸软，神疲乏力，大便偏软，小便如常，胃纳一般，面色白。舌淡苔白，脉细滑。

体格检查：体温37.2℃，脉搏77次/分，呼吸20次/分，血压118/72mmHg。妇科检查：因保胎暂缓。

中医诊断：胎漏（脾肾亏虚证）。

西医诊断：胎盘前置状态。

治法；补肾填精，健脾益气，止血安胎。

处方：

生黄芪30g	党参30g	仙鹤草30g	菟丝子30g
生地黄炭15g	墨旱莲15g	炒川续断15g	炒杜仲15g
桑寄生15g	苎麻根15g	藕节炭15g	阿胶珠烊化12g
焦白术10g	麦冬10g	桔梗9g	升麻6g
柴胡5g	生甘草3g		

共7剂，水煎服，日1剂。

二诊：2020年3月12日

患者诉前方服用3天后血止，于5天前活动后又见多量出血3天，近日转少。复查B超：胎盘下缘覆盖宫颈内口，子宫前壁与羊膜囊间见4.0cm×4.1cm×1.1cm暗区。

处方：前方去焦白术、柴胡、桔梗、菟丝子，加玄参炭、炒牡丹皮各10g，生白芍、龙骨各15g，三七粉3g，制军炭6g，升麻改10g，苎麻根改15g。

1周后复诊，诉阴道出血已净5天。上方三七粉改白及粉9g，续服1周。

2020年3月25日复诊，诉阴道出血未见，B超示胎盘下缘距宫颈内口2cm，暗区已消，孕38周$^{+1}$天顺产1胎。

【按语】叶天士云："气虚则提摄不固，血虚则灌溉不固……善保胎者，必当专补气血。"方中川续断、菟丝子、桑寄生、炒杜仲、阿胶珠补益肝肾，养血安胎；合生黄芪、党参、白术益气健脾，助生化之源，使气血充盈以载胎；麦冬、墨旱莲、仙鹤草、藕节炭、生地黄炭、苎麻根滋阴清热，固冲止血；升麻、柴胡、桔梗益气升提安胎。复诊时胎盘位置上移，前方有效，唯胎漏未止，去白术、柴胡、菟丝子等温热升提药物，加强清热凉血止血。考虑久漏必有瘀，用制军炭一味，化瘀止血，制补火温阳之偏，并用三七粉活血止血，与制军炭一动一静，乃收关之作。患者胎漏与胎盘前置状态密切相关，何嘉琳教授据多年经验指出，在妇科诸病，无论有形无形之下陷，升麻一味，均有较好的升阳固脱之功。

第三节　胎儿生长受限

一、西医概述

（一）病因病机

胎儿生长受限（fetal growth restriction，FGR）是指胎儿受各种不利因素影响，无法达到其应有生长潜力的状态。而小于胎龄儿（small for gestation age infant，SGA）是指出生体重低于同胎龄应有体重第10百分位数以下或低于其平均体重2个标准差的新生儿，其死亡率为1%，较同胎龄出生的正常体重新生儿病死率高0.2%。

影响胎儿生长的因素包括母亲营养供应、胎盘转运和胎儿遗传潜能。其病因复杂，约40%患者病因尚不明确。主要危险因素包括孕妇因素、胎儿因素、胎盘因素及脐带因素等。

1.孕妇因素 约占50%~60%，包括：

（1）营养因素：孕妇偏食、妊娠剧吐以及摄入蛋白质、维生素及微量元素不足，胎儿出生体重与母体血糖水平呈正相关。

（2）妊娠并发症与合并症：妊娠并发症如妊娠期高血压疾病、胎盘早剥、过期妊娠、妊娠期肝内胆汁淤积症等，妊娠合并症如心脏病、肾炎、贫血、抗磷脂综合征等，均可使胎盘血流量减少，灌注下降。

（3）其他：孕妇年龄、地区、体重、身高、经济状况、子宫发育畸形、吸烟、吸毒、酗酒、宫内感染、母体接触放射线或有毒物质等。

2.胎儿因素 研究证实，生长激素、胰岛素样生长因子、瘦素等调节胎儿生长的物质在脐血中含量降低，可能会影响胎儿内分泌和代谢。胎儿基因或染色体异常、先天发育异常时，也常伴有胎儿生长受限。

3.胎盘因素 各种胎盘病变导致胎盘血流量减少，胎儿血供不足。

4.脐带因素 包括脐带过长、脐带过细（尤其近脐带根部过细）、脐带扭转、脐带打结等。

（二）西医诊断

妊娠期准确诊断FGR并不容易，往往需在分娩后才能确诊。密切关注胎儿发育情况是提高FGR诊断率及准确率的关键。无高危因素的孕妇应在妊娠早期明确孕周，准确判断胎龄，并通过孕妇体重和宫高的变化，初步筛查出FGR，进一步经B型超声检查确诊。有高危因素的孕妇需从妊娠早期开始定期行B型超声检查，根据各项衡量胎儿生长发育的指标及其动态变化情况，结合胎盘的灌注情况及孕妇的产前检查结果，尽早诊断FGR。

1.临床指标 通过测量子宫长度、腹围、体重，推测胎儿大小，简单易行，可用于低危人群的筛查。

（1）子宫长度、腹围连续3周测量值均在第10百分位数以下，为筛选FGR的指标，预测准确率达85%以上。

（2）计算胎儿发育指数。胎儿发育指数=子宫长度（cm）−3×（月份+1）。该指数在−3和+3之间为正常，小于−3提示可能为FGR。

（3）妊娠晚期孕妇每周增加体重0.5kg。当体重增长停滞或增长缓慢时，可能为FGR。

2.辅助检查

（1）B型超声胎儿生长测量：①胎儿头围与腹围比值（HC/AC）：胎儿头围在妊娠28周后增长减慢，而胎儿体重仍按原速度增长，故只测头围不能准确反映胎儿生长发育的动态变化，应同时测量胎儿腹围和头围，其比值小于正常同孕周胎儿平均值的第10百分位数，即应考虑可能为FGR，有助于估算不匀称型 FGR。②胎儿双顶径：正常孕妇妊娠早期胎儿双顶径每周平均增长3.6～4.0mm，妊娠中期2.4～2.8mm，妊娠晚期2.0mm。若能每周连续测量胎儿双顶径，观察其动态变化，发现每周增长＜2.0mm，或每3周增长＜4.0mm，或每4周增长＜6.0mm，于妊娠晚期双顶径每周增长＜1.7mm，均应考虑有FGR 的可能。③羊水量与胎盘成熟度：FGR多数出现羊水过少、胎盘老化的B 型超声图像。

（2）彩色多普勒超声检查：脐动脉舒张期血流缺失或倒置，对诊断FGR意义大。妊娠晚期脐动脉S/D 比值通常≤3为正常值，脐血S/D 比值升高时，也应考虑有FGR 的可能。随着彩色多普勒超声的广泛应用，有学者提出测量子宫动脉的血流可以预测FGR，尤其以子宫动脉的PI值及切迹的意义更大。

（3）抗心磷脂抗体（ACA）测定：近年来，有关自身抗体与不良妊娠的关系已越来越多被人们所关注，研究表明，抗心磷脂抗体与FGR的发生有关。

（三）西医治疗

1.寻找病因 对临床怀疑FGR者，应尽可能找出致病原因，如及早发现妊娠期高血压疾病，行TORCH 感染检查、抗心磷脂抗体测定，B型超声检查排除胎儿先天畸形，必要时采用介入性产前诊断技术进行胎儿染色体核型分析。

2.妊娠期治疗 治疗越早效果越好，妊娠32周前疗效佳，妊娠36周后疗效差。一般认为，FGR 的治疗原则是，积极寻找病因、补充营养、改善胎盘循环，加强胎儿监测、适时终止妊娠。

（1）一般治疗：卧床休息，均衡膳食，吸氧。一般建议孕妇取左侧卧位，在增加母体心输出量的同时，可使胎盘血流达到最大量。

（2）母体静脉营养：临床上常通过静脉营养为母体补充氨基酸、能量合剂及葡萄糖等。

（3）药物治疗：β 肾上腺素受体激动剂能舒张血管，松弛子宫，改善胎盘血流，促进胎儿生长发育。硫酸镁能恢复胎盘正常的血流灌注。丹参能促进细胞代谢、改善微循环、降低毛细血管通透性，有利于维持胎盘功能。低分子肝素、阿司匹林用于抗磷脂综合征引起FGR者有效。

3. 胎儿健康状况（fetal well-being）监测 包括无应激试验（non-stress test，NST），胎儿生物物理评分，胎儿血流监测如脐动脉血流、大脑中动脉血流、静脉导管血流等。

4.产科处理

（1）继续妊娠指征：胎儿状况良好，胎盘功能正常，妊娠未足月，孕妇无合并症及并发症者，可以在密切监护下妊娠至足月，但不应超过预产期。

（2）终止妊娠指征：①治疗后FGR无改善，胎儿停止生长3周以上；②胎盘老化，伴有羊水过少等胎盘功能低下表现；③NST、胎儿生物物理评分及胎儿血流监测等提示胎儿缺氧；④妊娠合并症、并发症病情加重，继续妊娠将危害母婴健康或生命者，均应尽快终止妊娠。一般在妊娠34周左右考虑终止妊娠，若孕周未达34周，应促胎肺成熟后再终止妊娠。

二、何嘉琳诊治思路与特色

（一）中医病因病机

妊娠四五个月后，其腹形明显小于妊娠月份，胎儿存活而生长受限者，称“胎萎不长”，亦称“妊娠胎萎燥”“胎不长养”等。

《诸病源候论》指出：“胎之在胞，血气资养，若血气虚损，胞脏冷者，胎则翳燥，萎伏不长。”认为其病由“妊娠之人有宿夹疴疢”或“有娠之时，节适乖理，致生疾病，并令脏腑虚损，气力虚羸”，失于养胎而“令胎不长”，此论成为后世诊治胎萎不长的理论依据。《景岳全书·妇人规》中详述了病因和辨证施治，“受胎之后而漏血不止者有之，血不归胎也”“妇人中年血气衰败者有之，泉源日涸也”“妇人多郁怒者有之，肝气逆则血有不调而胎失所养也”“血气寒而不长者，阳气衰则生气少也”“血热而不长者，火邪盛则真阴损也”，所以“宜补、宜固、宜清、宜温，但因其病而随机应之”。清朝肖赓六的《女科经纶》则重视中焦脾胃以培长养之本，论有“妊娠以十二经脉养胎，全赖气血以充养胎元，而气血之旺惟以脾胃水谷之气化精微而生血气”，总以“健脾扶胃为长养之本”。

前人历经千余年的实践，对本病的认识渐趋完善，在病因病机上强调了脏腑气血功能失调，病位明确在脾胃、胞宫，治疗重在辨证求因，或由气血亏少失于荣养，或因阳虚失于温煦，或因脾肾耗伤，气血化源不足而致胎元萎弱不长。如若因失治、误治或原本病情严重而胞胎失养日久，则可发展为小产，甚或胎死腹中。

（二）诊治心得

何嘉琳教授认为，本病以妊娠中、晚期胎儿存活但发育迟缓为主症，气血乃长养之本，胎在母腹全赖气血供养，若气血亏虚，血海不充，则无以养胎，而致胎萎不长。正如张景岳所云：“妊娠胎气本乎血气，胎不长者，亦惟血气之不足耳。”而脾肾为先后二天之本，脾主运化精微，以供万物之长养，自当是胎儿发育的营养来源；肾为先天之本，生命之源，妊娠者以精气系养胞胎，固摄冲任。故本病总以脾肾亏虚为根本，气血冲任损伤为源，而致胎萎不长。但临床见证各有所异，尚需因人因证辨其所属。

治疗上应求因治本，去其所病，使胎元得养，能趋于正常发育至足月分娩。《张氏医通》云："胎之长养，皆赖母之脾土输气于其子也。脾为一身之津梁，主周身之运化，在脏为土，长养万物，莫不由此。"故立法以健脾益肾，扶助中州，补益气血为主。且应连续服用至胎儿生长发育恢复正常。治疗过程中必须注意动态观察，若胎儿损伤过甚，发展为死胎之候，或已发现胎儿畸形者，须尽早下胎以益母。

何嘉琳教授在用药上以参类、阿胶等药物为特色，大补气血，扶正助阳，充养胎元。如采用红参、西洋参配伍以补气助阳，温补而不温燥，升阳而不动血。或以野山参炖服以补脾益气，大补元气，以养五脏、安精神，不仅养胎固胎，促生长生发，又安神定志，平母体焦虑心态，平定心绪安以养胎。配伍阿胶等血肉有情之品，养血补血，充养奇经，以"补心和血，散热滋阴"(《医林纂要》)，则气血充盛，胎元得安。

三、医案实录

验案一 胎儿生长受限，宫缩频发，宫内暗区

王某，女，33岁。

初诊：2022年5月31日

主诉：发现胎儿发育偏小2周龄，宫缩频发1周。

现病史：患者现孕24周$^{+5}$天，1周前出现宫缩频发，伴阴道出血，至外院就诊，予盐酸利托君静滴1周，现宫缩较前好转，外院改口服盐酸利托君片。今日超声检查提示胎儿发育偏小2周龄，建议行无创DNA检测。

症见：情绪焦虑，睡眠差，胃纳欠佳，大便稀，小便如常。舌红、苔白，脉细滑偏弱。

中医诊断：胎萎不长(气血虚弱证)。

西医诊断：胎儿生长受限。

治法：补益气血，育养胎元。

处方：

黄芪15g	党参30g	炒白术10g	生白芍30g
川连5g	砂仁(后下)5g	菟丝子12g	苎麻根15g
生甘草3g	龙骨15g	焦栀子10g	酸枣仁12g
藕节炭15g	仙鹤草30g	三七粉(吞服)3g	白及粉(吞服)6g
煅牡蛎10g	侧柏炭15g	桑叶12g	

7剂，水煎服，日1剂。

另予高丽参10g、西洋参3g炖服；阿胶10g烊化口服。

二诊：2022年6月7日

患者现孕25周$^{+5}$天，无创DNA检测无殊。近2日宫缩明显，昨日住院，予盐酸利托君静滴抑制宫缩。舌脉同前。

处方：

黄芪15g	太子参30g	炒白术10g	生白芍30g
川连5g	砂仁[后下]5g	菟丝子12g	苎麻根15g
生甘草3g	龙骨15g	焦栀子10g	酸枣仁12g
藕节炭15g	仙鹤草30g	三七粉[吞服]3g	白及粉[吞服]6g
煅牡蛎10g	侧柏炭15g	桑叶12g	

7剂，水煎服，日1剂。

另予高丽参10g、西洋参3g炖服；阿胶10g烊化口服。

三诊：2022年6月14日

患者现孕26周$^{+6}$天，阴道出血较前明显减少，宫缩较前好转。昨日超声提示：双顶径6.5cm。胎儿发育仍偏小1周龄。偶有反酸，夜寐欠安。

处方：

黄芪15g	太子参30g	炒白术10g	生白芍30g
川连5g	砂仁[吞下]5g	菟丝子12g	苎麻根15g
生甘草3g	龙骨15g	焦栀子10g	酸枣仁12g
藕节炭15g	仙鹤草30g	三七粉[吞服]3g	白及粉[吞服]6g
煅牡蛎10g	侧柏炭15g	桑叶12g	淡豆豉6g
紫苏梗10g	陈皮6g	阿胶珠[烊化]10g	

7剂，水煎服，日1剂。

另予野山参5g炖服。

后患者阴道出血止，继予补肾健脾，益气养血，清心安神治疗，胎儿发育水平逐渐改善，后于孕35周剖宫产1女婴，母女平安。

【按语】方中以黄芪、太子参、党参大补中元之气，炒白术、生甘草健脾益气，菟丝子补肾固胎，苎麻根、侧柏炭凉血止血，焦栀子、淡豆豉、桑叶清心除烦，藕节炭、仙鹤草、煅牡蛎、龙骨止血收敛且安定心神。且以大剂量的生白芍缓急止痛，平抑宫缩，又予野山参扶正益气以生发，阿胶养血和血以充养。全方以补肾健脾，扶元益气为根本，同时兼顾养心安神定志，使胎元生长有源，母体心绪得平，则母胎皆安。

第四节　妊娠期子宫积血

妊娠期子宫积血（pregnancy with uterine hemorrhage）指妊娠早、中期绒毛膜（或胎盘底部）与子宫蜕膜间的出血，多伴有腹痛、阴道流血等临床表现。部分患者临床症状不明显，仅通过B超检查提示宫壁与孕囊之间的低回声液性暗区确诊。更有部分患者子宫积血范围巨大，但临床症状仍然隐匿。因此，对子宫积血的及时诊断与干预是妊娠病治疗的重点。

现代研究表明，子宫积血与流产、早产、胎膜早破等异常产科结局发生率呈正相关。目前西医治疗本病疗效甚微。何嘉琳教授认为，本病宫腔积血多为“离经之血”“瘀血”，离经之血瘀阻于胞脉，不仅影响阴血下聚养胎，而且瘀血不去，新血不生，胎元无以滋养。此病以肾虚为本，常挟血热、血瘀，本虚标实，冲任功能失调为其病机。何嘉琳教授临床善于运用“三步诊疗法”，以中医辨证论治辅助治疗妊娠期子宫积血，可减少流产率，提高保胎成功率。

一、西医概述

（一）病因病机

导致妊娠期子宫积血的因素包括：解剖结构异常（比如纵隔子宫、双角子宫、单角子宫等先天性畸形，宫颈发育不良或炎症后瘢痕形成导致宫颈功能不全或狭窄，子宫肌瘤等）、创伤或手术因素（比如宫腔粘连、剖宫产术后子宫瘢痕憩室，宫颈手术史）、妊娠相关并发症（胎盘早剥、前置胎盘等）、内分泌及凝血功能异常（孕激素不足、抗磷脂综合征、血小板减少症等导致凝血障碍）。

（二）西医诊断

本病主要通过临床表现结合超声等辅助检查来明确诊断。

1. 临床表现　临床可表现为阴道出血、腹痛，中晚孕可出现胎动异常，部分患者可见子宫张力增高，局部压痛（胎盘早剥时更显著），严重者出现休克表现（如血压下降、心率加快）。

2.辅助检查

（1）超声检查（首选）：可表现为宫腔内或胎盘后方见无回声或混合回声区（积血表现），需要进一步评估胎盘位置（排除前置胎盘或胎盘早剥）和胎儿发育情况（包括胎儿大小、胎心率、羊水量及脐血流是否正常）。

（2）血常规：血红蛋白下降提示贫血，血小板减少需警惕凝血异常。

（3）凝血功能：D-二聚体升高、纤维蛋白原降低可能提示弥散性血管内凝血。

（4）血 β-hCG：妊娠早期可动态监测血 β-hCG，以排除流产或异位妊娠。

（5）胎心监护：评估胎儿宫内安危。

（三）西医治疗

1.基础治疗　适当休息，避免增加腹压的活动，纠正贫血，保持大便通畅，适当疏导患者焦虑情绪。

2.药物干预 包括地屈孕酮片、黄体酮针等孕激素支持治疗；硝苯地平、间苯三酚等宫缩抑制剂；氨甲环酸等止血药物；若有感染倾向，可根据生殖道分泌物培养结果给予抗生素治疗。

3.紧急处理 对于出现胎盘早剥或胎儿窘迫者，根据孕周、临床症状、超声及实验室检查选择终止妊娠方案。对于孕周<24周者，应评估胎儿存活可能性，与家属充分沟通；孕周≥24周者，优先抢救胎儿，联合新生儿科给予支持。

4.监测与随访

（1）超声随访：每1~2周评估积血吸收情况及胎儿生长发育状况。

（2）胎心监护：孕晚期加强监测，警惕胎盘功能不全。

（3）预防早产：对于孕24~34周有早产风险者，尽早干预，促胎肺成熟。

二、何嘉琳诊治思路与特色

（一）中医病因病机

妊娠期子宫积血常合并腹痛、腰酸及阴道出血等症状，可归属于中医学“胎漏、胎动不安”范畴。其病机主要为冲任不固，血热、瘀血损伤胞络，故血不循经而行，离经之血积于胞宫。何嘉琳教授临诊多见妊娠期子宫积血，其中不乏积血范围巨大，宫腔积血迁延难愈的患者。她认为，胞络者系于肾 ，肾气虚弱则无力系胎 ；肾气不足，胞胎失于固摄，加之阴虚生内热，热扰冲任，胞脉受损，血热妄行，致漏下不止，久漏瘀血内阻，冲任正常功能受到阻碍，又致瘀血内积宫腔。宫腔积血病情迁延，部分患者保胎心切，焦急而心神不安，心火下扰胞胎，使胞胎出血。出血时间久，气随血脱，则固摄能力越加不足，宫腔积血范围越广。因此，临床遇到妊娠期巨大子宫积血的患者，应及时、迅速地审查其病情，辨证论治，有条件者，嘱其住院观察，中西医联合治疗，控制病情，则效果更佳，

（二）诊治心得

何嘉琳教授对于妊娠期子宫积血的患者，在仔细审查西医病因病理的同时，运用中医治疗方法，其中医诊治化裁于崩漏之病及其他传统妊娠病的诊治思路，可概括为“塞其流，澄其源，究其本”。

1.标本兼治，各有侧重 《内经》中有“急则治其标，缓则治其本，标急本亦急，标本兼治”之理，何嘉琳教授认为，治疗妊娠期子宫积血要根据临床症状缓急，病情轻重，有所侧重，如伴阴道出血多，甚至如月经量，或伴血块者，应当快速止血，急当益气固摄，应用大剂量补气药，如党参、黄芪、高丽参、野山参等，即《景岳全书》中“有形之血不能速生，无形之气所当急固 ”之意，当出血渐止时，应探求病因，辨因施治，以澄其源。何嘉琳教授临床以补肾益气化瘀为主，使旧血去，新血生，同时酌情运用制大黄、焦栀子、牡丹皮，取其凉血泻火、活血祛瘀之功，配合蒲公英、黄芩、黄柏

增强其清热之力，预防宫内感染，使胎不被热灼，疗效显著。

2.辨病与辨证结合，追溯本源 《景岳全书·妇人规》谓："凡妊娠胎气不安者，证本非一，治亦不同。盖胎气不安，必有所因，或虚或实，或寒或热，皆能为胎气之病，去其所病，便是安胎之法。故安胎之方不可执，亦不可泥其月数，但当随证、随经，因其病而药之，乃为至善。"何嘉琳教授临证认为，"治病安胎，各有所主"，妊娠期子宫积血患者多伴基础疾病，如多囊卵巢综合征、子宫内膜异位症、输卵管炎、血栓前状态、卵巢储备功能下降、封闭抗体缺乏等，虽然复杂多样，如合并子宫内膜异位症、子宫肌瘤、宫腔粘连者，多由气滞血瘀所致，治宜行气活血，化瘀安胎；卵巢储备功能下降、胚胎移植术后妊娠、封闭抗体缺乏者，多以气虚血瘀或肾虚血瘀为主，治宜补肾固摄，化瘀安胎；输卵管炎、子宫内膜炎、血栓前状态多属血热夹瘀，治宜清热凉血，化瘀安胎；多囊卵巢综合征、排卵功能障碍者多因痰瘀互结所致，治宜健脾化痰，活血安胎。何嘉琳教授认为，辨病与辨证相结合的方法，使中医治疗疾病既有一定的药物模式可循，又不失中医传统辨证论治之精华。

3.融贯中西，心神同调 在中医辨证论治基础上，何嘉琳教授还强调合理运用西医辅助检查，如B超（了解宫腔积血体积大小、位置及子宫动脉血流情况）、性激素检测、妇科检查宫颈及细菌培养情况等，很好地将中西医结合，优势互补，取长补短，安胎与治病并举。何嘉琳教授在治疗妇女妊娠病时常说："妇人病难治也易治，情畅则病去大半。"她在治疗妊娠期子宫积血的患者时，也注意疏导其情绪，用酸枣仁、龙骨、牡蛎等药安其心神，心神平定则无以扰冲任，使胞胎较为稳固。

三、医案实录

验案一 妊娠期巨大子宫积血

王某，女，37岁。

初诊：2006年6月30日

主诉：胚胎移植术后48天，腹胀伴阴道出血2次。

现病史：患者多年不孕，于外院行胚胎移植术多次失败，2006年5月16日再次行胚胎移植术（受精方式ICSI）。2006年5月29日测hCG 176mIU/ml，E_2 801pg/ml，P 127nmol/L，诊为"早早孕"。2006年6月11日始阴道出血量多，色鲜红，无明显腰酸、腹痛。予健脾补肾、止血安胎中药，一度血止。2006年6月24日患者胚胎移植术后41天，血止10天后，腹部意外受压迫后见阴道大量出血，色鲜红，少许血块。

体格检查：体温37.3℃，脉搏75次/分，呼吸18次/分，血压112/79mmHg。妇科检查：因保胎暂缓。

辅助检查：2006年6月24日B超提示：宫内孕，活胎，孕囊上方不规则液性暗区53mm×23mm×11mm。

中医诊断：胎动不安（肾虚血热证）。

西医诊断：妊娠期巨大子宫积血。

治法：补肾固冲，凉血止血安胎。

处方：

黄芪15g	党参15g	太子参30g	南沙参15g
北沙参15g	麦冬10g	生地黄炭15g	藕节炭15g
仙鹤草30g	炒牡丹皮10g	白芍15g	阿胶珠烊化12g
黄芩10g	炒桑叶10g	墨旱莲15g	炒续断15g
菟丝子30g	桑寄生15g	炒杜仲15g	山药15g
甘草3g			

7剂，水煎服，日1剂。

二诊：2006年7月12日

患者诉服7剂后阴道出血已止，无明显腹痛，感腰酸，恶心纳差，精神稍缓。2006年7月3日B超示：先兆流产，胚囊左后方可见大片液性暗区，最厚径1.4cm，范围约占胚囊周径的50%。今日复诊，阴道又见少量淡红色分泌物，无明显腰酸、腹痛。

处方：前方加大黄炭6g、黄连5g、绿萼梅5g、苎麻根15g。

三诊：2006年8月2日

2006年8月1日B超示：宫内单活胎，胚囊右上方见33mm×13mm×8mm暗区，胚囊下方见36mm×18mm×8mm暗区，较前已缩小。

之后予上述方药加减出入。辨证酌加侧柏炭15g、海螵蛸15g、白及粉10g、三七粉3g等止血。

另嘱服铁皮枫斗颗粒、陈阿胶及野山参。

四诊：2006年8月25日

今日B超示：宫内单活胎，胚胎顶臀径105mm，胎心搏动正常。原始胎盘位于前壁。胚囊上方可见暗区，范围约62mm×37mm×21mm，胚囊下方偏右可见暗区，范围约100mm×62mm×18mm。诊时仍有少量阴道出血，色鲜红。

处方：

党参30g	太子参30g	炒白术10g	黄芩10g
生地黄炭15g	藕节炭15g	仙鹤草30g	白芍15g
金银花炭15g	龙骨15g	大黄炭6g	麦冬10g
侧柏炭15g	海螵蛸15g	炒牡丹皮10g	赤芍10g
绿萼梅5g	苎麻根15g	甘草5g	

后续一直中药保胎治疗，至2006年10月6日已无明显阴道出血。无明显宫缩，自觉胎动正常。随访足月顺产一健康女婴。

【按语】近年来接受试管婴儿辅助生殖技术治疗的患者越来越多，此类患者孕育往往来之不易，患者对保胎格外重视。反复移植失败的患者常肾虚已有不固，冲任失调，较自然怀孕者更易出现妊娠病，一部分患者在孕早、中期出现子宫腔内大范围积血，其原因可能与以下因素有关：①移植后子宫内膜容受性差，子宫内膜发育不同步；②胚胎与母体存在免疫排斥；③移植过程中潜在宫腔感染因素。在西医及时干预的同时，何嘉琳教授认为，胚胎移植患者总属肾气不足，阴血流失，阳无以固，便成血热，久之煎熬成瘀，子宫积血，在治疗时，除常用藕节炭、仙鹤草、海螵蛸等固冲止血之药外，其施治分为两种类型，孕早期以清热养阴安胎为先，可使用生地黄、麦冬、桑叶、墨旱莲等，孕60天后胞胎相对稳固，则可酌情配伍滋阴降火之知母、黄柏，清热解毒化瘀之制大黄，活血化瘀之赤芍、丹皮、三七以提高疗效。何嘉琳教授通过临床实践，总结出活血化瘀、收敛止血药对——三七粉、白及粉。三七止血作用甚佳，并能活血化瘀，具有止血不留瘀的特点；白及质黏而涩，收敛止血，消肿生肌。我们现已将该药对广泛应用于大面积子宫内积血暗区的先兆流产，治疗效果较佳。行试管婴儿术受孕者，尤其是鲜胚移植者，雌、孕激素水平往往较高。因此，辨证时不能单纯考虑肾虚胎漏，还应考虑湿热挟瘀的感染因素，对症用药。只要中西医结合控制其可能存在的宫内感染因素，嘱患者关注自身病情，及时随诊，则保胎的成功率较高。

第五节　羊水过少

一、西医概述

（一）病因病机

羊水过少为产科并发症，可以因胎儿因素，也可以因胎盘因素和母体因素所致。不同的病因，对胎儿和母体造成的影响不同。羊水过少对胎儿而言，既影响其生长发育，又影响围生儿病死率；对母体而言，是妊娠高风险因素和手术分娩因素之一 。不同时期发生羊水过少的病因不同，相应的处理和对母儿结局的影响也就存在极大不同。对患者发病因素进行针对性干预是解决羊水过少的临床处理关键。

临床发现，妊娠早中期的出现的羊水过少多见于胎儿因素，胎儿畸形与发育不全是除胎膜早破外导致妊娠早中期羊水过少的最常见原因，其中以泌尿生殖系统畸形和发育不良最为多见，比如胎儿肾缺如、肾脏发育不全、输尿管或尿道狭窄、膀胱出口梗阻及多囊肾等。此外，胎儿肺发育不全也可能导致羊水分泌减少。

而妊娠中晚期的羊水过少则多见于胎盘因素。胎盘微血栓形成，包括绒毛间血栓、绒毛间纤维蛋白样物质沉积等均可以导致胎盘灌注不良。单纯型羊水过少者母体可能无其他临床表现，但实验室检查可能会发现存在血液高凝状态或易栓症倾向。

母体病理因素导致的羊水过少则可以发生在妊娠的任何时期，妊娠期高血压疾病、过期妊娠等存在胎盘功能障碍的病理妊娠均可致羊水过少 。母体低血容量也是发生羊水过少的原因之一。此外，足月前和足月后各种原因导致的胎膜早破是造成妊娠中晚期和晚期羊水过少的常见原因。

（二）西医诊断

传统的羊水过少定义为足月时羊水量少于300ml。现在对于羊水过少的着重点已经不仅仅局限在接近足月时期的晚发型，所以有采用羊水指数小于相应孕龄的第5百分位数来诊断羊水过少。产前羊水过少的诊断主要依靠超声检查，目前被国际上普遍采纳的诊断标准是羊水指数≤5cm或最大羊水暗区垂直深度≤3cm。羊水指数≤8cm是临床警示指标和进行监测以及干预的指示。也有诊断标准采用最大羊水暗区垂直深度≤2cm或≤1cm，即中度和重度羊水过少。有研究显示，羊水指数≤5cm对于预测胎儿窘迫更有意义，过期妊娠当羊水指数≤8cm或最大羊水暗区垂直深度≤2cm时，预测胎儿窘迫更有价值。

（三）西医治疗

首先应寻找羊水过少的原因。如病因为胎儿严重畸形，尤其是致死性胎儿结构异常，应与夫妻双方及时沟通，尽早终止妊娠。如病因为胎盘功能减退、胎儿生长受限，则在增强孕妇营养支持，保证孕妇睡眠休息的同时，积极处理其他可能引起胎盘异常的妊娠并发症，如高血压、肾炎、糖尿病等，尽可能维持正常的胎盘功能，使液体循环维持正常水平。胎膜早破也可引起羊水过少，一般根据胎儿是否足月进行处理。足月胎膜早破者，若无明确剖宫产指征，应在破膜后积极引产；未足月胎膜早破者，根据孕周大小及胎儿家属意愿决定是否引产，若羊水存在感染倾向，则应立刻终止妊娠。

单纯性羊水过少，若不伴有其他合并症，可在36周～37周$^{+6}$天终止妊娠。如果在38周后发现羊水过少，应尽快终止妊娠。对于存在血脂异常、凝血异常、抗心磷脂抗体阳性、高凝状态的病例可考虑予低分子肝素、阿司匹林等治疗。同时，对于羊水过少的孕妇，应嘱患者大量补充水分，配合静脉输液、羊膜腔灌注等治疗间接增加羊水量。对于此类病例，处理时应注意进行治疗反应评估，超声监测胎盘和胎儿生长，并监测炎症指标，警惕绒毛膜羊膜炎。

二、何嘉琳诊治思路与特色

（一）中医病因病机

羊水过少可分为两类，一类伴见于“子肿”“子晕”“子痫”等，一类则是无临床症状，单纯以羊水过少为主要表现的独立病症，临床较为多见。何嘉琳教授认为，肾乃先天之本，脾乃后天之本，脾肾共同运转，生生不息，乃人体气血生化之源。羊水过少一疾，多因脾肾虚弱，津液生化乏源；而女子以肝为先天，肝体阴而用阳，妊娠期肝血下聚，滋养胞胎，肝体阳亢而易生热，久之灼烧津液，重者使阴血干涸成瘀，瘀血阻于胞络，影响冲任畅达，则羊水愈少。或有孕妇胎膜早破，气随液脱，致气阴两亏，羊水渐少。临床病机复杂不一，治疗应根据患者病情酌情调整。

1.脾肾亏虚、阴津亏少是主要病机 《诸病源候论》云："胎之在胞，血气资养。若血气虚损，胞脏冷者，胎则翳燥，萎伏不长。"肾藏精，主先天，精生血，而脾乃后天之本、生化之源。脾肾不足则阴血、津液亦为不足 。故治疗宜时时顾护脾肾，同时配合养阴生津之法，才能使胞胎稳固，羊水充足。

2.瘀阻胞脉，胎失濡养是最终表现 羊水属"胞宫津液"，其生成与输布依赖气血的调和及脏腑功能的协调。无论是脏腑失调、气化失司，还是热灼血瘀、气虚血瘀、气滞血瘀，最终都可表现为瘀血阻滞冲任、胞宫、胞脉，气血津液运行输布受阻，胎盘血流不畅，胎儿水液代谢紊乱，导致羊水过少。

（二）诊治心得

本病的治疗原则以益肾健脾，养阴活血生津为主。增液汤本是为阳明温病，阴津大伤，大便秘结者而设。温病迁延日久，或素体阴虚，使液涸津亏，津不上潮，故口渴、舌干；津不下润，则大便干结。而增液汤可增液润燥，以"增水行舟"。羊水过少的根本病机在于津液不足而胞胎失于濡养，其根本治法在于补充津液。何嘉琳教授善于运用增液汤养阴增液，配合寿胎丸等健脾补肾安胎之药，固护胞胎，安养冲任。

同时，考虑到血枯易留瘀，瘀血阻水道，何嘉琳教授认为，羊水过少的患者，应在治疗时加入少许活血化瘀之药，化瘀生新，往往疗效甚佳。常用牡丹皮、丹参、赤芍之类活血化瘀之药，中病即止。

三、医案实录

验案一 羊水过少

李某，女，36岁。

初诊：2005年7月20日

主诉：孕30周，发现羊水过少10天。

现病史：患者10天在浙江某医院定期产检时发现羊水过少，住院补液治疗10天，复查羊水仍少。有多发性子宫肌瘤剔除手术史。

症见：自诉因天气热，平时出汗较多。体形偏胖。神疲乏力，口干，腰膝酸软，夜寐安，胃纳一般，无腹痛，无阴道出血，便干，尿少，2～3日一行。舌淡、苔薄，脉细弱。

体格检查：生命体征平稳，宫口未开。

辅助检查：2005年7月10日B超：羊水指数5.8cm；子宫肌层可见一枚肌瘤，大小约25mm×24mm×21mm。

中医诊断：羊水过少（阴血亏虚，津液不足证）。

西医诊断：羊水过少。

治法：益阴活血，养血生津。

处方：

墨旱莲15g	麦冬10g	生地黄12g	白芍10g
枸杞子15g	山药15g	石斛6g	南沙参15g
北沙参15g	五味子10g	牡丹皮10g	赤芍10g
玄参10g	阿胶珠烊化10g	当归10g	桑寄生15g
黄芩10g	续断12g	炒杜仲12g	

7剂，水煎服，日1剂。

并嘱患者多饮水，适当开启降温设备减少汗出。

二诊：2005年7月27日

患者孕31周，羊水已显著增多。B超示：羊水指数11.1cm。近日已无明显汗出，舌淡、苔薄，脉细。再拟前方加减，益气养血生津。

处方：

黄芪15g	太子参30g	麦冬10g	生地黄12g
当归10g	炒白芍10g	黄芩10g	石斛6g
牡丹皮10g	丹参10g	赤芍10g	玄参10g
桑寄生15g	山药15g	阿胶珠烊化10g	墨旱莲15g
紫苏梗5g	陈皮5g		

10剂，水煎服，日1剂。

随访：患者孕37周$^{+2}$天剖宫产1胎，母子健康。

【按语】患者36岁，属高龄孕妇。素体禀赋不足，且有子宫肌瘤，此次孕前曾3年不孕，经中药补肾化瘀调理治疗5个月后妊娠。孕后气血不足，调养失宜，汗出过多，体内津液丢失过多。患者脾肾不足，津液生成不足，输布乏力，虽经西医治疗，但难以取效。初诊益阴生津，养血活血。方中墨旱莲、沙参、麦冬、生地黄、玄参、枸杞子、石斛养阴增液生津，白芍、五味子敛阴生津，当归、赤芍、牡丹皮养血活血，促进胎盘血液循环，山药、阿胶珠、续断、桑寄生、炒杜仲健脾补肾，养血安胎。并嘱患者在饮食起居方面配合治疗。7剂即获显效。二诊守前方，益气补血活血，养阴生津，加以巩固。

第八章 复发性流产

一、西医概述

复发性流产（RSA）指连续发生 2 次及以上妊娠 28 周前的胚胎或胎儿丢失，包括生化妊娠。RSA发病率约占育龄妇女的 1%~5%，是妇产科最常见的妊娠并发症之一。依据《复发性流产病因检查专家共识》《复发性流产诊治专家共识（2022）》，RSA的病因可分为：解剖因素、遗传因素、内分泌异常、感染因素、血栓前状态、免疫因素、男性因素、其他因素等。近年来，免疫因素逐渐成为研究该疾病的热点及难点问题，免疫相关性的 RSA 主要分为自身免疫和同种免疫两类。

（一）病因病机

1. 自身免疫型 RSA相关自身免疫抗体主要包括非器官特异性抗体和器官特异性抗体。其中非器官特异性抗体包括：抗心磷脂抗体（ACA）、抗核抗体（ANA）、抗 β_2-糖蛋白1抗体（β_2-GP1）、狼疮抗体（LA）等。目前公认的器官特异性抗体包括甲状腺过氧化物酶抗体（TPOAb）、甲状腺球蛋白抗体（TGAb）、抗子宫内膜抗体（EMAb）等。ACA与胎盘血管内皮细胞表面的磷脂结合蛋白相互作用，诱发血栓形成和炎症反应，导致胎盘灌注不足，进而影响滋养层细胞的分化和功能。此外，胎盘缺血和功能障碍可间接导致人绒毛膜促性腺激素、胎盘生乳素等妊娠相关激素分泌减少，影响胚胎着床和维持。ANA导致RSA的机制，目前倾向于认为是因母体免疫功能紊乱造成抗原抗体复合物大量增加，ANA 异常升高则提示母体免疫功能处于激活状态，诱使抗原抗体复合物附着于蜕膜血管表面，对其造成损害，从而影响早期胎盘发育，导致不良妊娠结局。抗 β_2-GP1可与 β_2-糖蛋白1结合并造成滋养层细胞受损，干扰胚胎顺利着床，并能干扰母体凝血系统，导致胎盘微血栓形成，最终导致流产的发生。LA在母体中可通过活化血小板、损伤内皮细胞、抑制纤维蛋白原的溶解等途径促进凝血，还可影响靶抗原，从而阻断天然抗凝途径，两种途径均能导致母体处于高凝状态，引发血栓，从而导致流产。甲状腺自身免疫表现为TPOAb和TGAb的阳性。TPOAb和TGAb水平异常升高导致母胎平衡被打破，母体对胎儿排斥反应增加，导致妊娠丢失。此外，TPOAb和TGAb不仅可通过细胞毒作用对甲状腺造成免疫损伤，还可使补体系统处于激活状态，从而影响促甲状腺激素的正常分泌，无法满足正常妊娠需求，增加了胎停的风险。

2.同种免疫型 胚胎可被视为外来的移植抗原，正常的母胎免疫耐受是成功妊娠的前提。不同个体的细胞膜表面白细胞抗原的相容性低，形成同种免疫。母体通过对胚胎半同种异体移植抗原识别产生封闭抗体，形成母胎免疫耐受，保护胚胎不被母体免疫系统攻击。同种免疫型复发性流产是这种免疫耐受平衡被打破的病理状态。目前介导同种免疫异常的机制包括封闭抗体缺乏、$CD4^{+}$T细胞亚群失衡及高NK细胞比例。封闭抗体是由母体通过识别来自胚胎的父系抗原所形成的特异性抗体。其可抑制淋巴细胞反应，封闭母体淋巴细胞对胚胎滋养层的细胞毒作用，并可阻止母亲免疫系统对胚胎的攻击。因此，封闭抗体阴性可导致母体对胚胎的排斥反应。$CD4^{+}$T细胞亚群中主要包括Th1细胞、Th2细胞、Th17细胞、调节性T细胞（Treg）等多个亚群，在母胎之间的免疫应答中发挥着不同的作用。Th1细胞、Th17细胞分泌的细胞因子主要介导母体的免疫炎症反应；而Th2细胞、Treg所分泌的细胞因子有助于形成母胎免疫耐受。Th1/Th2/Th17/Treg比例失衡可促进母体对胚胎的排斥反应。NK细胞可分为外周血NK细胞（pbNK）和蜕膜NK细胞（dNK）。pdNK和dNK细胞的表型和功能不完全相同。一般认为，pbNK细胞数量及活性增高与RSA有关，降低pbNK 细胞数量，抑制其活性，有利于妊娠。pbNK细胞异常增高，再次流产的风险增加。与pbNK细胞杀伤肿瘤和清除病原体的功能不同，dNK细胞在正常母胎界面主要发挥促进血管重铸，维持免疫微环境稳定，促进胎儿成长等功能。

（二）西医诊断

根据2024年颁布的《复发性流产中西医结合诊疗指南》，复发性流产的诊断标准为：在妊娠 28 周之前的妊娠丢失，包括生化妊娠。此外，需结合以下辅助检查以明确复发性流产的病因，包括：①盆腔超声检查，初步评估子宫解剖结构；连续超声监测宫颈变化，有助于诊断宫颈功能不全；对疑似存在子宫解剖结构异常者，进一步通过三维超声、宫腔镜或腹腔镜检查以明确诊断。②血栓前状态（PTS）筛查，如凝血相关检查、抗磷脂抗体检查等。③免疫学检查，如自身免疫抗体检查、抗磷脂抗体检查等。④内分泌检查，如性激素、甲状腺功能、血糖筛查等。⑤夫妇双方进行外周血及流产胚胎组织染色体核型分析以排除遗传因素致RSA，有条件者可联合染色体微阵列分析。⑥宫颈及阴道分泌物检测，排除感染因素致RSA。⑦男方精液常规检查，排除男方因素。

二、何嘉琳诊治思路与特色

（一）中医病因病机

RSA属于中医学的“滑胎”，亦属“数堕胎”的范畴。《医宗金鉴》曰：“无故而胎自堕……数数堕胎，则谓之滑胎。”特点是“屡孕屡堕”。中医学认为，冲任受损，胎元不固是滑胎的基本病机。何嘉琳教授认为，引起复发性流产最常见的原因是禀质虚弱而胎不成实。若先天禀赋不足，或后天受损，致肾精不健，影响胎元发育，不能成实而堕；或房劳过度，或孕后纵欲所伤，以致肾气受损、肾精暗耗，胎失所系，胎元不固而堕；若素体虚弱，气血不足，或劳伤过度、饮食不节而致脾气虚弱，生化乏源，血虚胎失所养，气虚胎失所载而殒堕；若素体阴虚，孕后血聚养胎，阴血益虚，阴虚生内热，内热伤胎而致殒胎。综上所述，总因肾精不足，肾气亏虚，脾运不健，气血亏虚，血虚内热致使胎元不固、屡孕屡堕。何嘉琳教授认为，滑胎可分属于以下四种证型。

1.肾虚型　症见屡孕屡堕，头晕耳鸣，腰酸膝软，精神萎靡，月经量少，经色淡，夜尿频多，目眶暗黑，或面色晦暗，舌淡，苔白，脉沉弱。

2.脾虚型　症见屡孕屡堕，神倦乏力，口淡纳呆，小腹空坠，月经量多，经色淡，质清稀，大便溏薄，面色苍白，舌淡胖、有齿印，苔白，脉细弱。

3.血热型　症见屡孕屡堕，口干口苦，烦躁失眠，夜寐多梦，月经先期，经色鲜红或深红，质稠，大便燥结，舌红或舌边、尖红，苔薄黄或少苔，脉细数。

4.血瘀型　症见屡孕屡堕，经行腹痛，经色紫暗，有血块，平时小腹或少腹刺痛，舌暗或有瘀点、瘀斑，苔白，脉弦或涩。

（二）诊治心得

治疗分为未孕期孕前调治和已孕后保胎治疗两个阶段。孕前采取“预防为主，防治结合”的原则，中医治疗以补肾健脾、益气养血、调理冲任为主，预培其损。经不调者，当先调经，若因他病而致滑胎者，当先治他病。待病因祛除、阴平阳秘、冲任胞宫藏泻有度时，方可再次妊娠。孕后立即应用中西药物进行保胎治疗，防止妊娠丢失。孕后用药遵循“治病与安胎并举”的治疗原则，若病情需要应用活血化瘀药，遵循“有故无殒”原则，一旦病情得以控制，则改用孕期安全药物保胎治疗，以免动胎、伤胎。早期RSA应保胎至孕12周；晚期RSA治疗期限应超过以往殒堕的最大时限后2周，且无先兆流产（胎漏、胎动不安）征象时方可停药观察。

对于肾虚型滑胎，治宜补肾固冲，健脾养血。方选补肾固冲丸（菟丝子、续断、巴戟天、杜仲、当归、熟地黄、鹿角霜、枸杞子、阿胶、党参、白术、大枣、砂仁）或安奠二天汤。再次妊娠后，治宜补肾固冲安胎，可以继续用上方加减。若有胎漏、胎动不安，阴道少量下血，小腹隐痛，腰痛下坠，上方加藕节炭、仙鹤草、白芍、海螵蛸等。对于脾虚型滑胎，则主要以泰山磐石散加减（人参、黄芪、当归、续断、黄芩、川续断、白芍、熟地黄、白术、炙甘草、砂仁、糯米）。再次妊娠后，治宜健脾固冲，养血安胎，继续用上方加阿胶珠、陈皮。若有胎漏，去当归、川续断，加仙鹤草、白及等。对于血热型滑胎，治宜养阴清热，方用保阴煎（生地黄、熟地黄、黄芩、黄柏、续断、白芍、山药、甘草），或两地汤合二至丸。再次妊娠后，治宜清热养血，固冲安胎，继续用上方。对于血瘀型滑胎，治宜行气活血，软坚散结，用桂枝茯苓丸或血府逐瘀汤、少腹逐瘀汤。再次妊娠后，治宜补气益肾，化瘀安胎，用寿胎丸合胎元饮加牡丹皮、丹参、赤芍。

三、医案实录

验案一 抗磷脂综合征相关复发性流产

马某，女，31岁。

初诊：2022年4月19日

主诉：2次不良妊娠史，未避孕未孕6月余。

现病史：患者平素月经周期规则，周期30天，经期7天。末次月经2022年3月14日，量尚可，有痛经，经前期乳房胀痛。2018年、2021年孕2月余因胎停行清宫术（均有心搏）。2021年11月于省妇保行宫腔粘连分离术+双侧输卵管通液术，查HPV阴性，TCT：LSIL，阴道镜：LSIL；血小板聚集率偏高。2021年及今查狼疮抗凝物比值高，今查抗人绒毛膜促性腺激素抗体阳性，蛋白S活性45.8%，尿妊娠（－）。目前在服羟氯喹、阿司匹林、泼尼松片。

症见：腰酸明显，神疲乏力，平素有痛经，思虑较重，胃纳尚可，夜寐无殊，二便无殊。舌质紫暗、苔白，脉细涩。

体格检查：生命体征平稳，血压不高。

辅助检查：2021年11月查HPV阴性，TCT：LSIL，阴道镜：LSIL；血小板聚集率偏高；LAC：1.2。2022年4月19日查狼疮抗凝物比值高，抗人绒毛膜促性腺激素抗体阳性，蛋白S活性45.8%。

中医诊断：滑胎（肾虚血瘀证）。

西医诊断：①复发性流产；②宫腔粘连术后；③自身免疫病。

治法：补益肾气，理气活血化瘀。

处方：

当归12g	川芎10g	红花6g	桃仁6g
益母草30g	香附10g	郁金10g	通草5g
路路通15g	生甘草5g	赤芍15g	鸡血藤15g
熟地黄12g	柴胡10g	川牛膝15g	丹参15g
砂仁后下3g			

7剂，水煎服，日1剂。

二诊：2022年4月26日

患者末次月经2022年4月22日，痛经明显，乳房胀痛缓解，血块量少，腰酸不适明显，乏力，胃纳可，舌质紫暗、苔白，脉细涩。

处方：上方去路路通、赤芍、通草、川牛膝，加白芍15g缓急止痛，黄芪15g、菟丝子15g、覆盆子30g补益脾肾。7剂，水煎服，日1剂。

三诊：2022年5月7日

刻下疲劳仍有，活动后乏力，晨起腰酸，压力较大，夜间不易入睡，纳寐尤殊，舌质暗红、苔白，脉细涩。

处方：

当归12g	川芎10g	枸杞子15g	酸枣仁10g
香附10g	郁金10g	炒白芍15g	覆盆子30g
生甘草5g	黄芪15g	菟丝子15g	熟地黄12g
柴胡10g	紫苏梗5g	丹参15g	砂仁后下3g

14剂，水煎服，日1剂。

四诊：2022年5月21日

患者睡眠改善，活动后仍有腰酸乏力，情绪较前平缓，舌脉同前。

处方：上方去柴胡、酸枣仁，加太子参15g益气健脾。7剂，水煎服，日1剂。

五诊：2022年5月28日

患者阴道少许粉色分泌物，家中自测尿妊娠试验弱阳性，夜寐较前改善，感腰酸，舌脉同前。今查hCG 684.8IU/L，P 20.8nmol/L，E_2 101pg/ml。

处方：

黄芪15g	太子参20g	焦白术10g	当归10g
炒白芍15g	阿胶珠烊化9g	黄芩10g	砂仁后下5g
川续断15g	菟丝子30g	桑寄生15g	巴戟天10g
苎麻根15g	甘草3g	紫苏梗5g	陈皮5g

7剂，水煎服，日1剂。

六诊：2022年5月31日

患者稍有腹痛不适，阴道出血1天，量少，已止，今复查血hCG 1354.6IU/L，P 25.30nmol/L，E_2 111pg/ml。继续予上方。

另予地屈孕酮片10mg po bid、戊酸雌二醇片2mg po qd黄体支持治疗，羟氯喹0.2g po qd，泼尼松片5mg po qd。

随诊：患者后期血激素上升可，未见出血，孕8周停戊酸雌二醇片，孕12周停羟氯喹、泼尼松片，孕38周顺产1胎。

【按语】抗磷脂综合征（APS）是以间隔12周以上的两次经典血清抗磷脂抗体（主要包括抗心磷脂抗体、狼疮抗凝物、抗β_2-糖蛋白1抗体）表现为中高滴度阳性，并以弥漫性动静脉血栓、反复早期流产、胎盘功能不全、胎儿宫内死亡等为临床特点的非器官特异性自身免疫性疾病。合并APS的妊娠期妇女血液高凝状态、子宫动脉血流阻力升高的概率大大增加，出现先兆流产、胎儿发育迟缓、胎盘功能减退等的风险显著升高。临床上对于有计划妊娠的APS患者一般会建议口服小剂量的阿司匹林或者免疫抑制剂进行预防治疗。同时进行定期的产前检测，以确保妊娠期间的健康状况。

抗磷脂综合征相关复发性流产可归属于中医学“滑胎、妊娠腹痛、胎漏、胎动不安、数堕胎、屡孕屡堕”等范畴。对于有妊娠需求的APS患者，何嘉琳教授重视分阶段论治，即孕前调理，孕后保胎。孕前治疗以补肾活血为大法，该患者就诊时血瘀症状明显，行经期应因势利导，祛邪为主，补益为辅，处方采用化瘀活血之桃仁、红花、丹参，通络理气之路路通、香附，调血养血之四物汤、鸡血藤，补益肝肾之牛膝。经后期以补肾精、益气血为主，以达到“预培其损”的目的。处方菟丝子、覆盆子补肾益精，砂仁、香附、川芎理气调血。孕早期以补益脾肾为主。肾乃先天之本，元气之根，肾主生殖，肾气不固和肾失封藏常导致胎元不固而出现堕胎。且该患者先天禀赋不足，孕早期血激素上升欠佳，故以寿胎丸加减补肾固胎。方中川续断、菟丝子、桑寄生、巴戟天、阿胶珠补肾填精。然先天之精靠后天水谷滋养，补肾同时需健脾，故配伍黄芪、太子参、白术健脾益气，使后天气血冲盛，冲任得固，胎元自安。此外，在补肾健脾、调节机体免疫功能的基础上应用小剂量理气活血化瘀药物，如丹参、川芎、当归等，中病即止，从而消除抗心磷脂抗体或降低抗体滴度，达到安胎的目的。

验案二 高NK细胞比例相关复发性流产

张某，女，39岁。

初诊：2022年2月19日

主诉：胚胎移植术后8天，腰酸2天。

现病史：患者平素月经规律，6～7/30，量中等，偶有痛经，无血块。2021年11月3日因继发不孕至省妇保取卵12枚，配成4枚胚胎，2021年11月6日移植鲜胚2枚后生化。患者末次月经2022年1月23日，量色如常。2022年2月11日再次行胚胎移植术，移植入冻胚2枚，移植后予“低分子肝素、黄体酮、戊酸雌二醇片、地屈孕酮片、羟氯喹、阿司匹林肠溶片、二甲双胍、芬吗通”等支持治疗。2022年2月19日本院查血hCG 32.5IU/L，E_2 618.06pg/ml，P 94.41nmol/L。2019年6月孕7周余胎停行清宫术。既往NK细胞高，2021年9月查NK细胞30.3%，2022年2月16日本院复查NK细胞31.0%，目前服用“羟氯喹0.1g bid”对症治疗。

症见：腰酸明显，下腹有坠胀感，情绪紧张，未见出血，胃纳一般，舌淡红、苔薄白，脉细滑尺弱。

体格检查：生命体征平稳。妇科检查：暂缓。

辅助检查：2021年9月查NK 30.3%；2022年2月16日复查NK细胞31.0%。2022年2月19日本院查血hCG 32.5IU/L，E_2 618.06pg/ml，P 94.41nmol/L。

中医诊断：①胎动不安（肾虚不固证）；②不孕症；③数堕胎。

西医诊断：①先兆流产；②具有胚胎停育史妊娠监督；③具有不孕病史妊娠监督；④自身免疫病。

治法：补肾固胎，养血安胎。

处方：

炒白芍15g	砂仁后下5g	川续断15g	黄芪15g
太子参20g	焦白术10g	当归10g	菟丝子30g
桑寄生15g	巴戟天10g	苎麻根15g	甘草3g
紫苏梗5g	陈皮5g		

7剂，水煎服，日1剂。

西药：继续予戊酸雌二醇片3mg po bid、黄体酮阴道缓释凝胶1支 pv qd、地屈孕酮片10mg po tid、雌二醇片0.5mg pv qn黄体支持，低分子肝素4000U ih qd、阿司匹林75mg po qd改善血流，羟氯喹0.1g po bid改善免疫。患者NK细胞仍高，加用泼尼松10mg po qd调节免疫；孕酮偏低，予黄体酮注射液40mg im qd黄体支持治疗。

二诊：2022年2月26日

患者腰酸，下腹仍有坠胀感，胃纳一般，舌淡红、苔薄白，脉细滑尺弱。2022年2月22日复查血hCG 129.4IU/L，E_2 231.65pg/ml，P 80.82nmol/L。患者血激素上升一般，继续予上述中药补肾养血安胎，7剂。

三诊：2022年3月3日

患者小腹坠胀感缓解，口干明显，大便干燥，舌淡红、苔薄白，脉细滑尺弱，2022年2月28复查血hCG 2687IU/L，E_2 670.95pg/ml，P 96.34nmol/L。2022年3月1日B超提示：宫内早孕（宫腔内可见形态光整的胚囊，胚囊大小约8mm×8mm×5mm，囊内可见卵黄囊，大小约2mm，囊内未见明显胚芽）；子宫小肌瘤。动脉超声（左/右）：RI 0.87/0.88，PI 2.52/2.78，S/D 8/8.7。

处方：

炒白芍15g	砂仁后下5g	川续断15g	黄芪15g
太子参20g	生地黄10g	当归10g	菟丝子30g
杜仲15g	桑寄生15g	巴戟天10g	苎麻根15g
甘草3g	紫苏梗5g	陈皮5g	麦冬10g
川芎6g			

7剂，水煎服，日1剂。

四诊：2022年3月10日

患者偶有下腹部坠胀感，无腰酸腹痛，无阴道出血，舌淡红、苔薄白，脉细滑尺弱。2022年3月4日查血hCG上升缓慢，加用hCG 2000U im qd、人粒细胞刺激因子150μg ih qod改善子宫内膜容受性。2022年3月7日复查血hCG 18065.5IU/L，E_2 574.2pg/ml，P 106.41nmol/L。

患者现血激素上升可，续予上方中药补肾活血安胎，加覆盆子15g益肾固胎，7剂。

五诊：2022年3月17日

患者胚胎移植后34天，小腹坠胀好转，大便偏干，纳寐可，舌淡红、苔薄，脉细滑尺弱。2022年3月14日B超提示：宫内早孕（宫腔内可见形态光整的胚囊，胚囊大小约19mm×21mm×11mm，卵黄囊大小约3mm，胚芽大小约6mm，可见原心搏动）；子宫小肌瘤。动脉超声（左/右）：RI 0.9/0.94，PI 2.74/3.38，S/D 10.29/16.98。2022年3月15日查血hCG 57501IU/L，E_2 562.76pg/ml，P 109.24nmol/L。

处方：

炒白芍15g	砂仁[后下]5g	川续断15g	黄芪15g
太子参20g	生地黄10g	当归10g	菟丝子30g
杜仲15g	桑寄生15g	巴戟天10g	苎麻根15g
甘草3g	紫苏梗5g	陈皮5g	麦冬10g
川芎6g	阿胶珠[烊化]9g	黄芩10g	瓜蒌子15g
炒枳壳10g	覆盆子15g		

7剂，水煎服，日1剂

六诊：2022年3月24日

患者胚胎移植后41天，小腹坠胀未见，便干稍有改善，舌淡红、苔薄，脉细滑尺弱。2022年3月21日复查TBNK淋巴细胞亚群：$CD56^+/CD3^-$NK细胞10.7%；抗核抗体、狼疮因子无殊。2022年3月22日查hCG 112406.6IU/L，E_2 840.64pg/ml，P 83.47nmol/L；子宫超声：宫内早孕（宫腔偏右侧可见形态光整的胚囊，胚囊大小约25mm×21mm×21mm，卵黄囊大小约3. 3mm，胚芽约14mm，原心搏动可见）；子宫小肌瘤考虑。

患者目前激素指标可，继续予上方中药补肾固胎，7剂。B超提示囊芽差偏小，孕囊位置欠佳，告知患者存在难免流产风险，临时予免疫球蛋白17. 5g ivgtt once提高免疫力。

七诊：2022年4月1日

患者乏力嗜睡，偶有腰酸，便调，舌脉同前。2022年3月31日子宫B超：宫内早孕（宫腔内可见形态光整的胚囊，大小约36mm×61mm×32mm，卵黄囊大小约3mm，胚芽约22mm，原心搏动可见）。子宫动脉：RI 0.78/0.77，PI 1.9/1.9，S/D 4.6/4.4。2022年4月1日查$CD19^{+}$B淋巴细胞5.5%，NK细胞26.7%；血hCG＞20万IU/L，E_2 1176.19pg/ml，P 74.52nmol/L。

处方：

黄芪15g	太子参20g	当归10g	炒白芍15g
阿胶珠烊化9g	黄芩10g	砂仁后下5g	川续断15g
菟丝子30g	杜仲15g	桑寄生15g	苎麻根15g
紫苏梗5g	生甘草3g	麦冬10g	陈皮5g

7剂，水煎服，日1剂

随访：2022年4月23日行早孕筛查：NT 1.3mm，未见异常，激素增长及胚芽发育尚可，孕囊位置可，动脉血流正常。孕37周$^{+6}$天顺产1胎。

【**按语**】本案患者与同一伴侣存在2次12周内的不良妊娠史，既往检查遗传、内分泌、解剖和感染等诸多因素均未见异常，因此属于不明原因复发性流产（URSA）。URSA主要与母胎免疫耐受异常相关。患者临床检查示外周血NK细胞显著升高，因此属同种免疫型RSA。NK细胞是除T、B细胞之外的第三类淋巴细胞。越来越多的研究表明，NK细胞比例升高可影响胚胎种植，损伤滋养细胞，从而导致流产或不孕，故孕前提早发现、早期干预对于防范不良妊娠结局至关重要。

URSA属于中医学“滑胎”等范畴。对于同种免疫型复发性流产，何嘉琳教授主张从“肾”“脾”入手。《素问·奇病论》曰：“胞络者，系于肾。”肾主生殖，肾以载胎，脾为后天之本，病程日久，易损伤气血，且肾精依赖于后天气血的濡养，故脾健肾旺则胎元稳固。现代研究表明，补肾健脾中药能有效调节母胎界面免疫微环境，增加容受性，为胚胎着床生长提供有利环境。该患者通过胚胎移植受孕，促排卵药物的大量使用可加重患者肾虚症状，故孕早期以自拟何氏益肾健脾安胎方加减，处方以川续断、菟丝子、桑寄生、杜仲、枸杞子、巴戟天补肾安胎，黄芪、太子参、白术补气健脾，当归、白芍、苎麻根、阿胶珠养血和血，结合该患者多次流产史，气血素虚，气血运行不畅，何嘉琳教授配伍紫苏梗、陈皮理气安胎。该患者孕前期出现子宫动脉血流阻力升高，应遵循“有故无殒，亦无殒也”的原则，灵活运用活血化瘀之川芎对症治疗，改善气血运行。六诊时超声提示囊芽差偏小，孕囊位置偏右侧，考虑既往NK细胞比例高，临时予免疫球蛋白针提升免疫，同时继续予中药补肾固胎，配以枳壳、紫苏梗、陈皮，行气而不伤胎。一补一行，促孕卵着床至宫腔内。

第九章 流　产

一、西医概述

流产（abortion）指胚胎或胎儿尚不具有独立生存能力而妊娠终止者。不同国家和地区对流产妊娠周数有不同的定义。我国将妊娠未达到28周、胎儿体重不足1000g而终止者称为流产。发生在妊娠12周前者，称为早期流产，而发生在妊娠12周或之后者，称为晚期流产。流产分为自然流产（spontaneous abortion）和人工流产（artificial abortion）。自然流产发生于胚胎着床后，发生率约为31%，其中早期流产占80%。在早期流产中，隐性流产（或叫生化妊娠）占比约2/3。

（一）病因病机

流产的病因包括胚胎因素、母体因素、父亲因素和环境因素。其中50%～60%的早期流产是由于胚胎或胎儿染色体异常；母体因素包括孕妇全身性疾病、生殖道异常、内分泌异常、强烈的应激或者不良习惯、免疫功能异常等；父亲因素方面，研究表明精子的染色体异常可导致自然流产；环境因素方面，过多接触放射线和砷、铅、甲醛、苯、氯丁二烯、氧化乙烯等化学物质，均可能引起流产。

（二）西医诊断

1.病史　询问患者有无停经史和反复流产史；有无早孕反应、阴道流血，阴道流血量及持续时间；有无阴道排液及妊娠物排出；有无腹痛，腹痛部位、性质、程度；有无发热，阴道分泌物性状及有无臭味等。

2.体格检查　测量患者基础生命体征；注意有无贫血及感染征象。消毒外阴后行妇科检查，注意宫颈口是否扩张，羊膜囊是否膨出，有无妊娠物堵塞宫颈口；子宫大小与停经周数是否相符，有无压痛；双侧附件有无压痛、增厚或包块。操作应轻柔。

3.辅助检查

（1）超声检查：可明确妊娠囊的位置、形态及有无胎心搏动，确定妊娠部位和胚胎是否存活，以指导正确的治疗方法。若妊娠囊形态异常或位置下移，预后不良。不全流产及稽留流产均可借助超声检查协助确诊。

（2）尿、血hCG测定：尿妊娠试验可快速明确是否妊娠。为进一步判断妊娠转归，多采用敏感性更高的血hCG水平动态测定，正常妊娠6～8周时，血hCG值应以每日66%的速度增长，若48小时增长速度＜66%，提示妊娠预后不良。

（3）孕酮测定：因体内孕酮呈脉冲式分泌，血孕酮水平波动很大，可以协助判断先兆流产的预后。

确诊流产后，还应确定流产的临床类型，继而决定处理方法。按自然流产发展的不同阶段，可分为先兆流产（threatened abortion）、难免流产（inevitable abortion）、不全流产（incomplete abortion）和完全流产（complete abortion）。流产还有3种特殊情况，即稽留流产（missed abortion）、复发性流产（RSA）和流产合并感染（septic abortion）。早期的自然流产还应与异位妊娠、葡萄胎、子宫肌瘤等相鉴别。

（三）西医治疗

按照流产的不同类型，进行相应处理。

1.先兆流产　经过治疗，若临床症状加重（阴道出血增多或腹痛加剧），超声检查发现胚胎发育不良，血hCG持续不升或下降，表明流产不可避免，应终止妊娠。

2.难免流产　一旦确诊，应尽早使胚胎及胎盘组织完全排出。

（1）早期流产应及时行药物流产术或清宫术，对妊娠物应仔细检查，并送病理检查；如有条件，可行绒毛染色体核型分析，对明确流产的原因有帮助。

（2）晚期流产时，子宫较大，出血较多，可用缩宫素10～20U加于5%葡萄糖注射液500ml中静脉滴注，促进子宫收缩。当胎儿及胎盘排出后，检查是否完全排出，必要时刮宫以清除宫腔内残留的妊娠物。术前应给予抗生素预防感染。

3.不全流产　一经确诊，应尽快行刮宫术或钳刮术，清除宫腔内残留组织。阴道大量流血伴休克者，应同时输血、输液，并给予抗生素预防感染。

4.完全流产　若流产症状消失，超声检查证实宫腔内无残留妊娠物，且无感染征象，无需特殊处理。

5.稽留流产　是临床上比较难处理的流产类型。稽留流产的特殊之处在于，虽然胚胎已经停止发育，但是胎盘滋养层细胞可以继续释放绒毛膜促性腺激素等激素，患者常无症状，或仅有类似先兆流产的表现。处理前应检查血常规、血小板计数及凝血功能，并做好输血准备。

（1）若凝血功能正常，可先口服3～5日雌激素类药物，提高子宫平滑肌对缩宫素的敏感性。子宫＜12孕周者，可行刮宫术，术中肌内注射缩宫素，手术应特别小心，避免子宫穿孔，若一次不能刮净，于5～7日后再次刮宫；子宫≥12孕周者，可使用米非司酮加米索前列醇，或静脉滴注缩宫素，促使胎儿、胎盘排出。

（2）若出现凝血功能障碍，应尽早输注新鲜血、血浆、纤维蛋白原等，待凝血功能好转后，再行刮宫。

6.流产合并感染 治疗原则为控制感染以及尽快清除宫内残留物。

二、何嘉琳诊治思路及特色

流产在中医方面涵盖甚广，中医学中的“胎漏、胎动不安、滑胎、堕胎、小产、胎萎不长及胎死不下”等均可归属于流产范畴。胎漏、胎动不安、滑胎及胎萎不长等内容已在本书其他章节详细介绍，在此不作赘述，本章主要就堕胎、小产以及胎死不下介绍何嘉琳教授相关诊疗经验。

（一）中医病因病机

1.堕胎、小产 堕胎是指妊娠12周内，胚胎自然殒堕者；小产指妊娠12～28周内，胎儿已成型而自然殒堕者。西医学的“难免流产”可属本病范畴。其病因病机主要是冲任损伤、胎元受损或胎结不实。主要责之于肾气虚弱，或是气血不足而致胎元不固；或是感染时疫邪毒，热病伤胎；或是不慎跌仆闪挫伤胎。

2.胎死不下 胎死胞中，历时过久，不能自行产出者，称为“胎死不下”，西医学的“稽留流产”属于本病范畴。本病病机也不外乎虚实两端，虚者气血虚弱，无力运胎外出；实者瘀血、湿浊阻滞，碍胎排出。

（二）诊治心得

堕胎、小产的病因病机基本与漏胎或胎动不安相同，只是肾虚、气血虚、血热、外伤等程度更为严重。也有不经过胎漏或胎动不安阶段而直接成为堕胎、小产的。张景岳在《景岳全书·妇人规》中已认识到“胎动欲堕”，可因“胎气薄弱，不成而殒”，并明确提出“若胎已死，当速去其胎，以救其母”的治则。堕胎、小产均为胎殒难留，治疗上以下胎益母为主，确诊后应及时处理，否则胚胎停留宫腔太久，容易发生凝血功能障碍，引起继发感染，故医家须高度重视。

虽然在中医古籍中有很多有关堕胎的记录，但目前临床上中医师很少选用中药流产，造成这种现状的原因有很多，师承不够、经验不足应是两大主要因素。对于此类患者，何嘉琳教授临床常用生化汤加味以祛瘀生新，益气养血化瘀。生化汤出自《傅青主女科》，是治疗产后恶露不绝、小腹疼痛的著名方剂，方中重用当归以补血活血，化瘀生新，为君药；川芎活血行气，与活血化瘀之桃仁共为臣药；炮姜为佐药，有温经止痛之效；配以炙甘草调和药性。诸药合用，共奏养血化瘀，温经止痛之功。何氏三大生化汤皆在此基础上加减，宗化瘀生新之旨，常获捷效。

何嘉琳教授临证常分两步，即活血杀胚、止血复旧。其认为，对难免流产患者而言，宫内的孕囊组织为有害物质，用药当不嫌峻猛，以达到去旧布新的目的。因此活血杀胚常选用重剂生化汤，加入破瘀动胎之属，如三棱、莪术、川牛膝、红花、青皮之属，并且重用当归、益母草各30g，取其活血而兼缩宫之效，堕胎而不致血崩。止血复旧则多以轻剂生化汤为底，酌情加入止血不留瘀之品，如莲房炭、血余炭、藕节炭等，以达缩宫复旧，祛瘀生新之效。虽都为生化汤加减，轻重有别，先后有分，更加体现何嘉琳教授用药之精妙。

至于“胎死不下”，即稽留流产，何嘉琳教授认为，其病因病机在于胞宫留瘀，累及冲任，伤及气血；气血失调，不能促胎外出。或因气血虚损，无力促胎排出；或因瘀血阻滞，碍胎排出。“虚”和“瘀”皆是病机要点，因此祛瘀生新，养血益气是治疗本病的关键。根据稽留流产的特点，“瘀血”是其病理核心，而冲任气血的虚损及瘀滞亦同为稽留流产后诸血证的病理基础，故治疗立法，既要补其不足，亦要损其有余，最终达到使冲任气血调和、胞宫藏泻有余的目的。正如《妇人规·胎动欲堕》所言：“若胎已死，当速去其胎以救其母。”

何氏脱花煎是何氏妇科多年来治疗孕早期稽留流产的经验方，何嘉琳教授认为，治疗“胎死不下”应以“活血化瘀，祛瘀生新”为治疗大法。若仅用生化汤、失笑散等活血化瘀之剂，有时难以奏效，需采用化瘀重剂。因此用药上，除加大生化汤用药剂量外，还合用脱花煎以加强破瘀功效。脱花煎原方出自《景岳全书》，用于治疗难产或胎死不下，并有催生之功。何氏脱花煎药物组成：当归30g、川芎15g、益母草50g、桃仁10g、丹参30g、生蒲黄15g、红花10g、川牛膝30g、车前子30g、焦山楂15g、水蛭6g、炙甘草3g。生化汤与脱花煎二方合用，以达祛瘀生新，养血益气之效。

该病的治疗也分为前后两期：前期重在祛瘀生新，下胎益母。活血而择辛滑者用之，则瘀血无停滞之弊，故重用当归、川芎、丹参、益母草活血祛瘀，催生下胎。其中当归30g，旨在补血活血，新血生，则瘀血自去。更有桃仁滑利通瘀；生蒲黄活血化瘀，《本草纲目》曰：“凉血活血，止心腹诸痛”；川牛膝活血行血，引血下行；车前子滑利泄降；焦山楂散瘀行滞，行中有止；炙甘草调和诸药。后期针对产后多虚的特点，在祛瘀的同时兼以养血益气，补益正气。方中加用党参、黄芪、白术等健脾益气以助化瘀，熟地黄、龟甲、山萸肉、狗脊等补血养阴，佐以少量砂仁理气，炮姜温运脾阳，使之补而不腻。

流产病因复杂，受环境、社会等多方面因素影响。近年来流产的发病率逐年增高，对患者生理和心理均会造成一定的创伤。随着超声技术的广泛应用，发现胚胎停育和孕囊枯萎的时机提前，方便医者尽早诊治该类疾病。而由于胚胎停育日久，组织机化，易与子宫壁粘连，增加手术及药物流产难度，故一旦确诊，应尽快下胎。西医手段联合中医中药治疗流产的方法对患者损伤较小，目前在临床也广受好评，而关于中药用方之剂量，用药之次第，则需医家仔细琢磨，随证而变。

三、医案实录

验案一 堕胎

文某，女，31岁。

初诊：2021年1月29日

主诉：停经40天，腰酸3天。

现病史：患者平素月经规律，5～7/30天，量中等，有痛经，有血块。末次月经2020年12月20日，量色同前，有痛经。既往有1次不良妊娠，2019年孕2月因“胎停”行清宫手术。目前停经40天，外院查血hCG升高，诊断为“早早孕”。

既往有子宫腺肌病、胰岛素抵抗、封闭抗体低病史。

症见：患者腰酸3天，乏力明显，心烦焦躁，夜寐一般，胃纳可，二便无殊，舌淡苔薄，脉滑尺弱。

体格检查：生命体征平稳。妇科检查：暂缓。

辅助检查：既往血AMH 1.65ng/ml，CA125 86.9U/ml。2021年1月26日当地医院查血hCG 733.2IU/L，E_2 1343pmol/L，P 123.20nmol/L；TSH 1.94mIU/L；解脲支原体(+)，人型支原体(+)；全血黏度、D-二聚体、优生优育全套、抗心磷脂抗体全套、硫酸脱氢表雄酮均无殊。2021年1月28日我院查血hCG 1541.11U/L，E_2 264.46pmol/L，P 80.40nmol/L。

中医诊断：①胎动不安(肾虚血热证)；②积病；③带下病。

西医诊断：①先兆流产；②子宫腺肌病；③胰岛素抵抗；④自身免疫病；⑤支原体感染。

治法：补肾固胎，滋阴清热。

处方：

丹参10g	砂仁后下3g	玫瑰花6g	梅花6g
蒲公英30g	菟丝子15g	鹿角片10g	枸杞子12g
紫苏梗6g	陈皮6g	续断15g	炒白术10g
苎麻根30g	赤芍10g	杜仲15g	桑寄生30g
黄芪10g	当归10g	山药15g	

5剂，水煎服，日1剂。

另：带下偏多，予清炎洗剂外洗利湿止带，西药予地屈孕酮片10mg po bid黄体支持保胎治疗，阿奇霉素片500mg po qd抗支原体感染治疗。

二诊：2021年2月2日

患者诉腰酸缓解，自觉口干，胃纳一般，夜寐尚可，二便无殊。舌淡苔薄，脉细滑尺弱。2021年1月29日B超提示：宫内小暗区(宫腔内见一枚长约0. 3cm的小暗区)，子宫腺肌病合并肌瘤考虑，右卵巢黄体考虑，子宫直肠窝积液；子宫动脉血流(左/右)：RI 0.87/0.88。2021年2月1日查血hCG 5309.3IU/L，E_2 343.01pg/ml，P 97.64nmol/L；

CD56$^+$/CD3$^-$NK细胞5.6%；25羟维生素D偏低。

治以补肾固胎，滋阴清热。

处方：

黄芪 15g	太子参 20g	麸炒白术 10g	当归 10g
麸炒白芍 15g	黄芩 6g	砂仁后下 5g	续断 15g，
菟丝子 30g	盐杜仲 15g	桑寄生 15g	苎麻根 15g
甘草 3g	紫苏梗 5g	陈皮 5g	桑叶 15g
蒸五味子 6g			

7剂，水煎服，日1剂

西药予碳酸钙D_3片600mg po qd补充维生素D；阿奇霉素疗程已足，予停药，后期复查。

三诊：2021年2月9日

患者腰酸好转，口干改善，二便尚调，舌脉同前。2021年2月3日血hCG 10660.0IU/L，E_2 363.31pg/ml，P 94.69nmol/L。2021年2月7日hCG 22720.2IU/L，E_2 386.36pg/ml，P 81.43nmol/L。2021年2月8日子宫超声：宫内早孕（宫腔内可见形态光整的胚囊，胚囊大小约17mm × 24mm × 8mm，囊内可见卵黄囊，大小约2mm，可见长径约2mm的胚芽，原心搏动可见）；子宫腺肌病合并肌瘤考虑。

患者激素增长欠佳，加予人粒细胞刺激因子150 μg ih qod改善子宫内膜容受性，绒促性素2000U im qod、胚宝胶囊0.9g po bid加强保胎支持治疗。

继续予中药固冲安胎，上方去桑叶，加川芎 6g、丹参10g、赤芍 10g、麸炒枳壳10g理气活血化瘀。

四诊：2021年2月12日

患者诉阴道少量出血，色暗红，无血块，无明显腰酸腹痛，夜寐安，二便调，胃纳可，舌淡苔薄，脉细滑尺弱。2021年2月10日血hCG 13753.9IU/L，E_2 294.99pg/ml，P 142.59nmol/L。今日复查血hCG 10710.4IU/L，E_2 163.75pg/ml，P 73.60nmol/L。2021年2月10日子宫超声：宫内早孕（胚囊大小约27mm × 22mm × 9mm，囊内可见卵黄囊，大小约2mm，囊内似见长径约2mm的胚芽样回声，未见明显原心搏动）；子宫腺肌病合并肌瘤考虑。

血hCG下降，结合B超结果提示胚胎停止发育，建议患者终止妊娠，今停所有保胎治疗，拟明日起予米非司酮片每日上午50mg、晚上25mg口服拮抗孕激素，第3天予米索前列醇片0.6mg顿服促进子宫收缩杀胚治疗。

中医诊断：堕胎（肾虚血瘀证）。

西医诊断：①难免流产；②子宫腺肌病；③胰岛素抵抗；④自身免疫病。

治法：补肾活血，祛瘀下胎。

处方：

生地黄15g	川芎10g	当归15g	红花10g
桃仁10g	薏苡仁30g	水蛭3g	炮姜5g
蜈蚣2条	土鳖虫10g	焦山楂10g	大血藤30g
莲房15g	天花粉15g	佛手10g	

5剂，水煎服，日1剂。

五诊：2021年2月23日

患者现有少许阴道出血，咽痛，牙龈肿，2021年2月16日B超提示：宫腔上段可见不规则无回声，大小约1.3cm×1.2cm×0.7cm。舌暗红、苔薄，脉沉涩。

处方：

当归15g	川芎10g	桃仁6g	炙甘草5g
益母草30g	山楂炭15g	莲房15g	黄芩10g
血余炭10g	大血藤30g	牡丹皮10g	炒蒲黄包煎15g
熟地黄12g			

5剂，水煎服，日1剂。

六诊：2021年3月9日

刻下出血已净，药流后现月经未行，腰酸明显，乏力，舌淡苔薄，脉沉细。

处方一：

黄芪15g	太子参20g	炒白芍10g	鹿角片10g
龟甲10g	当归12g	川芎6g	熟地黄12g
砂仁后下6g	枸杞子12g	川续断15g	杜仲10g
鸡血藤15g	怀牛膝15g	狗脊15g	巴戟天10g
生甘草5g			

10剂，水煎服，日1剂。

处方二：

路路通（颗粒）15g	青皮（颗粒）6g	生甘草（颗粒）5g
益母草（颗粒）20g	鹿角片（颗粒）10g	赤芍（颗粒）10g
淫羊藿（颗粒）10g	鸡血藤（颗粒）12g	当归（颗粒）12g
川芎（颗粒）10g	熟地黄（颗粒）12g	香附（颗粒）10g
桃仁（颗粒）5g	红花（颗粒）5g	川牛膝（颗粒）15g
砂仁（颗粒）5g		

3剂，冲服，日1剂。经期服用。

随访：患者2021年4月17日月经来潮，B超复查宫腔基本正常。

【按语】胚胎停育是指妊娠早期胚胎发育自然终止、胚胎丢失的病理过程，其妊娠结局通常为稽留流产和不全流产。胚胎停育病因复杂，包括染色体因素、内分泌因素、感染因素、免疫因素、环境因素、胎盘植入异常、绒毛膜血管发育异常、男方因素以及孕妇高龄等，此外，仍有50%的胚胎停育原因不明。既往有自然流产病史，发生胚胎停育的风险也会增加。因此，一旦发生自然流产，一定要查清原因，积极治疗，以免影响第二次怀孕。本案患者既往存在封闭抗体低下、子宫腺肌病病史，均有可能引起胎停。

胎停相当于中医学所说的“胎死胞中”，何嘉琳教授认为，本病以肾虚、气血虚、肝郁、脾虚、湿热、血瘀等证候多见，当确认胚胎停止发育后，要尽早将胎儿排出体外，若胎死宫内日久，有可能造成局部凝血功能障碍，甚至全身凝血功能障碍，有时引产以后会增加产后出血的风险。孕16周之前胎死腹中，常采取药物流产，先服用米非司酮以及米索前列醇，减小对于子宫的损伤。但是药物流产有可能导致大出血、药流不全等，可配合中药，加强杀胚之效，又能防止出血过多。何嘉琳教授临证常分两步，即活血杀胚、止血复旧。药流时配合重剂生化汤活血杀胚，加破血消癥之品，如红花、桃仁、水蛭、蜈蚣、土鳖虫等药，并予当归、焦山楂，取其活血而兼缩宫之效，堕胎而不致血崩。五诊时胎儿已下，配合轻剂生化汤为底止血复旧，酌加止血不留瘀的莲房、血余炭，配合大血藤、益母草清热凉血、解毒祛瘀预防感染，焦山楂、蒲黄等祛瘀生新。诸药合用，共奏化瘀荡胞，养血生新之功。待瘀滞去除后，考虑患者既往子宫腺肌病，后续治疗以养血补肾，活血调经为主。

验案二 **堕胎**

陈某，女，32岁。

初诊：2021年7月20日

主诉：停经52天，腰酸3天。

现病史：患者平素月经周期不规律，月经1～2个月一行，经期7～8天，量偏少，有少量血块，轻微痛经。末次月经2021年5月29日，量色同前，轻微痛经。2021年7月5日外院查血hCG 289U/L，诊断为“早早孕”。

症见：乏力明显，少气懒言，纳差，偶感腰酸，无阴道出血，夜寐一般，二便无殊，舌淡胖、苔薄白，脉滑尺弱。

体格检查：生命体征平稳。妇科检查：暂缓。

辅助检查：2021年7月5日外院查血hCG 289U/L；2021年7月19日B超：宫内见卵黄囊，未见胚芽。

中医诊断：胎动不安（脾肾两虚证）。

西医诊断：先兆流产。

治法：健脾益肾，固冲安胎。

处方：

黄芪15g	太子参20g	焦白术10g	当归10g
炒白芍15g	黄芩10g	砂仁后下5g	川续断15g
菟丝子30g	杜仲15g	桑寄生15g	苎麻根15g
甘草3g	紫苏梗5g	陈皮5g	

7剂，水煎服，日1剂。

另予黄体酮注射液每日40mg肌注保胎治疗。

二诊：2021年7月26日

患者停经58天，无阴道出血，腰酸好转，2021年7月26日查血D-二聚体0.43mg/L；hCG 70017U/L，E_2 842.10pg/ml，P 103.66nmol/L。B超：宫腔内可见无回声暗区（29mm×27mm×14mm），内未见明显卵黄囊及胚芽；左卵巢囊肿（71mm×65mm×63mm）。

告知患者空囊风险较大，患者仍要求保胎1周。

处方：

黄芪15g	太子参20g	焦白术10g	当归10g
黄芩10g	砂仁后下5g	川续断15g	赤芍10g
菟丝子30g	杜仲15g	桑寄生15g	苎麻根15g
甘草3g	紫苏梗5g	陈皮5g	丹参15g
生蒲黄15g	枳壳10g		

7剂，水煎服，日1剂。

三诊：2021年8月3日

患者现停经65天，有少量阴道出血。2021年8月3日B超：子宫前位，增大，宫腔内可见无回声暗区，大小约28mm×44mm×16mm，内未见明显卵黄囊及胚芽；宫颈管厚度正常；左卵巢内见2枚囊性回声，大者大小约55mm×53mm×55mm，透声佳。超声仍未见胚芽及卵黄囊，建议药流。

中医诊断：堕胎（气虚血瘀证）。

西医诊断：难免流产。

治法：益气活血，祛瘀下胎。

处方：

何氏脱花煎加减

当归15g	川芎10g	大血藤30g	牡丹皮10g
炒蒲黄包煎15g	益母草30g	桃仁10g	焦山楂15g
茯苓15g	泽泻10g	莲房炭15g	血余炭10g
炮姜6g	炙甘草5g		

10剂，水煎服，日1剂。

四诊：2021年8月17日

患者清宫术后8天。2021年8月9日因难免流产于省妇保行清宫术，现仍有少许血性分泌物，无腹痛、腰酸等不适。乏力明显，胃纳欠佳，舌暗红、苔白，脉弦细。今日超声未提示明显残留。

处方：

黄芪15g	太子参20g	炒白术12g	当归12g
川芎10g	牡丹皮10g	大血藤30g	桃仁5g
莲房炭15g	熟地黄炭12g	川续断15g	马齿苋20g
砂仁后下5g	焦山楂15g	生甘草5g	枸杞子12g
炒杜仲15g	狗脊15g		

10剂，水煎服，日1剂。

五诊：2021年8月31日

患者现阴道出血止，乏力仍有，无腹痛、腰酸等不适。舌淡红、苔薄白，脉滑。

处方一：

黄芪15g	太子参20g	炒白术12g	当归12g
川芎10g	牡丹皮10g	大血藤30g	桃仁5g
莲房炭15g	熟地黄炭12g	川续断15g	马齿苋20g
砂仁后下5g	焦山楂15g	生甘草5g	枸杞子12g
薏苡仁30g	茯苓12g	生蒲黄15g	

10剂，水煎服，日1剂。

经期另予颗粒剂。

处方二：

黄芪（颗粒）15g	太子参（颗粒）20g	炒白术（颗粒）12g
当归（颗粒）12g	川芎（颗粒）10g	牡丹皮（颗粒）10g
大血藤（颗粒）30g	桃仁（颗粒）5g	莲房（颗粒）15g
熟地黄炭（颗粒）12g	川续断（颗粒）15g	马齿苋（颗粒）20g
砂仁（颗粒）5g	焦山楂（颗粒）15g	生甘草（颗粒）5g
枸杞子（颗粒）12g	薏苡仁（颗粒）30g	茯苓（颗粒）12g
生蒲黄（颗粒）15g		

4剂，冲服，日1剂。

如此调理1个月，患者基本恢复正常月经。

【按语】早期先兆流产是临床常见妇产科疾病，难免流产则是其常见妊娠结局，多发生于孕早期，主要指不可避免性流产。难免流产发病机制较为复杂多变，通常与机体激素水平出现异常等相关，并对孕妇、胎儿生命健康造成严重威胁。现今超声等检验、检查技术的进步发展，为尽早对难免流产进行准确诊断做出了巨大贡献，有利于临床及时对症治疗，及时停止相关保胎措施，严密观测阴道排出物情况，必要时进行药物流产或人工流产手术等，确保完全流产。

该患者初诊时停经50天未见胚芽，乏力腰酸，暂时考虑先兆流产，予中药补肾安胎以及黄体酮针注射保胎以促进胚胎发育；二诊时B超仍未见胎芽、胎心，考虑胚胎发育不佳，继予原方治疗，观察1周；三诊B超结果如前，有少量阴道出血，胚胎停育，流产不可避免，建议药流，后患者于省妇保行清宫手术。《校注妇人良方》中曾强调："小产重于大产，盖大产如瓜熟自脱，小产如生采，断其根蒂。"中医学认为，人流术的实施势必破坏女性机体的正常生理气机，伤及脏腑，损及气血，并对女性的胞宫造成一定的损伤。如若护理不当，日久可见瘀而化热，故人流术后的女性多有虚、瘀、热之病理特征。因此祛瘀生新，益气活血为其治疗原则。本案患者流产术后出血不止，何嘉琳教授选用何氏脱花煎加减破瘀，适当加入莲房炭、血余炭止血；同时兼顾产后多虚的特点，加入黄芪、白术等健脾益气以助化瘀，佐以砂仁等理气之品，使补而不滞。

验案三 胎死不下

池某，女，32岁。

初诊：2021年3月2日

主诉：停经50天，阴道出血1天。

现病史：患者平素月经规则，5/28天，量可，无痛经，末次月经2021年1月11日。2021年3月1日外院查血hCG 13369IU/L，停经期间多次监测血hCG上升可。昨日无明显诱因出现阴道出血，护垫量，色褐，伴血块，遂来我院就诊。B超提示：宫腔内可见形态光整的胚囊，胚囊大小约18mm×40mm×12mm，囊内可见卵黄囊，大小约4mm，囊内可见长径约8mm的胚芽，原心搏动可见。孕产史：0-0-0-0。

症见：精神焦虑，夜寐多梦，偶有阴道褐色分泌物，胃纳欠佳，恶心时吐，厌油腻，大便偏干，时有便秘，腰酸，两侧腹部偶有隐痛，小便调。

体格检查：体温36.5℃，脉搏69次/分，呼吸19次/分，血压122/63mmHg。身高163cm，体重58.7kg，BMI 22.09kg/m^2。妇科检查：因保胎暂缓。

辅助检查：2021年3月1日外院hCG 13369IU/L。2021年3月2日我院B超：子宫前位，增大，宫腔内可见形态光整的胚囊，胚囊大小约18mm×40mm×12mm，囊内可见卵黄囊，大小约4mm，囊内可见长径约8mm的胚芽，原心搏动可见；宫颈管厚度正常；双侧卵巢大小正常，内部回声未见明显异常。

中医诊断：胎动不安（脾肾亏虚证）。

西医诊断：先兆流产。

治法：补脾益肾，调摄冲任。

处方：

何氏益肾健脾安胎方加减

川芎10g	当归15g	丹参10g	赤芍10g
紫苏梗6g	枳壳10g	覆盆子12g	桑寄生15g
黄芪15g	党参15g	炒白术10g	续断15g
怀山药15g	黄芩10g	炒白芍15g	杜仲15g
熟地黄12g	砂仁后下5g	枸杞子12g	甘草3g

7剂，水煎服，日1剂。

二诊：2021年3月9日

患者停经57天，阴道少量出血。精神焦虑较前好转，夜寐仍多梦，阴道褐色分泌物止，胃纳欠佳，时有恶心呕吐，厌油腻，腰酸较前好转，两侧腹部隐痛消失，二便调。续用前方7剂，水煎服，日1剂。

三诊：2021年3月16日

患者停经64天，胚胎停止发育。今日复查B超提示：宫内早孕（原心搏动未见），请结合临床；子宫增大，宫腔内可见形态欠光整的胚囊，胚囊大小约17mm×42mm×10mm，囊内可见卵黄囊，大小约4mm，囊内可见长径约9mm的胚芽，原心搏动未见；宫颈管厚度正常；双侧卵巢大小正常，内部回声未见明显异常。

中医诊断：堕胎（肾虚证）。

西医诊断：稽留流产。

治法：补气养血，化瘀止血。

处方：

何氏加味生化汤加减

当归15g	川芎10g	益母草30g	桃仁10g
炮姜6g	大血藤包煎30g	莲房炭15g	山楂炭15g
炙甘草5g	炒蒲黄15g	牡丹皮10g	王不留行15g
龟甲15g	川牛膝15g	甘草5g	

7剂，水煎服，日1剂。

另予米非司酮早50mg、晚25mg拮抗孕酮，共服用2天，第3天予米索前列醇片0.6mg顿服及祛瘀生化合剂口服促进子宫收缩杀胚治疗。清炎洗剂外洗清热利湿止带。

2021年4月5日复查B超示子宫及双附件无殊，2021年4月27日无创DNA检测提示胚胎染色体46，XX。

【**按语**】本案患者正值壮年，且初诊前曾用药物保胎治疗，胞胎牢而难堕，瘀血难消，血不行经而反复漏下，故方拟何氏加味生化汤加减祛瘀下胎益母。全方以“化瘀”贯之，以当归养血逐瘀为君，于补血之中行逐瘀之法，使气血不耗，瘀亦得消；以益母草、川牛膝、牡丹皮、王不留行为臣，活血通经下胎；川芎、桃仁行血祛瘀，山楂炭化瘀消癥，张景岳谓山楂“善入血分，为化瘀血之要药”，制炭以强收涩之效；蒲黄、莲房炭收敛止血；大血藤祛瘀止痛；又恐新血不生，加龟甲以滋阴潜阳；炮姜、肉桂温阳止痛；甘草调和诸药。何嘉琳教授指出，胎堕后非血不足，当是瘀血未散，应审因论治，无论药食调养，切不可犯虚虚实实之戒。

验案四 死胎不下

金某某，女，36岁。

初诊：2024年1月28日

主诉：停经87天，B超提示胚胎停止发育1天。

现病史：患者平素月经欠规则，7/37天，量中等，末次月经2023年11月2日。2023年12月20日绍兴市上虞妇幼保健院查血hCG 911.3IU/L，诊断为“早早孕”。2024年1月8日复查B超提示：宫内早孕（胚芽4mm）；宫腔低回声带（宫腔粘连考虑）。今日复查B超提示：早孕，未见心搏（考虑枯萎孕卵）。孕产史：1-0-1-1。2008年因胎停（空囊）行清宫术，2015年顺产1子。

症见：精神焦虑，夜间易醒，带下量略多，色偏黄，无异味，胃纳欠佳，二便正常，汗多，无腹痛。舌淡红、苔薄白，脉细弦。

体格检查：体温36.8℃，脉搏74次/分，呼吸18次/分，血压132/67mmHg。身高1.58m，体重63.8kg，BMI 25.56kg/m^2。妇科检查：外阴正常，阴道畅，宫颈无举痛，子宫前位，如孕50天大小，压痛(－)，双附件(－)。

辅助检查：2024年1月28日外院B超：早孕，未见心搏(考虑枯萎孕卵)；宫腔内暗带(宫腔粘连带考虑)(宫腔内见一胚囊，大小约37mm×14mm×32mm，囊内见卵黄囊及3mm胚芽回声，未见心搏，宫腔内见两处暗带)。

中医诊断：堕胎(肾虚证)。

西医诊断：①难免流产；②宫腔粘连。

治法：祛瘀下胎。

处方：

何氏脱花煎加减

丹参 15g	赤芍 10g	败酱草 15g	大血藤 30g
益母草 30g	川牛膝 15g	醋三棱 10g	炮姜 6g
川芎 15g	当归 20g	桃仁 10g	蒲黄包煎 10g
炒五灵脂 10g	醋莪术 10g	炙甘草 5g	

3剂，水煎服，日1剂。

另予米非司酮早50mg、晚25mg拮抗孕酮，共服用2天，第3天予米索前列醇片0.6mg顿服促进子宫收缩；清炎洗剂外洗。

2024年2月15日复查子宫大小正常，内膜单层厚3mm。

【按语】胎死不下在临床极为常见，本病相当于西医学稽留流产，或难免流产等，确诊后应及时处理，否则胚胎停留宫腔太久，容易发生凝血功能障碍，引起继发感染，故需高度重视。如《妇人规·胎动欲堕》所言："若胎已死，当速去其胎，以救其母。"何嘉琳教授认为，随着现代妇科学的发展，手术一般成为患者首选。但对后续有生育需求的女性来说，手术会带来宫腔粘连等一系列的问题。米非司酮产生较强的抗孕激素作用使蜕膜、绒毛等变性坏死剥落，米索前列醇可软化宫颈，并引起子宫平滑肌收缩，但不全流产率高，常仍需清宫治疗。由于坏死组织机化后与子宫壁粘连，清宫难度增加，易造成清宫不全。且稽留流产清宫术中、术后有多重并发症，如清宫不全、人流综合征、子宫穿孔、大出血、继发感染、宫腔粘连、输卵管梗阻等，均对患者再次妊娠造成不利影响。何嘉琳教授主张用中药助力患者下胎益母，同时祛瘀新生，她取景岳、青主之长，潜方用药，创何氏脱花煎。何嘉琳教授认为，本案患者素有宫腔粘连，若仅用生化汤、失笑散等活血化瘀之剂，恐难以奏效，需采用化瘀重剂。方中重用当归、川芎、丹参、益母草活血祛瘀，催生下胎；桃仁滑利通瘀；失笑散活血化瘀；川牛膝活血行血，引血下行；车前子滑利泄降；焦山楂散瘀行滞，行中有止；佐以炮姜温运脾阳，使补而不腻；炙甘草调和诸药；加用三棱、莪术破血祛瘀，败酱草祛瘀止痛，加大祛瘀之功，以期腐肉去而新血生。同时以清炎洗剂外洗清热利湿止带。中药内外合治，效如桴鼓。

第十章 异位妊娠

一、西医概述

异位妊娠（ectopic pregnancy，EP）指的是受精卵在子宫体腔以外着床，以输卵管妊娠最为常见（占95%），包括输卵管壶腹部妊娠、输卵管峡部妊娠、输卵管伞部妊娠、输卵管间质部妊娠。此外还有卵巢妊娠、腹腔妊娠、宫颈妊娠、阔韧带妊娠等。异位妊娠的典型临床表现为停经、腹痛、阴道流血。血hCG测定和超声检查为主要的辅助检查。治疗主要包括手术和药物治疗。

异位妊娠是妇产科常见的急腹症，发病率2%~3%，是早期妊娠孕妇死亡的主要原因。近年来，由于异位妊娠得到更早的诊断和处理，患者的存活率和生育保留能力明显提高。

（一）病因病机

输卵管为EP的好发部位，因此任何导致输卵管结构或功能障碍的病理生理改变均可能参与EP的发病。同时，宫腔适宜的微环境是受精卵着床的必要条件，与宫腔微环境改变密切相关的因素均可能干扰受精卵的着床，而成为EP发病的相关危险因素。常见病因包括输卵管炎症、输卵管妊娠史或手术史、输卵管发育不良或功能异常、子宫先天发育畸形、辅助生殖技术的应用、避孕失败、剖宫产术后子宫切口愈合不良、子宫肌瘤或卵巢肿瘤压迫输卵管等。

（二）西医诊断

1.临床表现 典型症状为停经、腹痛与阴道流血，即异位妊娠三联征。

（1）停经：多有6~8周停经史，还有20%~30%患者无停经史，把异位妊娠的不规则阴道流血误认为是月经，或由于月经过期仅数日而不认为是停经。

（2）腹痛：常表现为一侧下腹部隐痛或酸胀感，肛门坠胀感。宫角妊娠、输卵管妊娠流产或破裂时，可见一侧下腹部突然出现撕裂样疼痛，常伴有恶心、呕吐。宫颈妊娠可不见腹痛而出现无痛性阴道流血或血性分泌物。

（3）阴道流血：常有不规则阴道流血，色暗红或深褐，量少，呈点滴状，一般不超过月经量，少数患者阴道流血量较多，类似月经。阴道流血常常在病灶去除后或绒毛滋养细胞完全坏死吸收后方能停止。

（4）其他：①晕厥与休克：由于腹腔内出血及剧烈腹痛，轻者出现晕厥，严重者出现失血性休克；②包块：部分异位妊娠可见腹部有包块。

2.辅助检查 异位妊娠未发生流产或破裂时，临床表现不明显，诊断较困难，需配合辅助检查方能确诊。可以借助hCG检测和经阴道超声检查以得到及早的诊断。

（1）超声检查：异位妊娠的声像特点：宫腔内未探及妊娠囊。若宫旁、宫颈、腹腔内探及异常回声区，需高度警惕异位妊娠。超声检查与血hCG测定相结合，对异位妊娠的诊断帮助更大。

（2）hCG测定：尿或血hCG测定对早期诊断异位妊娠至关重要，异位妊娠时，体内hCG水平较宫内妊娠低，但超过99%的异位妊娠患者hCG阳性，仅极少数陈旧性宫外孕可表现为阴性结果。结合阴道超声未能在宫内或宫外见到孕囊或胚芽的情况，需警惕异位妊娠的可能。

（3）其他：①经阴道后穹隆穿刺：适用于异位妊娠疑有腹腔内出血的患者，需结合化验指标以及超声检查；②诊断性刮宫：对宫腔排出物或刮出物进行病理检查，切片中仅见蜕膜，未见绒毛，需考虑异位妊娠；③切除组织病理检查：切除病灶进行病理检查，也有助于诊断异位妊娠。

（三）西医治疗

1.手术治疗

（1）手术指征：①异位妊娠出血量多，危及生命；②异位妊娠药物保守治疗失败；③患者不能或不愿意依从内科治疗后的随访；④宫角妊娠。

（2）手术方式：取决于有无生育要求、输卵管妊娠部位、包块大小、内出血程度、输卵管损害程度、对侧输卵管状况、术者技术水平及手术设施等。

2.药物治疗 ①患者生命体征平稳，无明显腹痛及活动性腹腔内出血征象；②血hCG＜5000IU/L，连续两次测血hCG呈上升趋势或48小时下降小于15%；③异位妊娠包块最大直径小于3.5～4cm，且未见原始心管搏动；④某些异位妊娠保守性手术后，术后残留滋养组织持续存在；⑤无药物过敏及禁忌证。

二、何嘉琳诊治思路及特色

（一）中医病因病机

异位妊娠是孕卵在子宫体腔外着床发育的一种临床常见妇科病症，为西医病名，中医古籍中虽无记载，但根据“停经”“少腹疼痛”“阴道出血”“腹部包块”等临床表现，可归属于中医学“经闭”“癥瘕”等病证范畴。气血瘀滞不通，故见腹痛；脉络受损，血不循经而外溢，则见阴道出血；离经之血瘀于少腹，日久不去，渐成包块。

中医学认为，少腹素有瘀滞，冲任、胞脉、胞络不畅，或先天肾气不足，后天脾气受损等皆与异位妊娠的发生有关。故本病分为虚实两端，虚者先天禀赋不足或后天房劳伤肾，以致脾肾亏虚，气血虚弱，冲任失养，推动无力，孕卵不能及时移行胞宫而孕于异处；实者少腹宿有瘀滞，阻滞冲任、胞脉，使胞脉失畅，运送孕卵受阻，不能到达子宫腔内，则见胎孕异处。

（二）诊治心得

何嘉琳教授认为，异位妊娠以少腹血瘀为主要病机。《景岳全书·妇人规》中也提及：“瘀血留滞作癥，惟妇人有之。”当异位妊娠破裂，失血过多时，离经之血溢于脉外，气随血泄，则见气血虚弱。因此异位妊娠属虚实夹杂，本虚标实之病。

对于异位妊娠的治疗需遵循“急则治其标，缓则治其本”的治疗原则。根据异位妊娠所处不同阶段的病理变化，可将其分为未破损期和已破损期，未破损期主要表现为“少腹血瘀”之实证或虚实夹杂之证，“化瘀”是主要治疗原则；已破损期又分为休克型和包块型，包块型以软坚散结，祛瘀生新为主，休克型属危急重症，不可延误病情，需及时手术处理，迅速控制出血，抢救生命。

1.未破损期 可表现为胎元阻络和胎瘀阻滞：胎元阻络多见于素性抑郁或忿怒过度，肝气不疏，血行不畅；或经期产后，余血未尽，房事不节；或感染邪毒，邪与余血相搏结，致瘀血阻滞冲任；或先天肾气不足，或气虚运送无力，致孕卵不能运达子宫。胎瘀阻滞多见于胎元停于子宫外，继而自殒，与余血互结而成瘀，但未破损。治疗应以活血化瘀，消癥杀胚为主。常用丹参、赤芍、桃仁、三棱、莪术、紫草、生蒲黄、生山楂、水蛭、生甘草等药物治疗，起到化瘀消癥杀胚之功。

2.破损期

（1）休克型：胎元停于子宫外后渐长，致脉络破损，血液离经妄行，血亏气脱而致厥脱。应及时手术处理，术后再辅以益气养血，活血化瘀治疗。

（2）包块型：胎元停于子宫外，自殒日久，离经之血与胎物互结成瘀，久积少腹成癥。可在活血化瘀的基础上加用皂角刺、薏苡仁、鸡内金等软坚散结。伴有阴血亏虚者，可配伍龟甲，滋阴的同时可祛瘀生新。若见盆腔包块者，可在活血化瘀消癥的基础上，配合中药保留灌肠，通过直肠黏膜吸收，药物直达病所，促进包块吸收。

对于宫角妊娠患者，何嘉琳教授认为，其早期治疗仍有转还可能，应抓紧时机，趁孕卵着床未固前，促其向宫腔内种植。常借助理气、补气药物，如黄芪、党参、太子参等健脾补中，益气升阳，加强温煦推动之力，枳壳、陈皮加强理气运行之力，配合川芎行血中之气，一行一补，推动孕卵向胞宫运行。但需充分告知患者，宫角妊娠在妊娠过程中可能发生子宫角破裂致失血性休克，严重者可危及生命，在中药保守治疗期间，短期观察，一般服用3～5剂后需复查B超；一旦出现腹痛剧烈、出血量多等，应及时就诊。

三、医案实录

验案一 异位妊娠

左某某，女，32岁。

初诊：2021年3月9日

主诉：停经54天，小腹隐痛6天。

现病史：患者平素月经周期规则，周期28天，经期6天。末次月经2021年1月15日，量尚可，色红，有痛经。既往有巧克力囊肿病史。2021年3月3日因小腹隐痛至当地医院查B超提示右附件不均质回声，查血hCG 786IU/L。

症见：小腹隐痛，无阴道出血，胃纳可，睡眠欠佳，大便偏干，舌红苔白，脉弦细。

辅助检查：2021年3月3日当地医院B超提示右附件不均质回声，大小约2.5cm×1.7cm；血hCG 786IU/L。

中医诊断：异位妊娠（胎瘀阻滞证）。

西医诊断：①异位妊娠；②巧克力囊肿。

治法：活血化瘀，消癥杀胚。

处方：

软紫草30g	丹参15g	赤芍15g	桃仁10g
三棱10g	莪术10g	水蛭6g	天花粉15g
生山楂15g	生甘草5g	大血藤30g	牡丹皮10g
败酱草30g			

5剂，水煎服，日1剂。

二诊：2021年3月16日

2021年3月13日无明显诱因出现阴道少量出血，伴小腹隐痛，腰酸隐隐，胃纳一般，夜寐尚可，二便无殊。舌红、苔薄白，脉弦细。2021年3月15日外院查血hCG 9IU/L。

处方：

软紫草15g	猫爪草15g	赤芍15g	桃仁10g
三棱10g	莪术10g	半枝莲15g	天花粉30g
生山楂15g	生甘草5g	大血藤30g	牡丹皮10g
败酱草30g	马齿苋20g	茯苓10g	薏苡仁20g

12剂，水煎服，日1剂。

另予妇外Ⅳ号80ml加桂枝茯苓胶囊10粒隔日灌肠。

随访：2021年4月25日月经正常来潮，经净后复查超声示包块已消。

【按语】患者初诊时属异位妊娠早期，尚未破裂，有生育要求，故要求保守治疗，何嘉琳教授用药以活血化瘀杀胚为主。方中丹参、赤芍、牡丹皮活血散瘀凉血，桃仁破血，善治瘀血、血闭，三棱、莪术破血行气，消积止痛，水蛭破血逐瘀，生山楂活血化瘀，共奏祛瘀杀胚之效；天花粉消肿排脓，可治胞衣不下，紫草活血消肿，二药合用，可加强化瘀杀胚之力；败酱草配伍大血藤清热解毒，活血止痛；又配伍缓中的甘草，祛邪不伤正。二诊时患者月经来潮，hCG下降明显，加用马齿苋、半枝莲等寒性药物散血消肿，消除盆腔内炎症；同时辅以茯苓、薏苡仁等健脾益气药物，增强患者免疫力，减轻杀胚治疗的损伤。

验案二 **异位妊娠保守治疗后**

毛某某，女，34岁。

初诊：2022年3月1日

主诉：月经量少半年余。

现病史：患者平素月经规律，13岁初潮，经期7天，周期28天，月经量中等，色暗红，时痛经。末次月经2022年2月9日，量少，色黯，经期小腹隐痛。既往甲状腺恶性肿瘤病史，术后口服左甲状腺素钠片50μg补充激素治疗。2020年8月因右侧输卵管异位妊娠住院保守治疗。2021年3月于外院行宫腔镜下宫腔粘连松解术+子宫内膜息肉摘除术，术后行人工周期治疗半年余，月经量较前明显减少。现备孕近半年，监测排卵偶有不排卵。身高157cm，体重60kg，BMI 24.3kg/m^2。

症见：经量明显减少，色暗红，经期腰酸，偶感小腹胀，胃纳尚可，夜寐安，二便调。舌质暗红、苔薄白，脉弦细。

辅助检查：2021年3月26日AMH 2.43ng/ml。2021年6月25日外院B超提示宫腔粘连不能排除，内膜厚薄不均，双卵巢旁不均回声（增粗输卵管可能）。

中医诊断：月经过少（肾虚血瘀证）。

西医诊断：①月经过少；②异位妊娠个人史；③宫腔粘连；④甲状腺恶性肿瘤术后。

治法：补肾益精，活血调经。

处方：

黄芪15g	太子参20g	当归12g	川芎10g
熟地黄15g	砂仁^{后下}5g	黄精15g	枸杞子12g
丹参15g	赤芍15g	菟丝子30g	巴戟天10g
覆盆子12g	紫苏梗5g	陈皮5g	炒枳壳10g

7剂，水煎服，日1剂。

处置：完善OGTT试验。

二诊：2022年3月22日

LMP：2022年3月7日，本次月经周期尚准，色稍转鲜，经期腰酸有所缓解，带下稍多，无异味，胃纳可，夜寐无殊，二便调，舌质暗红、苔薄白，脉细。OGTT试验未见异常，拟下月行宫腔镜手术治疗。

处方一：

黄芪15g	太子参20g	当归12g	川芎10g
熟地黄12g	砂仁后下5g	黄精15g	枸杞子12g
川续断15g	菟丝子15g	桑椹15g	黄芩10g
忍冬藤30g	茯苓12g	泽泻10g	鸡血藤15g
淫羊藿15g	赤芍12g		

14剂，水煎服，日1剂。

处方二：

当归12g	川芎10g	红花6g	焯山桃仁6g
益母草30g	醋香附10g	郁金10g	炒路路通15g
甘草5g	赤芍15g	丹参15g	鸡血藤15g
川牛膝15g	熟地黄12g	北柴胡10g	淫羊藿15g
大血藤30g	败酱草20g		

4剂，水煎服，日1剂。经期服用。

三诊：2022年5月24日

2022年4月10日于我院行宫腔镜下宫腔粘连松解术+双侧输卵管通液术，术中见双侧输卵管通畅。LMP：2022年4月30日。患者月经量较前改善，色转鲜红，6天净，经期无明显腰酸，舌质转淡，苔薄白，脉弦细。

处方：

当归12g	川芎10g	红花6g	焯山桃仁6g
益母草30g	醋香附10g	郁金10g	通草5g
炒路路通15g	甘草5g	赤芍15g	丹参15g
鸡血藤15g	川牛膝15g	熟地黄12g	北柴胡10g
淫羊藿15g	茯苓15g	败酱草30g	泽泻12g

7剂，水煎服，日1剂。

四诊：2022年5月31日

LMP：2022年5月28日。现经期，月经量可，色鲜，血块减少，胃纳可，夜寐安，二便调，舌质淡红、苔薄白，脉细。

处方：

黄芪15g　炒白术10g　当归10g　川芎10g
炒白芍15g　山药15g　丹参15g　熟地黄12g
砂仁[后下]5g　枸杞子15g　鸡血藤20g　淫羊藿15g
菟丝子20g　覆盆子12g　蛇床子6g　防风6g
香附10g　茯苓10g　泽泻10g

12剂，水煎服，日1剂。

五诊：2022年6月28日

LMP：2022年6月24日。月经已净，量可，偶感头晕，胃纳可，夜寐安，二便调，舌质淡红、苔薄白，脉细。

处方：

黄芪15g　炒白术10g　当归10g　川芎10g
炒白芍15　熟地黄12g　枸杞子15g　黄精15g
菟丝子30g　覆盆子12g　香附10g　忍冬藤20g
牡丹皮10g　太子参15g　桑椹15g　女贞子15g
黄芩10g　郁金10g　五味子6g　钩藤10g

14剂，水煎服，日1剂。

六诊：2022年7月19日

LMP：2022年6月24日。2022年7月7日B超提示卵泡已排，子宫内膜厚8.4mm，月经未转，测血hCG（–），舌淡红、苔薄白，脉细。

处方一：

黄芪15g　炒白术10g　当归10g　川芎10g
炒白芍15g　熟地黄炭12g　枸杞子15g　菟丝子30g
覆盆子12g　黄芩10g　郁金10g　黄精15g
太子参20g　五味子6g　砂仁[后下]5g　麦冬10g
桑椹15g　女贞子15g

14剂，水煎服，日1剂。

处方二：

当归12g	川芎10g	红花6g	焯山桃仁6g
益母草30g	醋香附10g	郁金10g	通草5g
炒路路通15g	甘草5g	赤芍15g	丹参15g
鸡血藤15g	川牛膝15g	熟地黄12g	北柴胡10g
淫羊藿15g	砂仁（后下）3g		

3剂，水煎服，日1剂。经期服用。

嘱经期第3天开始每日口服戊酸雌二醇片2mg。

七诊：2022年8月2日

LMP：2022年7月21日。经量可，腰酸，带下无殊，夜寐安，胃纳可，二便调，舌淡红、苔薄白，脉细。

处方：

黄芪15g	炒白术10g	当归10g	川芎10g
炒白芍15g	熟地黄炭12g	枸杞子15g	菟丝子30g
覆盆子12g	太子参20g	黄芩10g	郁金10g
黄精15g	五味子6g	砂仁（后下）5g	麦冬10g
桑椹15g	巴戟天10g	杜仲15g	川续断15g

14剂，水煎服，日1剂。

嘱每日口服戊酸雌二醇片2mg、地屈孕酮片20mg。

八诊：2022年9月6日

LMP：2022年8月15日。月经量可，偶有干咳，无痰，舌淡红、苔薄白，脉细。

处方：上方加桑叶10g。10剂，水煎服，日1剂。

九诊：2022年9月20日

LMP：2022年9月16日。经量略少，月经将净，睡眠差，舌淡红、苔薄白，脉细。

处方一：上方改五味子9g，加酸枣仁10g、远志6g、龙齿15g。14剂，水煎服，日1剂。

处方二：

当归12g	川芎10g	红花5g	焯山桃仁5g
益母草20g	醋香附10g	炒路路通15g	甘草5g
赤芍15g	川牛膝15g	北柴胡6g	淫羊藿10g
砂仁（后下）5g			

4剂，水煎服，日1剂。经期服用。

十诊：2022年10月10日

LMP：2022年10月8日。月经量尚可，无明显腰酸不适，舌脉同前。

处方：

黄芪15g	炒白术10g	当归10g	川芎10g
炒白芍15g	熟地黄12g	枸杞子15g	菟丝子30g
覆盆子12g	太子参20g	黄芩10g	郁金10g
黄精15g	五味子6g	砂仁[后下]5g	桑椹15g
地骨皮15g	女贞子15g	肉苁蓉10g	川续断15g

14剂，水煎服，日1剂。

嘱口服戊酸雌二醇片1mg qd、来曲唑片2.5mg qd，服用5天，于10月17日行卵泡监测。

十一诊：2022年10月25日

LMP：2022年10月8日。患者卵泡监测见卵泡黄素化，排卵期内膜单层厚2.8mm。腰酸明显，舌脉同前。

处方：

黄芪15g	炒白术10g	当归10g	川芎6g
炒白芍15g	熟地黄12g	枸杞子15g	菟丝子30g
覆盆子12g	太子参20g	黄芩10g	郁金10g
黄精15g	五味子6g	砂仁[后下]5g	桑椹15g
肉苁蓉10g	川续断15g	鸡血藤20g	淫羊藿15g
牛蒡子15g			

10剂，水煎服，日1剂。

十二诊：2022年11月22日

LMP：2022年11月6日。患者诉夜间偶感潮热，出汗少，经量可，舌尖稍红、苔薄白，脉细。

处方：上方减川续断、肉苁蓉、鸡血藤、牛蒡子，加地骨皮15g。10剂，水煎服，日1剂。

十三诊：2022年12月6日

LMP：2022年11月29日。患者卵泡监测有排卵，内膜偏薄，月经量可，无腰酸、腹痛，胃纳可，二便调，夜寐无殊，舌淡红、苔薄白，脉稍滑。

处方：

黄芪15g	炒白术10g	当归10g	川芎6g
炒白芍15g	熟地黄12g	枸杞子15g	菟丝子30g
覆盆子12g	太子参20g	黄芩10g	郁金10g
黄精15g	五味子6g	砂仁后下5g	桑椹15g
地骨皮15g	女贞子15g	巴戟天10g	淫羊藿15g

14剂，水煎服，日1剂。

患者2022年12月28日自测尿妊娠试验阳性，2023年1月20日B超提示宫内孕，后于门诊继续口服中药保胎治疗，2023年9月24日孕足月顺产1子，现体健。

【按语】患者初诊时以月经量少为主症，经色暗，伴经期腰酸，小腹部胀痛，舌暗红，脉弦细，为肾虚血瘀之象。月经过少病机分虚实两类，精亏血少，冲任气血不足，或痰湿、瘀血等导致气血不畅，均可造成月经过少。但何嘉琳教授认为，本病以精亏血少为多，或虚中夹瘀，或兼痰，单纯血瘀、痰湿者少见，治疗当以补虚为根本。故经前处方以补肾养血益精为主，辅以益气活血调经，予黄精、菟丝子、覆盆子、枸杞子、桑椹等补益肝肾精血，当归、川芎、砂仁、郁金等行气养血活血，黄芪、白术、太子参等健脾益气，使气血生化有源。该患者既往宫腔镜手术史，术后月经量明显减少，首先需排除子宫局部器质性疾病，临床常见宫腔粘连。患者术后行人工周期治疗半年余，但复查宫腔粘连复发，粘连复发是临床处理较为棘手的问题，且宫腔粘连患者子宫内膜偏薄，何嘉琳教授认为，中西医结合疗法较单纯的西医人工周期治疗效果更佳，可刺激宫腔内膜增生，改善内膜局部血流，提高宫腔粘连分离术后内膜的修复能力。遂应将中药早期应用于此类患者，平时注重补肾固精，养血助孕，月经期则以活血化瘀为主，鼓舞气血畅下，如此标本兼治，次第明确，则疗效显著。

验案三 异位妊娠

徐某某，女，29岁。

初诊：2016年1月25日

主诉：停经41天，阴道不规则出血伴小腹隐痛5天。

现病史：患者末次月经2015年12月15日，量中，色红。5天前无明显诱因阴道少量出血，色暗红，伴小腹隐痛。孕产史：0-0-1-0，2007年因计划外怀孕人流1次。

妇科检查：宫颈举痛，宫体稍大、软，前位，轻压痛，右侧附件轻压痛。经阴道后穹窿穿刺抽出5ml暗红色不凝固血液。

辅助检查：2016年1月19日查血hCG 306IU/L。2016年1月20日复查血hCG 423IU/L。2016年1月23日B超：内膜单层厚0.28cm；右侧卵巢旁不均质回声（31mm×25mm×15mm）；直肠窝积液约1cm。

症见：阴道少量出血，色暗红，伴小腹隐痛，肛门坠胀感，舌暗红、苔薄白，脉弦细。

中医诊断：异位妊娠（胎瘀阻滞证）。

西医诊断：异位妊娠。

治法：活血化瘀，消癥杀胚。

处方：

丹参 30g	赤芍 15g	桃仁 10g	水蛭 6g
生山楂 15g	生蒲黄包煎 15g	三棱 10g	莪术 10g
紫草 30g	生甘草 5g		

5剂，水煎服，日1剂。

二诊：2016年2月26日

2016年2月23日查血hCG 82IU/L。2016年2月25日B超：内膜单层厚0.53cm，右侧卵巢旁不均质回声（13mm × 8mm × 7mm）。阴道出血量中，色暗红，伴小血块，无腹痛，舌脉同前。

处方：

丹参 30g	赤芍 15g	桃仁 10g	水蛭 6g
生山楂 15g	生蒲黄包煎 30g	三棱 10g	莪术 10g
紫草 50g	生甘草 5g	五灵脂包煎 15g	

5剂，水煎服，日1剂。

三诊：2016年3月8日

2016年2月28日开始阴道少量出血，7天净，腰酸，大便秘结，舌红苔黄腻，脉细滑。2016年3月7日查血hCG 5IU/L；B超：内膜双层厚0.7cm，双附件未及明显包块。

处方：

丹参 15g	赤芍 15g	桃仁 6g	三棱 10g
莪术 10g	大血藤 30g	败酱草 30g	重楼 9g
白花蛇舌草 30g	薏苡仁 30g	茯苓 12g	泽泻 10g
当归 12g	川芎 10g	枳壳 15g	生甘草 3g

7剂，水煎服，日1剂。

配合妇外Ⅳ号100ml保留灌肠，每天1次。

【按语】患者初诊时属异位妊娠已破损期，以少腹血瘀为主要病机，因此活血化瘀应贯穿整个治疗过程。依据患者所处的病期、正邪主次辨证用药，未破损期以活血化瘀杀胚为主；破损期瘀血内阻，新血不得归经，则导致出血，故不宜一味活血化瘀，应辅以和血止血化瘀之药。《本草纲目》曰："五灵脂，足厥阴肝经药也……入血分……此药能治血病，散血和血而止诸痛。"五灵脂配合炒蒲黄组成失笑散以化瘀止血，三诊时患者hCG已降至正常水平，双附件区未及包块，此期则以扶正祛邪为主。观患者舌脉，属湿、热、瘀互结，故予中药口服及灌肠活血化瘀，清利下焦湿热。

验案四 不全纵隔子宫

冯某某，女，32岁。

初诊：2022年5月17日

主诉：停经48天，阴道出血伴腰酸3天。

现病史：患者平素月经周期欠规则，周期38天，经期7天，经量中等，无痛经。末次月经2022年3月30日，量色如常。2022年5月7日因月经过期未至就诊于省妇保，查血hCG 1967IU/L，E_2 586pmol/L，P 70.7nmol/L，诊断为"早早孕？"。此后定期复查血激素增长可。3天前无明显诱因出现阴道出血伴腰酸，省妇保B超提示：宫内早孕，可及微弱心搏（胚囊位于右宫角）。既往有纵隔子宫病史。孕产史：1-0-0-1，2016年足月顺产1子。

症见：阴道少量出血，色鲜红，伴腰酸，情绪稍紧张，无腹痛，无肉样物下，无恶寒发热，纳寐尚可，二便无殊。舌质偏暗、苔薄白，脉细滑尺弱。

体格检查：体温36.8℃，脉搏72次/分，呼吸18次/分，血压121/76mmHg。妇科检查：外阴正常，阴道畅，宫颈光，宫颈口未开，子宫后位，大小正常，活动可，压痛（-），双侧附件区压痛（-）。

辅助检查：2022年5月7日省妇保血hCG 1967IU/L，E_2 586pmol/L，P 70.7nmol/L。2022年5月16日省妇保血hCG 36939IU/L，E_2 2112pmol/L，P 84.49nmol/L；TSH 1.52nmol/L。2022年5月7日省妇保超声提示宫腔小暗区，宫腔少量积液（宫腔偏右宫角见0.38cm小暗区，周边回声稍增强，宫腔近左宫角见0.8cm×0.6cm×0.2cm暗区，液欠清）。2022年5月15日省妇保超声提示宫内早孕，可及微弱心搏（胚囊位于右宫角）（子宫后位，双宫角较深，如孕40天大，宫腔右宫角见胚囊1.8cm，内见卵黄囊及胚芽，芽长0.13cm，可及微弱心搏）。

中医诊断：胎动不安（脾肾亏虚证）。

西医诊断：①先兆流产（偏右宫角）；②不全纵隔子宫。

治法：健脾补肾，理气安胎。

处方：

黄芪 15g	太子参 20g	焦白术 10g	当归 10g
炒白芍 15g	黄芩 10g	砂仁后下 5g	川续断 15g
菟丝子 15g	桑寄生 15g	甘草 3g	紫苏梗 5g
陈皮 5g	炒枳壳 15g	丹参 15g	赤芍 15g
桃仁 6g			

7剂，水煎服，日1剂。

另予地屈孕酮片10mg po bid、黄体酮注射液40mg im qd黄体支持保胎治疗。

二诊：2022年5月24日

患者仍有少量鲜红色阴道出血，偶伴腰酸，精神焦虑，睡眠欠佳，胃纳、二便尚可，舌质暗、苔薄白，脉细滑尺弱。辅助检查：2022年5月18日我院血常规（含CRP）：快速CRP＜0.5mg/L，白细胞计数10.64 × 10^9/L，中性粒细胞计数7.24 × 10^9/L，红细胞计数4.08 × 10^{12}/L，血小板计数242 × 10^9/L；血小板聚集功能：AA血小板聚集率（180s）4.1%，AA血小板聚集率（300s）44.1%，AA血小板最大聚集率44%，ADP血小板最大聚集率64%；D-二聚体1.69mg/L FEU；生化筛查常规：总蛋白58.3g/L，白蛋白39.7g/L，总胆固醇3.24mmol/L；hCG 83798.2IU/L，E_2 841.71pg/ml；P 140.80nmol/L。2022年5月22日我院hCG 133715.8IU/L，E_2 1687.85pg/ml，P 84.96nmol/L。2022年5月20日我院超声示：宫内早孕，单活胎（相当于孕6周$^{+3}$天）；双宫角较深，结合病史，不全纵隔子宫或弓形子宫可能；宫腔积液；卵黄囊回声偏实，建议结合临床动态观察及超声随访。（子宫后位，宫体大小约64mm × 78mm × 50mm，双宫角较深，宫腔内偏右侧见一孕囊回声23mm × 34mm × 11mm，平均径线23mm，囊内见卵黄囊，回声偏实，直径3mm，内见胚芽，长径6mm，心率118次/分，孕囊左上方见液性暗区，大小约32mm × 14mm × 12mm，透声差，宫颈长31mm；左侧子宫动脉PSV 56.5cm/s，EDV 7.2cm/s，RI 0.87，PI 2.55，S/D 7.84，右侧子宫动脉PSV 44.9cm/s，EDV 9.2cm/s，RI 0.80，PI 1.98，S/D 4.91）。2022年5月24日我院超声示：宫内早孕，宫腔积液。（子宫后位，增大，宫腔内可见形态光整的胚囊，大小约36mm × 53mm × 18mm，囊内可见卵黄囊，大小约3.5mm，囊内见长径约13.7mm的胚芽，原心搏动可见，孕囊左上方可见范围约17mm × 15mm × 3mm的液性暗区）。

处方：在初诊用方基础上去炒枳壳、丹参、赤芍、桃仁等理气活血之品，加藕节炭15g、仙鹤草30g凉血止血安胎，焦栀子15g邪火除烦以宁心神，白及粉6g配伍三七粉3g化瘀止血安胎。续服7剂。

三诊：2022年5月31日

患者阴道出血较前减少，腰酸好转，夜寐转安，舌脉同前。辅助检查：2022年5月

31日我院超声提示：宫内早孕，宫腔积液（胚囊大小约51mm×51mm×48mm，囊内可见卵黄囊，大小约4mm，囊内可见顶臀径约33mm的胎儿，胎心搏动可见，孕囊左上方可见范围约29mm×22mm×4mm的液性暗区；左侧子宫动脉PSV 72.14cm/s，舒张早期血流反向，晚期血流缺失；右侧子宫动脉PSV 97.61cm/s，EDV 26.97cm/s，RI 0.72，PI 1.47，S/D 3.62）。

处方：在二诊用方基础上去炒白芍、川续断、紫苏梗、陈皮，加墨旱莲15g、桑叶10g、侧柏炭12g凉血止血安胎。续服14剂。

随访：2022年6月24日省妇保超声提示：宫内孕，单活胎，宫腔少量积液，（胎位可变，胎心170次/分，胎动可及，双顶径1.7cm，股骨长0.5cm，胎盘：宫底Gr0级，羊水：中等量，孕母宫腔内见1.1cm×0.3cm×0.2cm不整形液性暗区，内液欠清）。2022年7月4日我院产科NT三维超声筛查示：宫内妊娠，单活胎；胎儿颈项部透明层厚度1.5mm；根据胎儿生物学测量，估计孕龄为13周$^{+1}$天；孕母不全纵隔子宫考虑。后续随访胚胎发育正常。孕38周$^{+2}$天顺产1婴。

【按语】该患者为不全纵隔子宫，为先天子宫畸形的一种，可能导致不孕、流产、早产、胎位异常等发生的概率增高，为本次治疗的难点之一。初诊超声提示孕囊位于宫腔偏右宫角处，概因不全纵隔所致。何嘉琳教授认为，该患者既已受孕，无法进行宫腔镜治疗改善纵隔状况，只能以中药补肾健脾，理气活血，促进胚胎向宫腔内发育为第一要务。该患就诊时虽有阴道流血，何嘉琳教授仍在黄芪、太子参、焦白术等大量补气药物的基础上，加入枳壳、陈皮、紫苏梗加强理气运行之力，丹参、赤芍、桃仁活血行血中之气，推动孕卵向宫腔内运行。此乃《黄帝内经》所谓："有故无殒，亦无殒也。"一旦孕卵位置得宜，中病则止，去理气活血药物而加藕节炭、仙鹤草、桑叶、侧柏炭等凉血止血以安胎。方中妙用白及粉、三七粉药对，既能化瘀止血以祛宫腔积液，又有改善子宫动脉血流，促进胚胎发育之意。

验案五 偏宫角妊娠合并先兆流产

吕某，女，35岁。

初诊：2017年4月14日

主诉：孕47天，阴道出血伴腰酸3天。

现病史：患者平素月经30~37天一行，量中，5天净。末次月经：2017年2月26日。2017年4月5日查血HCG 12.6IU/L。3天前无明显诱因出现阴道少量出血，色鲜红，伴腰酸。孕产史：1-0-1-1。2010年剖宫产1胎，2015年曾孕14周行宫角妊娠手术。

症见：面色欠佳，形瘦，阴道少量出血，色鲜红，伴腰酸，大便黏腻不爽，小便无殊。舌略红、苔薄，脉细滑。

辅助检查：2017年4月14日血HCG 2565IU/L，E_2 437pg/ml，P 118nmol/L；TSH 2.45 μIU/ml；血黏度、D二聚体均在正常范围。

中医诊断：胎动不安（肾虚血热证）。

西医诊断：先兆流产。

治法：补肾益气，清热安胎。

处方：

生黄芪15g	太子参30g	焦白术10g	黄芩10g
炒白芍15g	川续断12g	菟丝子30g	桑寄生15g
炒杜仲15g	苎麻根15g	阿胶珠^烊化^12g	生甘草3g
巴戟天10g	当归身10g	生地黄炭12g	砂仁^后下^5g
焦栀子10g	藕节炭15g		

7剂，水煎服，日1剂。

二诊：2017年4月21日

患者自诉阴道出血量减少，色暗，偶有腰酸，下腹隐痛，夜寐欠佳，大便黏。舌淡红、苔薄，脉细滑。2017年4月20日血HCG 11302IU/L，E_2 433pg/ml，P 109nmol/L。患者血激素水平上升不理想。超声示：孕囊大小约15mm×13mm×9mm，卵黄囊3mm，孕囊偏右宫角，距离浆膜层约2.7mm。

处方：上方去当归身、焦栀子，加紫苏梗5g，陈皮5g，炒枳壳10g，艾叶炭3g。7剂，水煎服，日1剂。

三诊：2017年5月12日

患者自诉阴道出血已止10天，白日小便难解，大便偏稀，略感恶心，干呕。舌淡红、苔薄，脉细滑。2017年5月2日超声示：宫内早孕（孕囊26mm×28mm×20mm，胚芽1.3cm）。

处方：前方去藕节炭、生地黄炭、焦栀子等凉血止血之品，加用乌药5g、通草5g。14剂，水煎服，日1剂。

四诊：2017年5月23日

患者自诉小便通畅，夜尿1次。舌淡红、苔薄，脉细滑。

处方：三诊方去乌药、通草，加用升麻6g。续服7剂。

随访：患者孕12周超声示：单活胎，头臀高5.4cm，胎盘内暗区2.1cm×1.8cm×2.3cm，颈部透明带0.11cm。孕38周$^{+1}$天剖宫产1女婴，母女健康。

【按语】何嘉琳教授治疗妊娠诸疾，如偏宫角妊娠、妊娠小便不通等，尤其重视把握妊娠期生理病理特点，注意标本先后，矛盾主次，以安胎为要。用药遵循“有故无殒”和“急则治标，缓则治本”的原则。此患者曾有宫角妊娠史，本次妊娠再次出现偏宫角妊娠。患者面色欠佳、形瘦、腰酸，属气血亏虚、肾气不足之证，故在补肾益气之药中，佐以理气行气之品，推动孕卵行至正常位置。主方以黄芪、太子参、白术等为君，重在健脾益气，加强温煦推动之力；桑寄生、菟丝子、川续断、杜仲、巴戟天等为臣，补肾填精以养先天；当归身、阿胶珠养血安胎为佐；枳壳、陈皮、紫苏梗等为使药，加强理气运行之力。一行一补，推动孕卵向胞宫运行，可转危为安。全方共奏益气健脾，补肾止血，行气安胎之功。患者素体气血不足，妊娠期间气血下聚，滋养胞宫，影响到膀胱的气化功能，因而出现妊娠尿潴留。故方中加用通草、乌药助膀胱气化，气化则水行。虚实并治，效果显著。